Ultraschallgestützte Regionalanästhesie

Jürgen Birnbaum
Roland Albrecht
(Hrsg.)

Ultraschallgestützte Regionalanästhesie

2., aktualisierte und erweiterte Auflage

Mit 218 Abbildungen

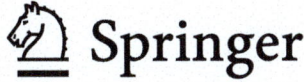

Herausgeber
PD Dr. med. Jürgen Birnbaum
Charité – Universitätsmedizin Berlin,
Klinik für Anästhesiologie mit Schwerpunkt operative Intensivmedizin
Campus Charité Mitte / Campus Virchow-Klinikum
Charitéplatz 1
10117 Berlin, Deutschland

Dr. med. Roland Albrecht
Klinik für Anästhesiologie, Intensiv-, Schmerz- und Rettungsmedizin
Kantonsspital St. Gallen
Rorschacher Strasse 95
CH-9007 St. Gallen

Schweizerische Rettungsflugwacht (Rega)
CH-8058 Zürich-Flughafen

ISBN 978-3-642-20166-0   ISBN 978-3-642-20167-7 (eBook)
DOI 10.1007/978-3-642-20167-7

Die Deutsche Nationalbibliothek verzeichnet diese Publikation in der Deutschen Nationalbibliografie;
detaillierte bibliografische Daten sind im Internet über http://dnb.d-nb.de abrufbar.

Springer Medizin
© Springer-Verlag Berlin Heidelberg 2008, 2013

Planung: Dr. Anna Krätz, Heidelberg
Projektmanagement: Ulrike Dächert, Heidelberg
Lektorat: Dr. Monika Merz, Sandhausen
Projektkoordination: Michael Barton, Heidelberg
Umschlaggestaltung: deblik Berlin
Herstellung: le-tex publishing services GmbH, Leipzig

Gedruckt auf säurefreiem und chlorfrei gebleichtem Papier.

Springer Medizin ist Teil der Fachverlagsgruppe Springer Science+Business Media
www.springer.com

Geleitwort zur 1. Auflage

Die Sonographie hält zunehmend Einzug in die Regionalanästhesie, und damit wächst der Bedarf nach aufgearbeitetem Wissen in diesem Bereich. Eine derart dynamische Technik wie den Einsatz des Ultraschalls für Plexus- und Nervenblockaden kurz, prägnant, praxisbezogen und didaktisch gut in einem Buch darzustellen, ist eine anspruchsvolle Aufgabe. Dem schweizerisch-deutschen Autorenteam ist es gelungen das Thema für Einsteiger in die Regionalanästhesie aufzubereiten, aber auch dem Fortgeschrittenen eine neue Sichtweise zu bieten. Insbesondere den eigens entsprechend der Schallebene angefertigten anatomischen Schnitten ist die sorgsame Aufarbeitung anzusehen, sie erleichtern wesentlich die räumliche Vorstellung von den einzelnen Zugangswegen. Anfängern wird so die Berührungsangst vor der relativ neuen, aber in der Praxis sehr hilfreichen und patientenfreundlichen Technik genommen.

Ich wünsche dem Buch, dass es dazu beiträgt, die ultraschallgestützte Regionalanästhesie als Routineverfahren weiter zu etablieren und damit einen Beitrag zur Sicherheit und Zufriedenheit unserer Patienten zu leisten.

Prof. Dr. med. Claudia Spies
Klinikdirektorin der Klinik für Anästhesiologie und operative Intensivmedizin
Campus Charité Mitte und Campus Virchow-Klinikum
Charité – Universitätsmedizin Berlin

Vorwort zur 2. Auflage

Ganze 6 Jahre sind vergangen, seit wir das Vorwort zur 1. Auflage unseres Buches geschrieben haben. Eine halbe Ewigkeit, während der sich die Medizin rasend schnell weiter entwickelt hat. Aus der „relativ neuen Methode" der ultraschallgestützten Regionalanästhesie ist inzwischen ein Standardverfahren geworden. Wie viel sich geändert hat, haben wir beim Überarbeiten der Kapitel eindrucksvoll vor Augen geführt bekommen.

Inzwischen gibt es Berichte, die zeigen, dass auch unter Verwendung des Ultraschalls in der Regionalanästhesie Komplikationen nicht gänzlich verhindert werden können. Der Ultraschall kann verschiedene Risiken, wie z. B. das der systemischen Toxizität, reduzieren. Somit spielt der Ultraschall eine entscheidende Rolle bei der weiteren Etablierung von Sicherheitskonzepten in der Regionalanästhesie. Die Sicherheit unserer Patienten muss im Mittelpunkt all unserer Bemühungen stehen.

Die Risikominimierung beginnt bei der Indikationsstellung für Regionalverfahren und bei der Aufklärung des Patienten, geht weiter mit der Vorbereitung und Durchführung der Blockaden, zieht sich hin zur Nachsorge und Betreuung von Patienten mit Katheterverfahren und erstreckt sich auch auf das Management bei Komplikationen. Eine adäquate Dokumentation ist dabei ein unerlässliches Hilfsmittel. Wesentliche Aspekte eines solchen Sicherheitskonzeptes werden in diesem Buch beleuchtet. Neben den technischen Verbesserungen (hochauflösende Ultraschallsysteme, Nadelerkennungssoftware, spezielle besser im Ultraschall erkennbare Nadeln) und der Etablierung neuer Konzepte (z. B. die Kombination von Ultraschall mit der elektrischen Nervenstimulation als jetzt „protektive Nervenstimulation" zur Vermeidung allzu großer Nähe zum Nerven) spielt hier insbesondere die Ausbildung der Ärztinnen und Ärzte, die diese Verfahren anwenden wollen, eine wesentliche Rolle. Hierzu will dieses Buch einen Beitrag leisten.

In die neue Auflage haben wir weitere Blockaden, wie den Transversus-abdominis-plane-Block oder den Paravertebralblock aufgenommen, die inzwischen bei uns Einzug in die klinische Routine gehalten haben. Der Regionalanästhesie bei Kindern haben wir ein eigenes Kapitel gewidmet.

Wir wünschen uns, dass dieses Buch hilft, noch einige Skeptiker zu überzeugen, Einsteiger zu unterstützen und Versierten neue Blickwinkel zu eröffnen.

Roland Albrecht, Jürgen Birnbaum
St. Gallen, Berlin, im Dezember 2013

Vorwort zur 1. Auflage

Nachdem wir uns rein zufällig im Rahmen einer Hospitation auf dem OP-Flur der Charité in Berlin Mitte trafen und ins Gespräch kamen, bemerkten wir sehr schnell, dass unser Herz für die Regionalanästhesie schlägt. „Macht ihr auch Ultraschall?" „Natürlich!" Und schon waren wir mitten drin in der Diskussion über die relativ neue Methode und auch über deren Probleme. Wie lernt man das am besten? Wie lehrt man es? Wie kann man einem Anfänger relativ schnell eine Vorstellung von dem vermitteln, was er auf dem Ultraschallbild anfangs nur mit „Schneegestöber" assoziiert? Man müsste nicht nur per Ultraschall, sondern „richtig" in den Patienten sehen können! Dann wäre es einfach. Anatomische Schnitte, die genau in der Schallebene liegen und mit denen man das entstehende Ultraschallbild vergleichen kann, wären perfekt! Entsprechende Bilder von der Schallkopfhaltung am Patienten machen dann die räumliche Vorstellung von den Strukturen, die bei konventionellen Blockadetechniken unsichtbar bleiben, möglich. „Wollen wir's probieren?" Und so war die Idee von dem Buch und seiner Systematik geboren.

Ein Buch sollte es werden, das die wichtigsten Zugangswege für die Anästhesie der oberen und unteren Extremität mittels Ultraschall, aber auch mittels der konventionellen Nervenstimulation abdeckt. Ein Buch, mit dem man auch in die Regionalanästhesie einsteigen kann. Ein Buch, das Grundlagen, aber auch anatomisches Wissen vermittelt. Gerade in der Regionalsnästhesie kann der Ultraschall letzteres hervorragend.

Professor Bogusch vom Centrum für Anatomie der Charité war sofort begeistert und machte sich auch sofort an die Arbeit. Unermüdlich präparierte und korrigierte er. Auch alle Mitautoren, alle beteiligten Mitarbeiter der Kliniken, der Grafiker und die Mitarbeiter des Springer-Verlages waren überzeugt von der Idee des Buches. Der Begeisterung und akribischen Detailarbeit aller Beteiligten ist es zu verdanken, dass das Buch genau so geworden ist, wie es jetzt vorliegt. Dafür herzlichen Dank!

Roland Albrecht, Jürgen Birnbaum
Müsterlingen, Berlin, im August 2007

Inhaltsverzeichnis

II   Blockaden des Plexus brachialis

III   Blockaden des Plexus lumbosacralis

IV   Weitere Blockaden

Autorenverzeichnis

Dr. med. Roland Albrecht
Klinik für Anästhesiologie, Intensiv-, Schmerz- und
Rettungsmedizin
Kantonsspital St. Gallen
Rorschacher Strasse 95
CH-9007 St. Gallen
Schweizerische Rettungsflugwacht (Rega)
CH-8058 Zürich-Flughafen
roland.albrecht@kssg.ch

PD Dr. med. Jürgen Birnbaum
Charité – Universitätsmedizin Berlin,
Klinik für Anästhesiologie mit Schwerpunkt
operative Intensivmedizin
Campus Charité Mitte / Campus Virchow-Klinikum
Charitéplatz 1
10117 Berlin, Deutschland
juergen.birnbaum@charite.de

Prof. Dr. med. Gottfried Bogusch (a. D.)
Waldmüllerstraße 6B
14167 Berlin
vormals: Charité – Universitätsmedizin Berlin,
Centrum für Anatomie,
Campus Charité Mitte
Charitéplatz 1
10117 Berlin, Deutschland

Dr. med. Mattias Casutt
Klinik für Anästhesie, Intensivmedizin,
Rettungsmedizin und Schmerztherapie
Kantonsspital Luzern
CH-6000 Luzern

Prof. Dr. med. Miodrag Filipovic
Klinik für Anästhesiologie, Intensiv-, Schmerz- und
Rettungsmedizin
Kantonsspital St. Gallen
Rorschacher Strasse 95
CH-9007 St. Gallen

Prof. Dr. med. Thierry Girard
Anästhesiologie
Universitätsspital Basel
Spitalstrasse 21
CH-4031 Basel

Dr. med. Christof Heim
Intensivstation
Kantonsspital Glarus AG
Burgstrasse 99
CH-8750 Glarus

Dr. med. Edda Klotz
Charité – Universitätsmedizin Berlin,
Klinik für Anästhesiologie mit Schwerpunkt
operative Intensivmedizin
Campus Charité Mitte / Campus Virchow-Klinikum
Charitéplatz 1
10117 Berlin, Deutschland

Prof. Dr. med. Christoph Konrad
Klinik für Anästhesie, Intensivmedizin,
Rettungsmedizin und Schmerztherapie
Kantonsspital Luzern
CH-6000 Luzern

Friederike Kuhlmey
Charité – Universitätsmedizin Berlin,
Klinik für Anästhesiologie mit Schwerpunkt
operative Intensivmedizin
Campus Charité Mitte / Campus Virchow-Klinikum
Charitéplatz 1
10117 Berlin, Deutschland

Dr. med. Melanie Lederer
Klinik für Anästhesiologie, Intensiv-, Schmerz- und
Rettungsmedizin
Kantonsspital St. Gallen
Rorschacher Strasse 95
CH-9007 St. Gallen

Dr. med. Volker Lesch
Klinik für Anästhesiologie, Intensiv-, Schmerz- und
Rettungsmedizin
Kantonsspital St. Gallen
Rorschacher Straße 95
CH-9007 St. Gallen

Grundlagen und allgemeine Aspekte

Physikalische und technische Grundlagen

Edda Klotz

J. Birnbaum, R. Albrecht (Hrsg.), *Ultraschallgestützte Regionalanästhesie*,
DOI 10.1007/978-3-642-20167-7_1, © Springer-Verlag Berlin Heidelberg 2013

1

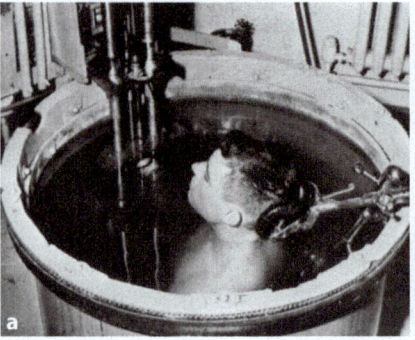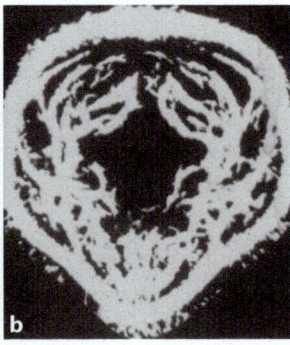

Abb. 1.1 a Compound-Verfahren im „gun turret scanner": Als Wasserbehälter diente ein Bombenabwurfschacht von der B 29. Der Schallkopf fuhr automatisch im Wasserbad um den Patienten herum. **b** Statisches Compound-Bild des Halses (mit freundl. Genehmigung des Ultraschallmuseums e. V.)

Ultraschallwellen werden in der Natur von verschiedenen Lebewesen, z. B. Fledermäusen und Walen, zur Echoortung eingesetzt. Hierbei werden von den Tieren Schallwellen ausgesendet, die von den in der Umgebung befindlichen Objekten reflektiert werden. Die entstehenden Echos werden von den Tieren wahrgenommen und durch ihre zeitlich gestaffelte Abfolge in komplexe Informationen umgewandelt.

In der Medizin wurde der diagnostische Ultraschall erstmals in der Mitte des letzten Jahrhunderts angewendet.

1.1   Geschichte

Der Gebrauch von Ultraschallwellen zur Lokalisierung von Objekten ist militärischen Ursprungs. Im Ersten Weltkrieg erzeugte der Franzose Paul Langevin mit Quarzkristallen Ultraschallwellen, die unter Wasser ausgesandt wurden und zur Ortung von U-Booten dienten. Zunächst waren diese Ultraschallwellen zu stark für die Anwendung am Menschen. Die erste medizinische Anwendung des Ultraschalls stammt aus dem Jahr 1942. Der Neurologe Karl Dussik stellte einen Seitenventrikel des Gehirns dar. In den folgenden Jahren entwickelte sich die Methode in den verschiedenen Fachgebieten weiter. Aus der Physik stammen zerstörungsfreie Methoden zur Materialprüfung, die besonders in der Zeit des Zweiten Weltkriegs vorangetrieben wurden. Diese Methoden wurden durch eine enge Zusammenarbeit zwischen Physikern und Ärzten vielfach in die Medizin übernommen. 1954 folgten erste zweidimensionale Darstellungen, bei denen der Patient in einem mit Wasser gefüllten Gefäß saß und von einer gleichzeitig vertikal schwingenden Ultraschallquelle (Compound-Verfahren, Abb. 1.1) umrundet wurde.

1957 wurde der erste Kontakt-Compound-Scanner von Donald und Brown in Glasgow konstruiert. Durch diese Neuentwicklung musste der Patient nicht mehr in ein Wasserbad getaucht werden. Der Schallkopf konnte nun direkt auf die Haut gesetzt und von Hand bewegt werden. 1965 folgten die ersten Real-Time-Geräte. Es dauerte jedoch noch bis in die 1980er-Jahre, bis die Ultraschalldiagnostik ubiquitäre Akzeptanz und Anwendung fand.

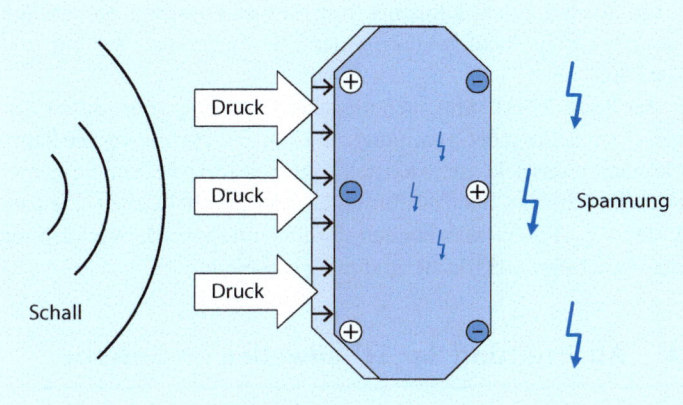

◼ **Abb. 1.2** Piezoelektrischer Effekt: Schallwellen erzeugen Druck auf einen Kristall, der sich darunter verformt. Dadurch bilden sich Dipole innerhalb des Kristalls, deren Summe eine messbare Ladung ergibt

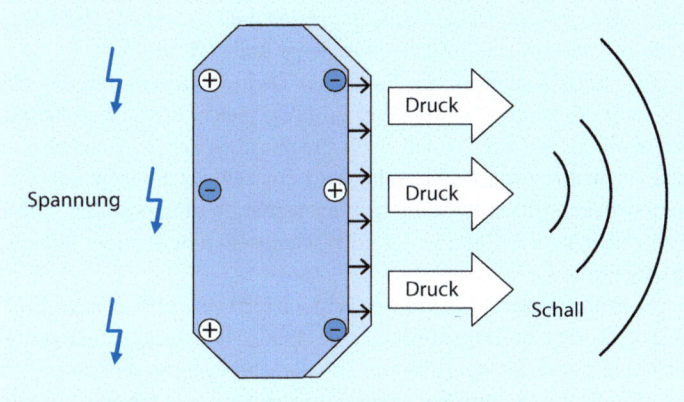

◼ **Abb. 1.3** Umgekehrter piezoelektrischer Effekt: Piezoelektrische Kristalle können durch elektrische Anregung mechanische Schwingungen ausführen und damit Schallwellen erzeugen

1.2   Physik der Ultraschallwellen

Als Ultraschall bezeichnet man mechanische Wellen, die im Frequenzbereich von 2 kHz bis 1 GHz liegen. Diese Schallwellen liegen jenseits der menschlichen Hörschwelle. Sie breiten sich als Longitudinalwellen mit einer konstanten Geschwindigkeit von 1550 m/s in elastischen Medien aus.

1.3   Erzeugung der Schallwellen

Ultraschall kann künstlich durch die Ausnutzung des umgekehrten piezoelektrischen Effekts erzeugt werden. Der **Piezo-Effekt** wurde 1880 von Jacques und Pierre Curie entdeckt. Dieser Effekt beschreibt die Entstehung von elektrischen Ladungen an der Oberfläche bestimmter Kristalle bei mechanischer Verformung. Durch die gerichtete Verformung bilden sich Dipole innerhalb des Kristalls, deren Summe eine messbare Ladung ergibt (◼ Abb. 1.2).

1

Ein solcher Effekt kann nur mit piezoelektrischen Materialien erzeugt werden. Dazu gehören Quarz, Bariumtitanat, Berlinit und Turmalin.

Der Piezo-Effekt kann auch umgekehrt werden, wobei durch Anlegen einer elektrischen Spannung ein Kristall verformt werden kann. So können piezoelektrische Kristalle durch elektrische Anregung mechanische Schwingungen ausführen und damit Schallwellen erzeugen (◘ Abb. 1.3). Andererseits können sie durch mechanische Verformung auch wieder eine elektrische Spannung bewirken.

1.4   Ausbreitung der Schallwellen im Gewebe

Die Ausbreitung des Ultraschalls im Gewebe unterliegt den physikalischen Gesetzen der Wellenoptik. Es spielen die Phänomene Reflexion, Brechung, Absorption und Streuung eine Rolle (◘ Abb. 1.4).

An Grenzflächen unterschiedlicher Dichte wird ein Teil der Ultraschallwellen reflektiert, wobei Einfalls- gleich Ausfallswinkel ist. Der restliche Teil breitet sich nach Brechung weiter im Gewebe aus. Bei der Ausbreitung im Gewebe wird ein Teil der Energie der Ultraschallwellen durch Reibung in Wärmeenergie umgewandelt. Diese Verminderung der Energie der Ultraschallwellen bezeichnet man als **Absorption**.

Auch **Impedanz** (akustischer Widerstand) spielt bei der Ausbreitung des Ultraschalls im Gewebe eine Rolle. Die Impedanz hängt von der Dichte und der spezifischen Schallausbreitungsgeschwindigkeit eines Mediums ab. Eine **Streuung** der Schallwellen tritt beim Kontakt mit inhomogenen Grenzflächen auf. Dabei wird der Schall nicht nur reflektiert, sondern durch die unregelmäßige Oberfläche auch ungerichtet in variablen Winkeln gestreut. Diese Streustrahlen können bei der klinischen Bildgebung zur Darstellung kommen.

1.5   Funktionsweise medizinischer Ultraschallgeräte

1.5.1   Impuls-Echo-Verfahren

Beim Ultraschall in der Medizin sind die Piezo-Kristalle in Sonden (Schallköpfen) angeordnet. Diese dienen durch Nutzung des piezoelektrischen und umgekehrt piezoelektrischen Effekts als Sender und Empfänger. Durch Einwirkung einer elektrischen Spannung werden durch die Kristalle Schallwellen erzeugt und im Intervall die reflektierten Schallwellen wieder in Spannung umgewandelt. Dieses gestaffelte Senden und Empfangen der Schallwellen bezeichnet man als Impuls-Echo-Verfahren.

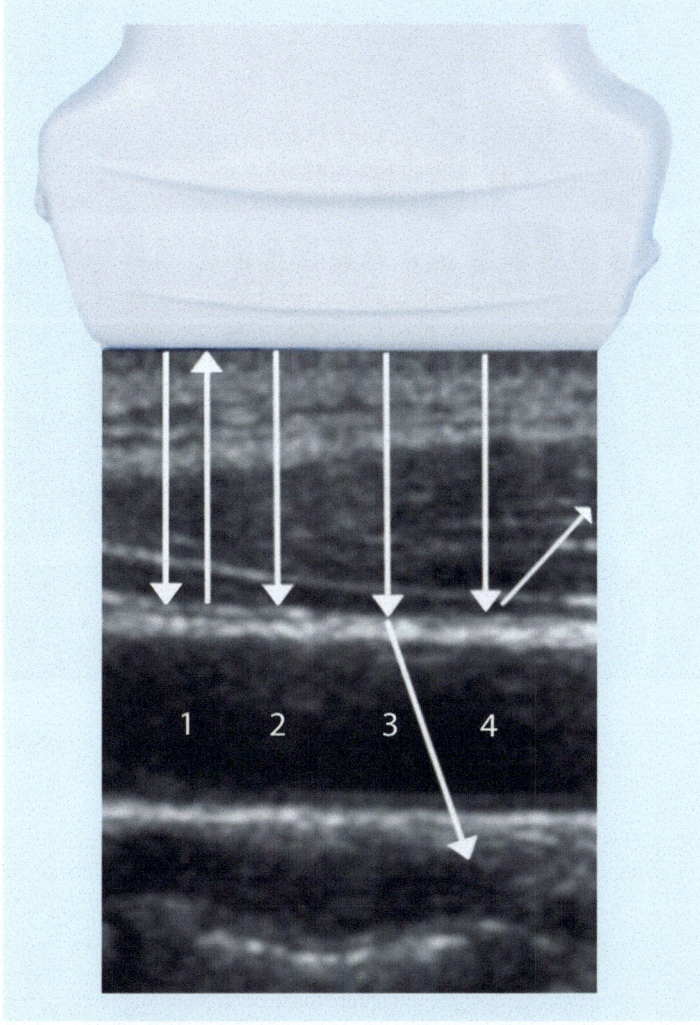

◘ **Abb. 1.4** Schallwellenausbreitung im Gewebe: *1* Reflexion, *2* Absorption, *3* Brechung, *4* Streuung

1.5.2 Bilderzeugung (A-, B- und M-Mode)

Die Bilderzeugung erfolgt beim Ultraschallgerät durch computergesteuerte Verrechnung. Die Darstellung richtet sich dann nach Schallkopf und gewähltem Modus.

A-Mode

Der so genannte Amplitudenmodulationsmodus (A-Mode) entsteht durch Aufzeichnung der Reflexion eines einzeln ausgesendeten Signals als Amplitude entlang einer Zeitachse. Die Amplitude korreliert dabei direkt mit der Stärke des empfangenen Signals. Diese Methode wurde beispielsweise in der Hals-Nasen-Ohren-Heilkunde oder wie hier zur Beurteilung der Gallenblase genutzt (◘ Abb. 1.5).

Abb. 1.5 a, b A-Mode: Historisches eindimensionales Amplitudenmodulationsmodus-Bild. Auf der X-Achse ist die Zeit und damit die Eindringtiefe dargestellt, auf der Y-Achse die Stärke der Reflexion. **a** normale Gallenblase, **b** Gallenblasenkonkrement: ein kräftiges Echo mit nachfolgendem Schallschatten (mit freundl. Genehmigung des Ultraschallmuseums e. V.)

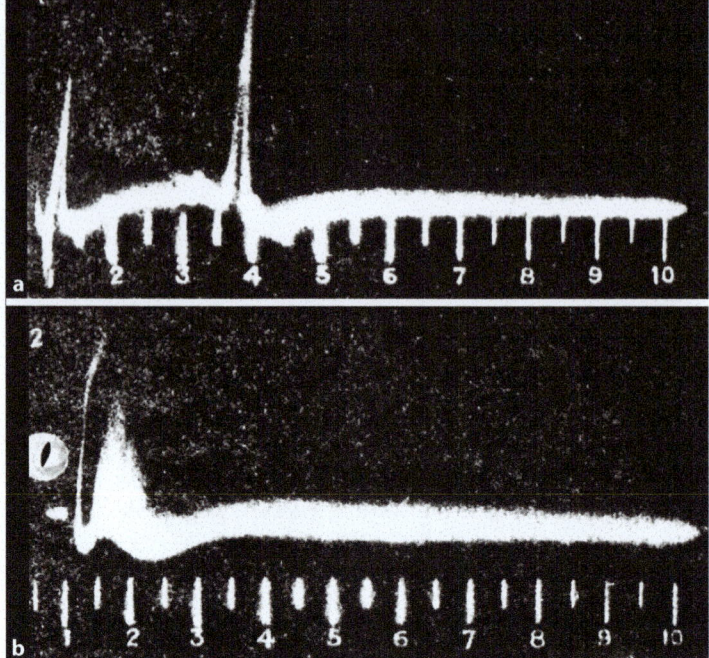

Abb. 1.6 B-Mode (brightness-modulation): Kodierung der Intensität und zeitlichen Abfolge der Echos nach verschiedenen Helligkeitsstufen

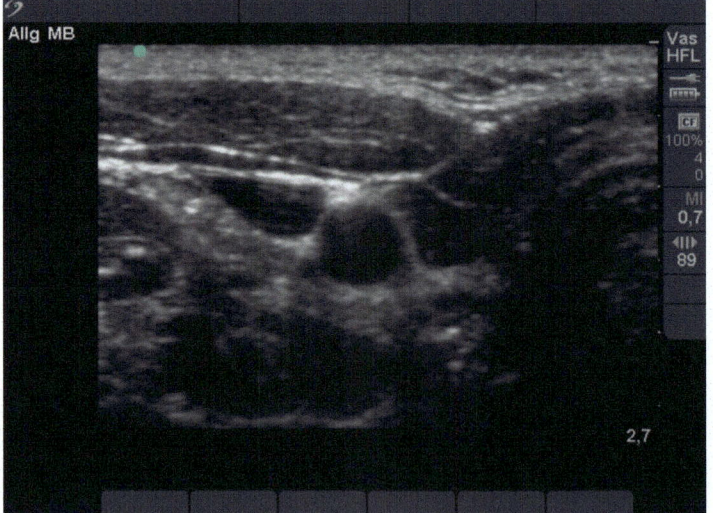

B-Mode

Die bei weitem häufigste Darstellung ist der B-Mode (brightness-modulation, Helligkeitsmodulation, Abb. 1.6), wobei die empfangenen Echos der verschiedenen Piezo-Kristalle nach zeitlicher Abfolge und Intensität zu Graustufen verrechnet werden und sich so ein zweidimensionales Bild ergibt.

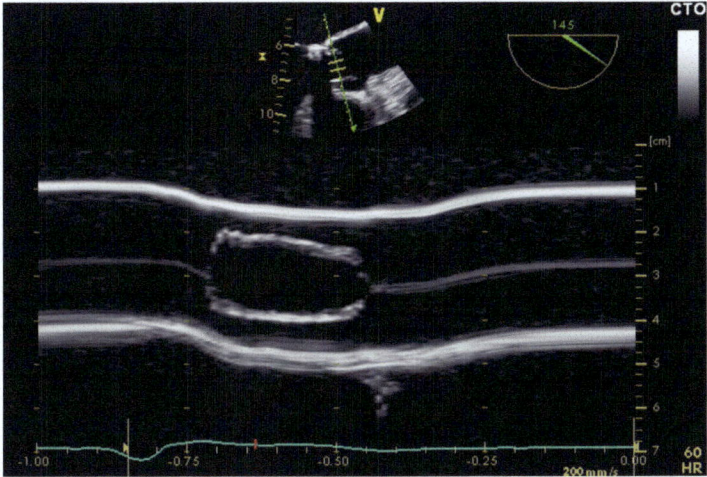

Abb. 1.7 M-Mode (Motion-Mode): kontinuierliche Darstellung einer einzigen Bildzeile über die Zeit, hier am Beispiel der Aortenklappe

M-Mode

Beim so genannten Motion-Mode (M-Mode, ■ Abb. 1.7) wird das Signal einer Bildzeile, und damit eines Piezo-Kristalls, kontinuierlich als Graustufen aufgezeichnet. Diese Darstellungsvariante findet besonders bei der Untersuchung bewegter Strukturen, z. B. bei der Echokardiographie, Anwendung.

1.5.3 Eindringtiefe und Auflösung

Die Eindringtiefe des Ultraschalls hängt direkt von der Frequenz der Ultraschallwellen ab. Da die Ausbreitungsgeschwindigkeit der Schallwellen im Gewebe konstant bleibt, ist die mögliche Laufzeit und damit die Eindringtiefe umso geringer, je höher die Frequenz ist.

Hinsichtlich des Auflösungsvermögens unterscheidet man zwischen axialer und lateraler Auflösung:

— Die **axiale Auflösung** beschreibt das Differenzierungspotential im Längsverlauf der Schallwellen. Sie ist direkt abhängig von der Frequenz der Ultraschallwellen. Bei hoher Frequenz mit geringer Laufzeit und Eindringtiefe ist die Wellenlänge verkürzt und damit die örtliche Auflösung größer (■ Abb. 1.8). Das axiale Auflösungsvermögen bei 7,5 MHz liegt beispielsweise bei 0,2–0,3 mm.

— Die **laterale Auflösung** beschreibt die Differenzierung quer zur Schallausbreitung und ist abhängig vom Abstand zweier Ultraschallstrahlen zueinander. Diese Tatsache wird bei der Fokussierung des Ultraschallstrahls genutzt (▶ Abschn. 1.6.6). Das laterale Auflösungsvermögen bei 7,5 MHz liegt beispielsweise bei 0,5–0,7 mm und ist damit immer schlechter als die axiale Auflösung.

1

◼ Abb. 1.8 Zusammenhang zwischen Eindringtiefe und Auflösung: Bei einer hohen Frequenz des Schalls wird auch eine hohe Bildauflösung erreicht. Dabei ist die Eindringtiefe in das Gewebe jedoch gering. Um eine hohe Eindringtiefe in das Gewebe zu erreichen, muss die Frequenz des Ultraschalls reduziert werden. Dabei wird jedoch nur eine geringe Auflösung erreicht

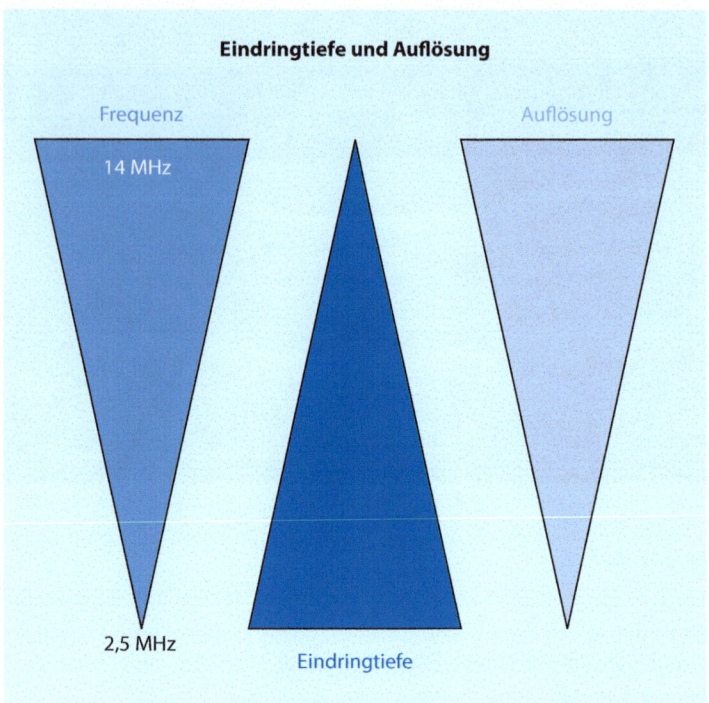

Die Eindringtiefe der Ultraschallwellen und das örtliche Auflösungsvermögen hängen also direkt von der Frequenz und Wellenlänge sowie dem Abstand der Schallstrahlen ab.

1.5.4   Schallköpfe

Je nach Anwendungsgebiet werden unterschiedliche Schallköpfe verwendet. Sie unterscheiden sich vornehmlich in Frequenz, Auflagefläche und Ausbreitung des Schalls im Gewebe. Man unterscheidet 3 Grundformen (◼ Abb. 1.9):

- **Linearschallkopf** (engl. linear): gerade Auflagefläche, hochfrequent/hochauflösend, geringe Eindringtiefe, Anwendung: Regionalanästhesie, Schilddrüse, periphere Gefäße.
- **Konvexschallkopf** (engl. curved): abgerundete Auflagefläche, niederfrequent, hohe Eindringtiefe, Anwendung: Abdomensonographie, N. ischiadicus.
- **Sektorschallkopf** (engl. phased): gerade, kleine Auflagefläche, niederfrequent/hohe Eindringtiefe/breites Schallfenster, Anwendung: transthorakale Echokardiographie.

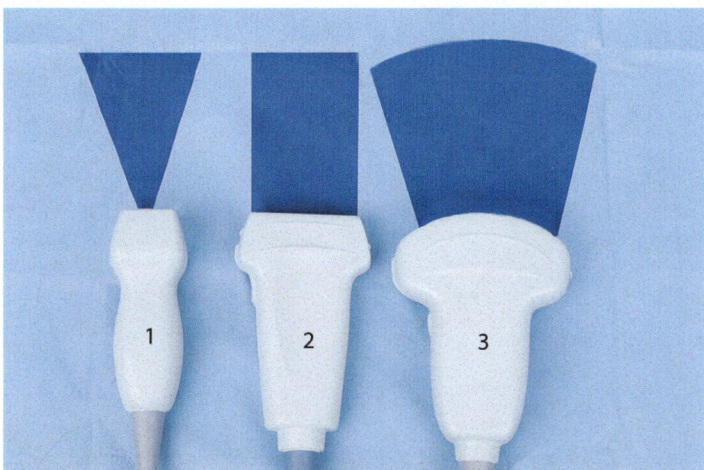

Abb. 1.9 Schallkopfarten: *1* Sektor-schallkopf, *2* Linearschallkopf, *3* Konvex-schallkopf (curved array)

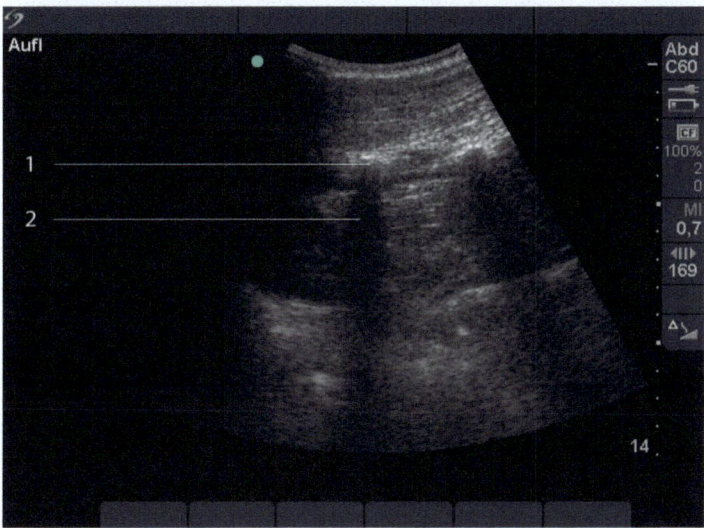

Abb. 1.10 Artefakt: Schallschat-ten am Beispiel eines Längsschnittes paravertebral lumbal: *1* Querfortsatz, *2* Schallschatten

1.5.5 Artefakte

Besonderes Augenmerk sollte beim Ultraschall auf die kritische Bild-betrachtung gelegt werden. Aus der Methode ergeben sich aufgrund der physikalischen Eigenschaften der Schallwellen bestimmte Fehldar-stellungen, so genannte Artefakte.

Schallschatten

Ein Schallschatten (◨ Abb. 1.10) entsteht bei vollständiger Reflexion und/oder Absorption des Schalls an Grenzflächen zwischen Struk-turen sehr unterschiedlicher Dichte (z. B. Gallensteine, Knochen, Luft).

◘ Abb. 1.11 Artefakt: dorsale Schallverstärkung und Randschatten am Beispiel der A. femoralis: *1* Randschatten, *2* Schallverstärkung

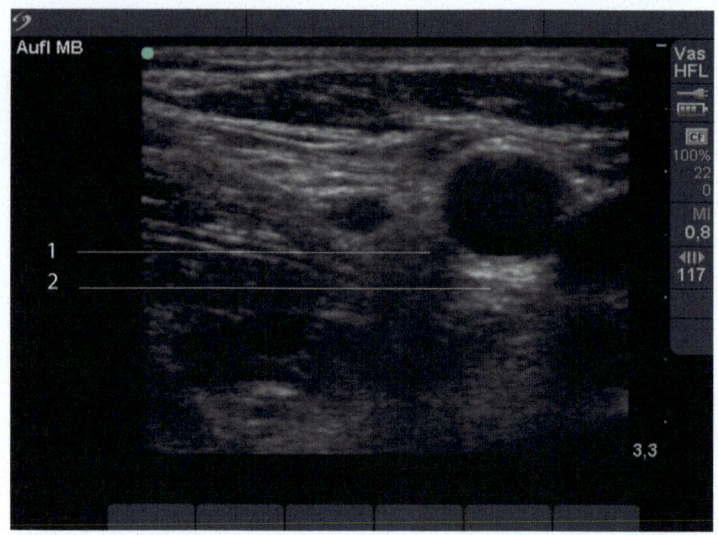

Dorsale Schallverstärkung

Eine dorsale Schallverstärkung entsteht durch geringe Absorption und Reflexion des Schalls bei der Ausbreitung durch liquide Strukturen. Strukturen, die dorsal einer solchen Struktur liegen, werden aufgrund der tiefenabhängig progredienten Verstärkung akzidentell echoreich dargestellt (◘ Abb. 1.11). Es handelt sich also eigentlich nicht um eine Schallverstärkung, sondern um eine geringere Abschwächung.

Randschatten

Hinter flüssigkeitsgefüllten Hohlräumen (zystischen Strukturen) finden sich außer der Schallverstärkung auch die so genannten Randschatten (◘ Abb. 1.11). Diese entstehen durch die Schallabsorption beim tangentialen Durchtritt der Schallwellen durch die echodichte Wand der betreffenden Struktur. Dabei werden die Schallwellen durch eine stark erhöhte Dichte der Materie überdurchschnittlich stark reflektiert und absorbiert. Dorsal dieser Struktur entsteht durch die Kombination aus Reflexion und Absorption eine Schallauslöschung im Sinne eines Schallschattens.

Spiegelung (Reverberation)

Trifft der Ultraschall auf Grenzflächen mit großen Impedanzunterschieden und starker Reflexion können die Schallwellen zum Schallkopf reflektiert, von dort gespiegelt und hinter der eigentlichen Reflexionsfläche erneut abgebildet werden. Somit kann es zur vielfachen Darstellung einer einzigen realen Struktur kommen (◘ Abb. 1.12, ◘ Abb. 3.16). Da sich die Echos zeitversetzt ausbreiten, werden die Spiegelungen in der Tiefe abgeschwächt dargestellt.

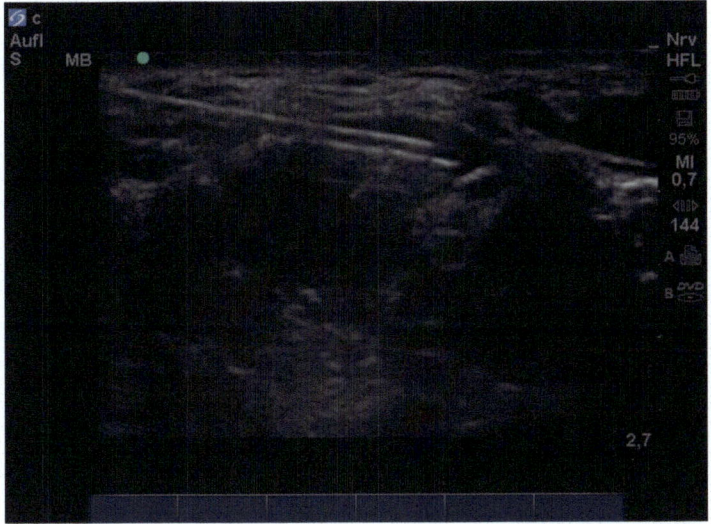

◻ Abb. 1.12 Artefakt: Spiegelung (Reverberation). Unterhalb der Nadel erkennt man deutlich eine vielfache Spiegelung des Nadelschaftes

1.6 Einstellungen am Ultraschallgerät

1.6.1 Schallkopfauswahl

Die Auswahl des geeigneten Schallkopfes erfolgt je nach Zielgebiet der Untersuchung (◻ Abb. 1.9). Dabei richtet sich die Auswahl vor allem nach Eindringtiefe und Auflösungsvermögen eines Schallkopfes, welche direkt von der erzeugten Frequenz abhängig sind. Oberflächlich unter der Haut liegende Strukturen werden von hochfrequenten Schallköpfen besonders hochauflösend dargestellt. Zur Darstellung tiefer gelegener Organe sind niederfrequente Schallköpfe mit großer Eindringtiefe notwendig.

Außerdem sind die Auflagefläche und Geometrie der Schallausbreitung im Gewebe Kriterien bei der Auswahl der Schallkopfform.

1.6.2 Schallkopffrequenz

Die modernen Schallköpfe arbeiten in einem bestimmten Frequenzbereich, der vom Hersteller angegeben wird und häufig auf dem Stecker ausgezeichnet ist. Die Angabe 8–16 MHz bedeutet, dass eine Untersuchung mit der niedrigsten Frequenz bei diesem Schallkopf bei 8 MHz und mit der höchsten bei 16 MHz erfolgen würde. Innerhalb dieses Bereichs ist die Frequenz am Gerät variabel einstellbar. Es ist zu beachten, dass die Schallköpfe zumeist nicht mit einer einzelnen Frequenz, sondern in einem Frequenzbereich arbeiten, so dass man zwischen hohem, mittlerem und niedrigem Frequenzbereich wählen kann. Der Benutzer sollte den gewählten Frequenzbereich in jedem Falle der Zielstruktur anpassen, um so ein möglichst hochauflösendes und damit hochqualitatives Bild bei limitierender Eindringtiefe zu erstellen.

■ **Abb. 1.13** Presets: Auswahlmöglichkeiten für Voreinstellungen an einem modernen Ultraschallgerät

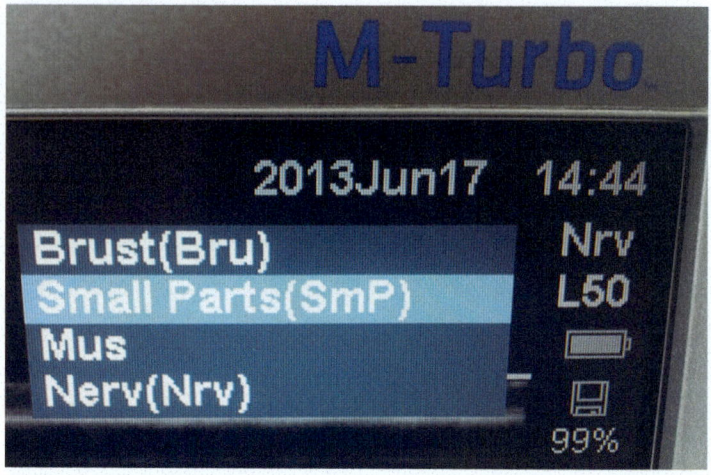

1.6.3   Presets

Durch die Auswahl so genannter Presets (z. B. periphere Nerven, Gefäße, Echokardiographie) am Ultraschallgerät kann die Bildqualität weiter verbessert werden, da diese die Verrechnung speziell auf die Zielstruktur abstimmen (■ Abb. 1.13).

1.6.4   Gesamt- und Tiefenverstärkung

Zur Optimierung des Bildes können die empfangenen Echos bei der Verrechnung zum Bild verstärkt werden. Diese Gesamtverstärkung kann individuell geregelt werden. Das Bild wird dadurch echoreicher („heller") oder echoärmer („dunkler").

Ebenso kann die Verstärkung abhängig von der Eindringtiefe geregelt werden. Dazu dient eine Reihe von Reglern, die laufzeitabhängig jeweils die Signale einer bestimmten Tiefe einzeln verstärken (Tiefenverstärkung).

Durch die Verstärkung können oberflächliche und tiefer gelegene Objekte gleich hell dargestellt werden.

1.6.5   Eindringtiefe

Die Eindringtiefe des Ultraschalls ins Gewebe ist durch die begrenzte Laufzeit abhängig von der Frequenz der Schallwellen. Somit ist die Eindringtiefe der Schallwellen an sich nicht variabel wählbar, sondern frequenzabhängig konstant.

Die Funktion der „Tiefe" am Gerät ermöglicht die optimale Darstellung der Zielstruktur durch Darstellung eines bestimmten Tiefenbereichs. Dies geschieht über einen Regler zur Tiefeneinstellung. Der ausgewählte Bereich sollte sinnvoller Weise so gewählt werden,

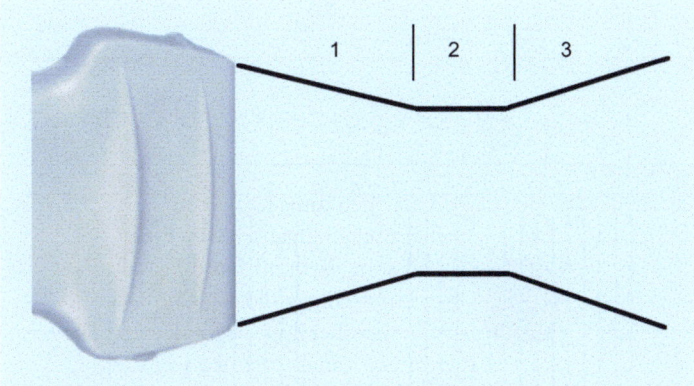

Abb. 1.14 Fokussierung: Darstellung eines fokussierten Schallstrahls mit Nah- und Fernfeld; *1* Nahfeld, *2* Fokuszone, *3* Fernfeld

dass die betreffenden Strukturen in der Bildmitte zur Darstellung kommen.

1.6.6 Fokus

Durch Anwendung einer akustischen Linse kann man Ultraschallwellen bündeln und so eine Fokussierung mit erhöhtem Auflösungsvermögen erreichen. Der Schallstrahl wird dabei im Fokusbereich taillenförmig verdichtet und hat dadurch einen geringeren Durchmesser. In dieser Fokuszone wird durch den engeren Schallstrahl eine höhere räumliche Differenzierung und damit Detailerkennbarkeit erreicht. Das Zielobjekt sollte sich also möglichst im eingestellten Fokusbereich befinden.

Je nach Fokussierung kann man im Ultraschallbild das Nahfeld, die Fokuszone und das Fernfeld unterscheiden (■ Abb. 1.14). Dabei sind Nah- und Fernfeld aufgrund eines größeren Durchmessers des Schallstrahls durch eine geringere Bildauflösung gekennzeichnet.

Auch die Einstellung mehrerer Fokuszonen ist möglich. Dies führt allerdings zu einer starken Beeinträchtigung der Bildfrequenz, weshalb es zu einer starken Verzögerung der Darstellung mit stockendem Bild kommt.

1.6.7 Compound Imaging

Zur Verbesserung der Bildqualität bei der Nervendarstellung wurde das Compound Imaging (■ Abb. 1.15) entwickelt.

Beim **räumlichen** (engl. spatial) Compound Imaging werden die Schallwellen durch Veränderungen am Schallkopf aus unterschiedlichen Winkeln abgegeben und empfangen. Die einzelnen Echos aus den verschiedenen Winkeln werden dann in Echtzeit zu einem Bild kombiniert. Dadurch erreicht man eine verbesserte Darstellung anisotroper Strukturen, wie Nerven und Punktions-

Abb. 1.15 Compound Imaging

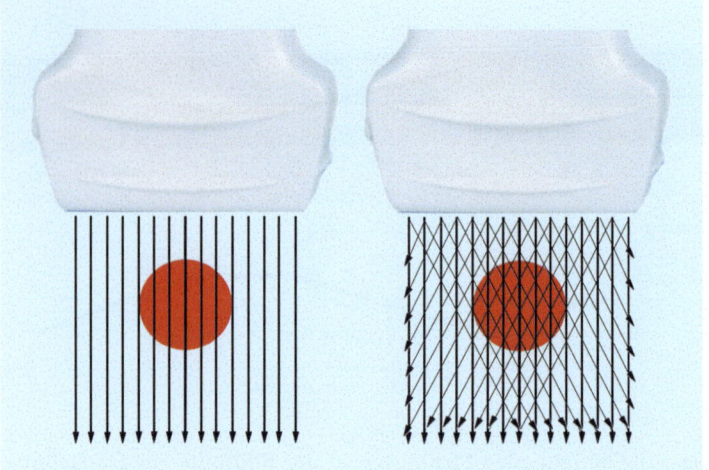

kanülen, die den Schall in mehrere Richtungen reflektieren. Beim konventionellen Ultraschall würden diese Streustrahlen verloren gehen, da sie nicht zum Schallkopf zurück gelangen. Bei der Nutzung von Spatial Compound Imaging werden diese Reflexionen durch mehrere Winkel aufgenommen und bei der Bilderstellung berücksichtigt.

Beim **frequenzabhängigen** (engl. frequency) Compound Imaging werden die Frequenzen der ausgesendeten Ultraschallwellen moduliert. Die Bildberechnung vereint dann die Informationen aus den verschiedenen Frequenzbereichen.

Beide Verfahren zielen auf eine höhere Bildqualität durch einen additiven Effekt der vermehrten Rohdaten ab.

Schritte zur Bildoptimierung
- Sondenauswahl
- Frequenzwahl
- Preset-Einstellung
- Tiefeneinstellung
- Fokuszone anpassen
- Verstärkung korrigieren
- Compound Imaging

Diese prinzipiellen Schritte zur Bildoptimierung sind bei modernen Ultraschallgeräten z. T. bereits automatisch bei der Auswahl bestimmter Presets integriert und müssen nicht immer einzeln eingestellt werden (**Abb. 1.16**).

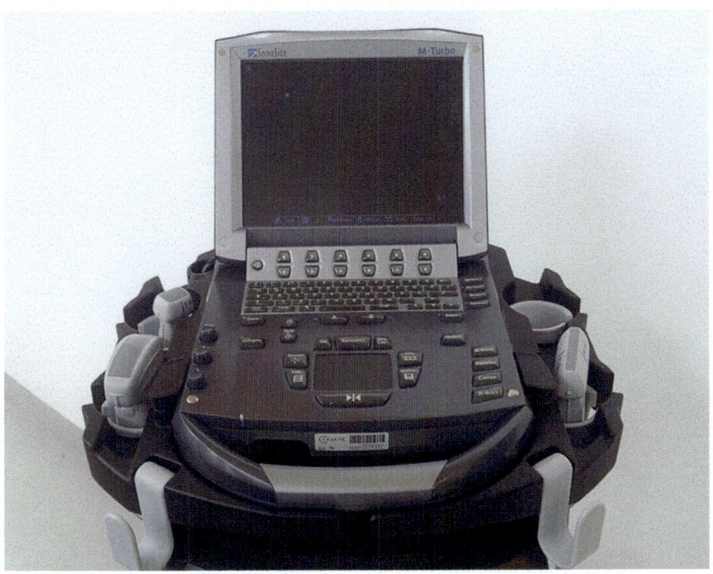

◘ **Abb. 1.16** Beispiel für ein modernes tragbares Ultraschallgerät

Literatur

Aldrich JE (2007) Basic physics of ultrasound imaging. Crit Care Med 35: 131–137

Frentzel-Beyme B (2005) Die Geschichte der Ultraschalldiagnostik. Hamburger Ärzteblatt 10/05, 446–450

Kapral S, Marhofer P, Grau T (2002) Ultraschall in der Regionalanästhesie. Teil I: Technische Entwicklungen und Grundlagen. Anaesthesist 51: 931–937

Abbildungskonventionen und Schallkopfführung

Edda Klotz

J. Birnbaum, R. Albrecht (Hrsg.), *Ultraschallgestützte Regionalanästhesie*,
DOI 10.1007/978-3-642-20167-7_2, © Springer-Verlag Berlin Heidelberg 2013

2

□ **Abb. 2.1** Orientierungshilfe Querschnitt: *1* Markierung im Ultraschallbild, *2* A. carotis im Querschnitt, *3* Schallkopfmarkierung

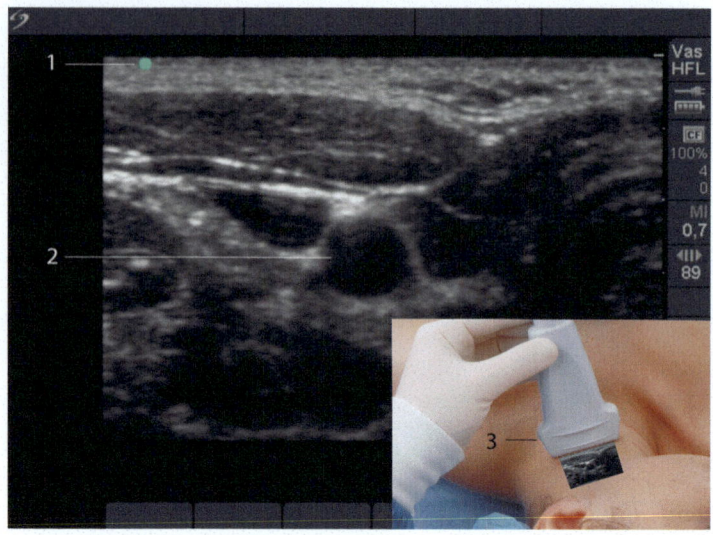

2.1 Orientierung auf einem Ultraschallbild

Um den Schallkopf entsprechend dem dargestellten Bild zu definieren, ist an allen Schallköpfen seitlich eine Markierung angebracht. Diese markierte Seite wird auch am Monitorbild gekennzeichnet. Voreingestellt wird die markierte Schallkopfseite zumeist durch die linke Bildseite repräsentiert.

2.1.1 Querschnitt

Als Querschnitt wird in der Abdomensonographie im Allgemeinen die Darstellung in der Horizontalebene (axial) bezeichnet. Dabei wird der Schallkopf quer auf den Körper aufgesetzt, die Markierung zeigt zur rechten oder linken Patientenseite. Bei der Ultraschalldarstellung in der Regionalanästhesie wird der Begriff Querschnitt eher hinsichtlich der Darstellung der Zielstruktur gebraucht. Dabei wird vom Querschnitt gesprochen, wenn die Zielstruktur im Bild in der kurzen Achse dargestellt ist, z. B. Querschnitt der A. carotis (□ Abb. 2.1).

2.1.2 Längsschnitt

Als Längsschnitt wird in der Abdomensonographie im Allgemeinen die Darstellung in der Sagittalebene bezeichnet. Der Schallkopf wird dabei in Längsrichtung auf den Körper aufgesetzt, so dass die markierte Schallkopfseite nach kranial oder kaudal zeigt. In der Regionalanästhesie wird der Begriff Längsschnitt auf die dargestellte Struktur bezogen. Dabei werden die betreffenden Objekte in der langen Achse dargestellt (□ Abb. 2.2).

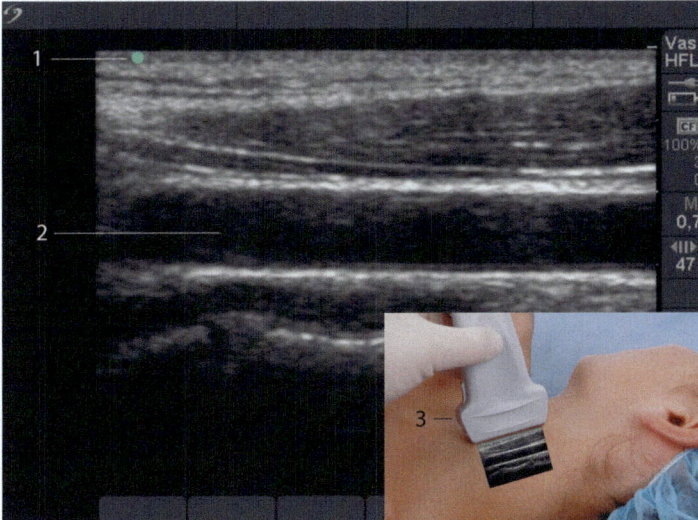

◘ **Abb. 2.2** Orientierungshilfe Längs-schnitt: *1* Markierung im Ultraschallbild, *2* A. carotis im Längsschnitt, *3* Schall-kopfmarkierung

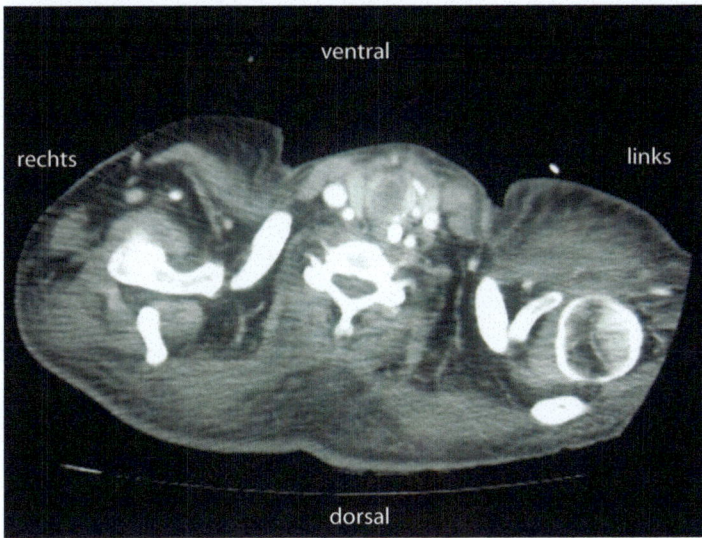

◘ **Abb. 2.3** Abbildungskonventionen der Computertomographie: Blick von kaudal in Richtung kranial auf die Schnittebene

2.2 Abbildungskonventionen

Bei der Sonographie handelt es sich in Analogie zur Computertomographie um ein zweidimensionales Schnittbildverfahren. Aufgrund dessen stellt die anatomische Orientierung auf dem Bild anfangs häufig ein Problem dar. Für CT-Bilder wurde deshalb eine Abbildungskonvention zur einheitlichen Darstellung der Schnittbilder eingeführt. Ein axialer Schnitt ist immer so dargestellt, dass der Untersucher von kaudal nach kranial auf die Schnittebene schaut. Die rechte Seite des Patienten kommt damit auf der linken Bildseite zur Darstellung, die ventralen Patientenseite oben und die dorsale unten (◘ Abb. 2.3).

2

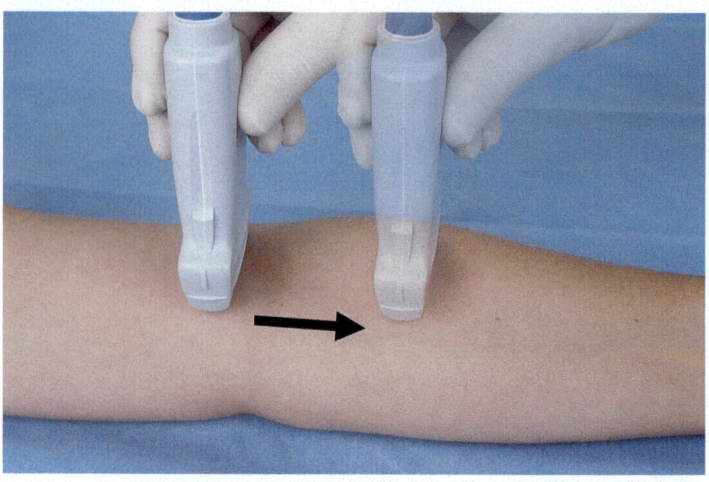

2.2.1 Schnittebenen in der Regionalanästhesie

Die oben besprochenen Konventionen finden hauptsächlich in der Abdomensonographie Verwendung. Für die sonographische Darstellung anästhesiologisch interessanter Strukturen existieren solche Standardebenen und Konventionen nicht. Aufgrund dessen sollte man die Darstellung möglichst praxisnah wählen. So kann die Schnittebene abhängig von der Untersucherposition gewählt werden. Steht der Untersucher z. B. am Kopfende des Patienten empfiehlt es sich die Schnittebene so zu wählen, dass man von kranial auf die Schnittebene schaut.

2.3 Schallkopfführung

Der Schallkopf kann durch unterschiedliche Bewegungen in seiner Position und damit dem Bildausschnitt verändert werden. Infolgedessen kann man Strukturen verfolgen, einzelne Organe durchscannen oder Objekte gezielt aufsuchen. Die verschiedenen Arten der Schallkopfführung unterscheiden sich grundlegend in der damit erreichbaren Bildstabilität und dem Bewegungsausmaß.

2.3.1 Verschieben (horizontal/vertikal)

Beim Verschieben wird die Auflagefläche des Schallkopfes über den Patienten bewegt (◘ Abb. 2.4). Diese Bewegung ist zur Überwindung größerer Distanzen sinnvoll. Die Bildstabilität lässt jedoch aufgrund der Reibung und Unebenheit deutlich nach. Eine gute Ankopplung des Schallkopfes und Minimierung des Reibungswiderstandes durch den Gebrauch von ausreichend viel Ultraschallgel ist bei dieser Technik essentiell.

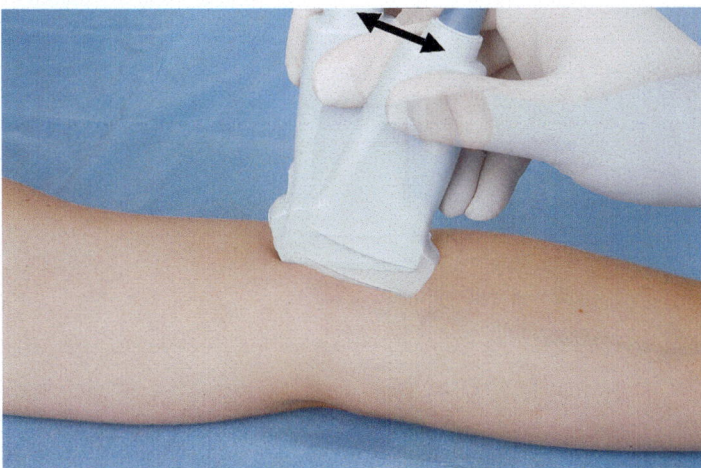

■ **Abb. 2.5** Wippen mit dem Schallkopf

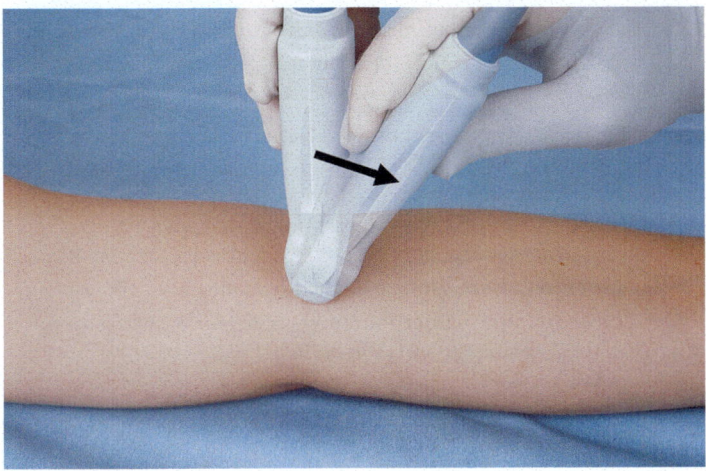

■ **Abb. 2.6** Kippen des Schallkopfes

2.3.2 **Wippen**

Beim Wippen bleibt die Auflagefläche des Schallkopfes relativ konstant. Der Schallkopf wird dabei seitlich innerhalb der Schallebene geschwenkt (■ Abb. 2.5). Mit dieser Bewegung entsteht ein vergleichsweise ruhiges Bild und der Blickwinkel kann seitlich in beide Richtungen geringfügig erweitert werden. Außerdem kann durch das Wippen die Ausrichtung der Ultraschallwellen verändert werden, was zur verbesserten Sichtbarkeit von Punktionskanülen genutzt werden kann (▶ Abschn. 3.3). Limitierender Faktor dieser Bewegung ist der schnelle Verlust der Ankopplung.

2.3.3 **Kippen**

Beim Kippen wird der Schallkopf bei konstanter Auflagefläche orthogonal (senkrecht) zur Schallebene geschwenkt (■ Abb. 2.6). Mit

2

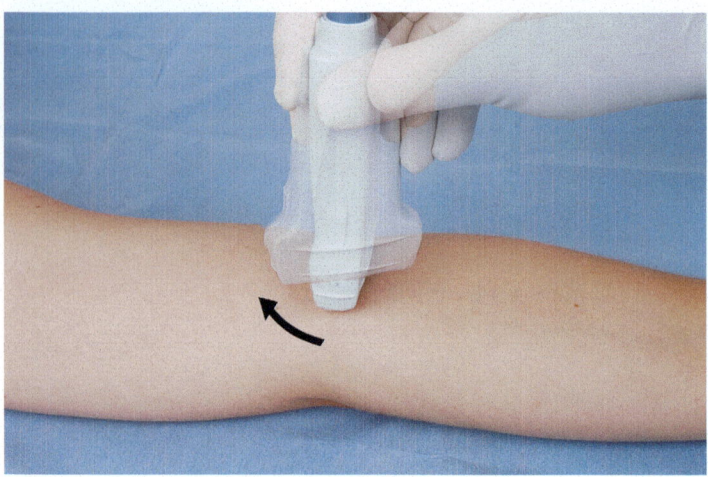

Abb. 2.7 Drehen des Schallkopfes

dieser Bewegung können ohne Verlust der Auflagefläche, bei ruhiger Bildqualität und mit großer Sensibilität Strukturen durchgescannt werden.

2.3.4 Drehen

Beim Drehen wird der Schallkopf um seine Längsachse so gedreht, dass nur der Mittelpunkt der Auflagefläche konstant bleibt (Abb. 2.7). Durch dieses Manöver kann man beispielsweise durch 90°-Drehung vom Quer- in den Längsschnitt wechseln.

Sonographische Darstellung verschiedener Strukturen

Edda Klotz, Roland Albrecht, Jürgen Birnbaum

J. Birnbaum, R. Albrecht (Hrsg.), *Ultraschallgestützte Regionalanästhesie,*
DOI 10.1007/978-3-642-20167-7_3, © Springer-Verlag Berlin Heidelberg 2013

3

■ **Abb. 3.1** A. carotis communis als Beispiel für eine echoarme, scharf begrenzte Struktur: *1* A. carotis communis

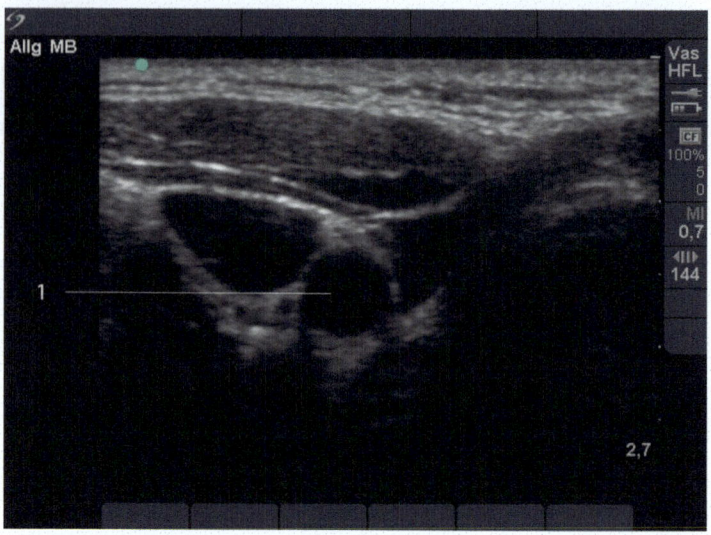

3.1 Nomenklatur

Die typische Morphologie verschiedener Gewebe im Ultraschallbild geht auf die spezifische Impedanz der Strukturen zurück, auf welche die Schallwellen treffen. Das Ausmaß, in dem der Schall reflektiert wird, bezeichnet man als **Echogenität:**

- **Echoreich** oder hyperechogen nennt man Strukturen, die durch starke Reflexion der Schallwellen im Ultraschallbild hell erscheinen.
- **Echoarme** oder hypoechogene Strukturen erscheinen durch geringe Reflexion dunkel.
- **Echofreie** oder anechogene Strukturen sind für den Ultraschall nahezu widerstandslos und werfen kein Echo zurück. Aufgrund dessen erscheinen sie als einheitlich schwarze Struktur.
- Als **isoechogen** werden Gewebe mit gleicher Dichte bezeichnet, die sich ultraschallmorphologisch gleichartig darstellen.

3.2 Typische Ultraschallmorphologie verschiedener Gewebe

Im Folgenden soll die spezifische Ultraschallmorphologie verschiedener Gewebe an Beispielen dargestellt werden, um die spätere Zuordnung und Orientierung auf dem Ultraschallbild zu erleichtern.

3.2.1 Flüssigkeiten und Gefäße

Flüssigkeiten sind für Ultraschallwellen gut durchlässig und bieten wenig Widerstand. Aufgrund dessen erscheinen sie echoarm. Flüs-

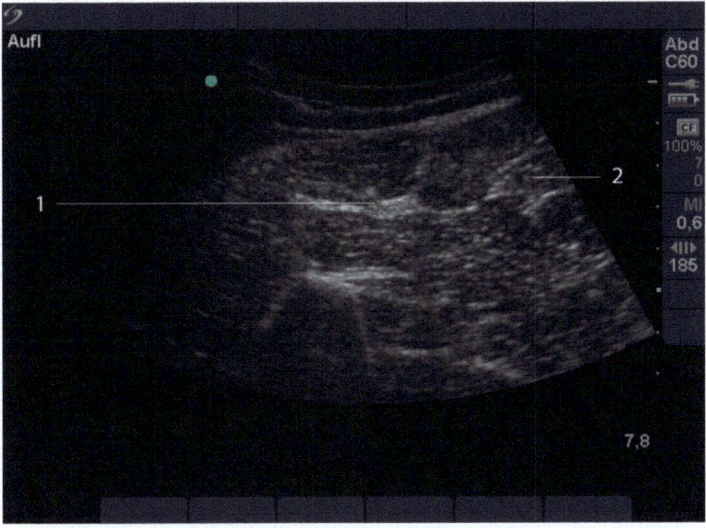

sigkeitsgefüllte Hohlräume wie Blutgefäße, Gallenblase, Harnblase und Zysten stellen sich im Ultraschallbild physiologischerweise als homogene, echoarme oder -freie und scharf begrenzte Strukturen dar (■ Abb. 3.1).

3.2.2 Muskeln und Faszien

Muskeln und Faszien stellen sich im Ultraschallbild gemäß ihrer anatomischen Struktur dar. So sind die einzelnen Muskelfasern und -bündel sonographisch echoarm von den echoreichen bindegewebigen Sehnenanteilen zu unterscheiden. Die typische Fiederung eines Muskels stellt sich somit auch sonographisch dar (■ Abb. 3.2).

3.2.3 Nerven

Auch die Darstellung von Nerven im Ultraschallbild ist geprägt von ihrem anatomischen Aufbau (■ Abb. 3.3).

Ultraschallmorphologisch sind Nerven ein Gemisch aus echoarmen Nervenfasern und echoreichen Binde- und Fettgewebsanteilen (Myelinscheiden). Die Echogenität hängt wesentlich von Anteil der echoreichen Bindegewebsanteile ab. Charakteristischerweise ist bei größeren Nerven und Plexus häufig eine blasige Innenstruktur erkennbar, die durch die einzelnen Nervenfaserbündel hervorgerufen wird (■ Abb. 3.4). Im Verlauf der peripheren Nerven geben diese immer mehr Fasern an die entsprechenden Endorgane ab. Aufgrund dessen nimmt im Verlauf der Bindegewebsanteil zu. Deshalb stellen sich periphere Nerven zunehmend echoreich dar.

◘ **Abb. 3.3** Anatomie eines peripheren Nervs: *1* Epineurium, *2* Endoneurium, *3* Perineurium, *4* marklose Nervenfasern, *5* markhaltige Nervenfasern

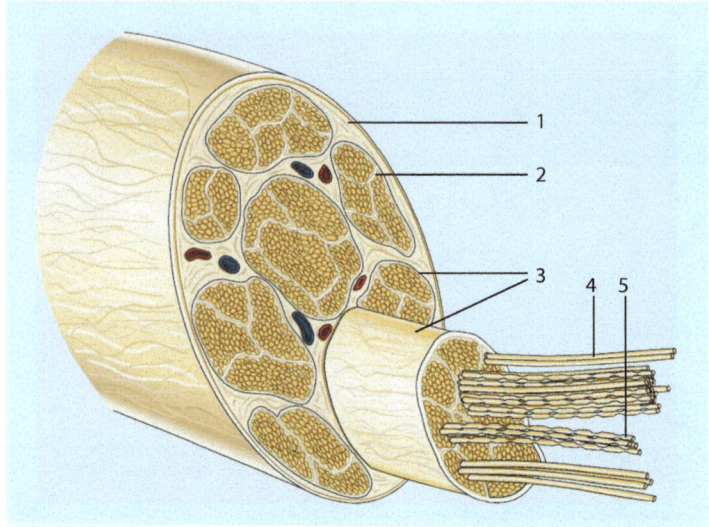

◘ **Abb. 3.4** Typische Ultraschallmorphologie eines Nervenplexus am Beispiel des supraklavikulären Plexus brachialis: *1* Plexus, *2* A. subclavia

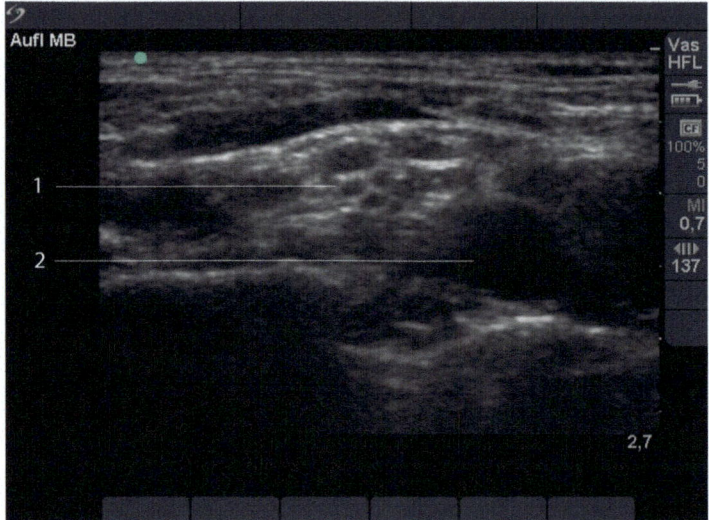

3.2.4   Parenchymatöse Organe

Parenchymatöse Organe wie Schilddrüse, Leber und Pankreas zeigen im Ultraschallbild eine typische Körnung (**Pfeffer-Salz-Struktur**). Die unterschiedlichen Organe zeigen eine jeweils typische sonomorphologische Struktur, die sich besonders in der Körnung (grob- oder feinkörnig) und der Echogenität unterscheidet (◘ Abb. 3.5).

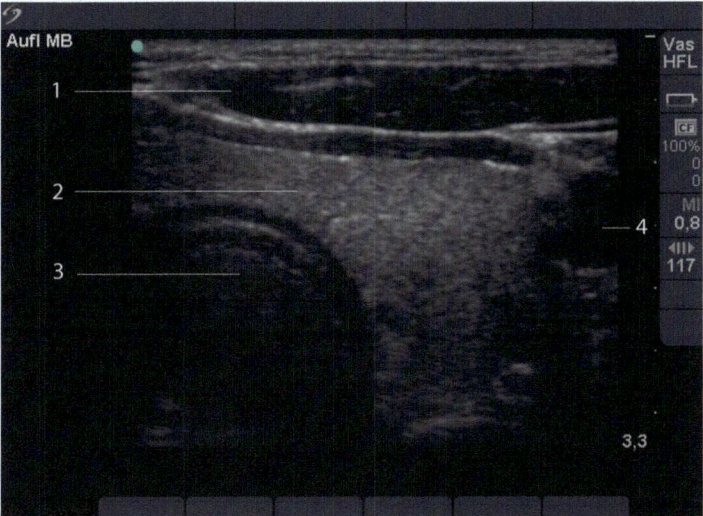

Abb. 3.5 Sonomorphologie der Schilddrüse als Beispiel für ein parenchymatöses Organ: *1* M. sternocleidomastoideus, *2* Schilddrüse, *3* Trachea, *4* A. carotis communis

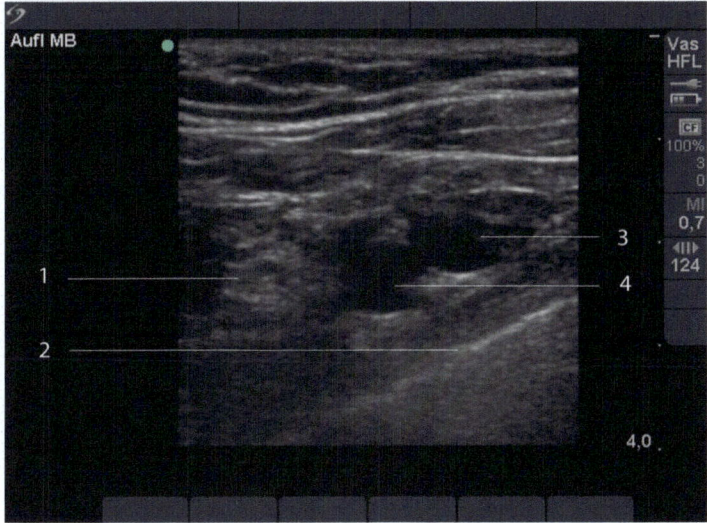

Abb. 3.6 Totalreflexion des Ultraschalls infraklavikulär am Pleuraspalt: *1* Plexus, *2* Pleuraspalt, *3* V. subclavia, *4* A. subclavia

3.2.5 Knochen und Luft

An Grenzflächen zwischen Strukturen mit großem Dichteunterschied kommt es typischerweise zur Totalreflexion oder Absorption der Ultraschallwellen. Dies geschieht auch an der Grenzfläche zwischen Weichteilen und Knochen oder Luft. Dabei stellt sich die Grenzfläche echoreich mit vollständiger Schallauslöschung in der Tiefe dar. Somit sind die Binnenstrukturen von Knochen und luftgefüllten Räumen der Beurteilung mittels Ultraschall nicht zugänglich (■ Abb. 3.6).

Abb. 3.7 Sichtbarkeit der Nadel beim Auftreffen der Schallwellen auf den Schaft im 45°-Winkel. Beachte die Abschwächung des Echos hinter der Nadel

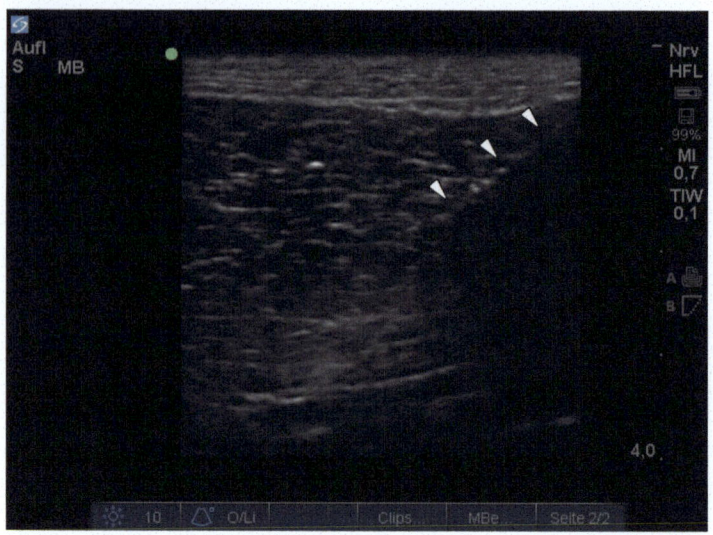

3.3 Sonographische Darstellung der Nadelführung

In der Anästhesiologie wird die Sonographie nicht nur zu diagnostischen Zwecken eingesetzt. Viel häufiger ist hier eine Anwendung bei invasiven Verfahren. In der Regionalanästhesie wird die Methode zur Darstellung von Nerven, zur Positionierung von Punktionskanülen und zur Kontrolle der Ausbreitung des Lokalanästhetikums verwendet.

3.3.1 Nadeldarstellung

Jede Darstellung einer Punktionskanüle im Ultraschall wird durch die Reflexion der Ultraschallwellen an der Nadel erschwert. Die Kanülen werden normalerweise in einem Winkel zwischen 30° und 90° zur Haut eingestochen. Die Ultraschallwellen werden beim Auftreffen auf die Kanüle im Einfallswinkel reflektiert (Einfallswinkel = Ausfallswinkel).

Dabei erhalten die reflektierten Schallwellen eine Laufrichtung, die nicht zum Schallkopf zurück führt. Ein großer Teil des reflektierten Echos geht also verloren, was die Nadeldarstellung im Bild massiv verschlechtert (■ Abb. 3.7).

Daraus ergibt sich, dass ein möglichst senkrechtes Auftreffen der Schallwellen, also ein Winkel von 90°, auf die Nadel zu den ausgeprägtesten Reflexionen und der besten Darstellung führt (■ Abb. 3.8) Klinisch ist dies natürlich nicht immer realisierbar.

Zur verbesserten Nadeldarstellung kann der Punktionswinkel möglichst flach gewählt werden. Außerdem kann der Untersucher die Position des Schallkopfs z. B. durch Wippen so verändern, dass die Schallwellen möglichst senkrecht auf die Nadel treffen. Die Optimie-

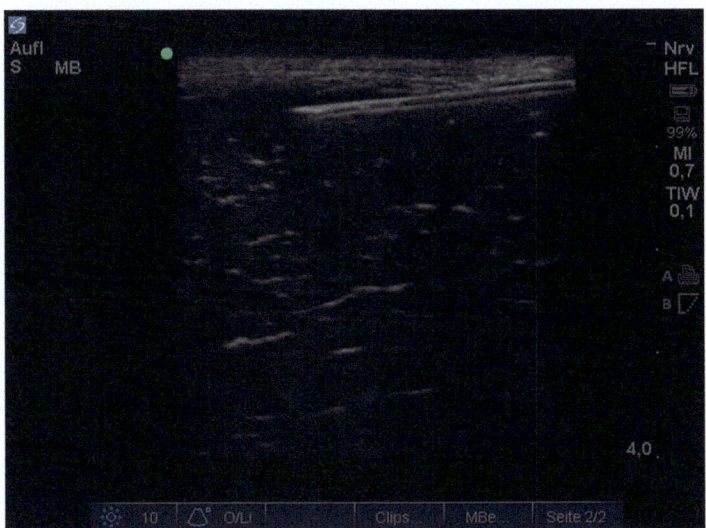

◘ **Abb. 3.8** Sichtbarkeit der Nadel beim Auftreffen der Schallwellen auf den Schaft fast im 90°-Winkel

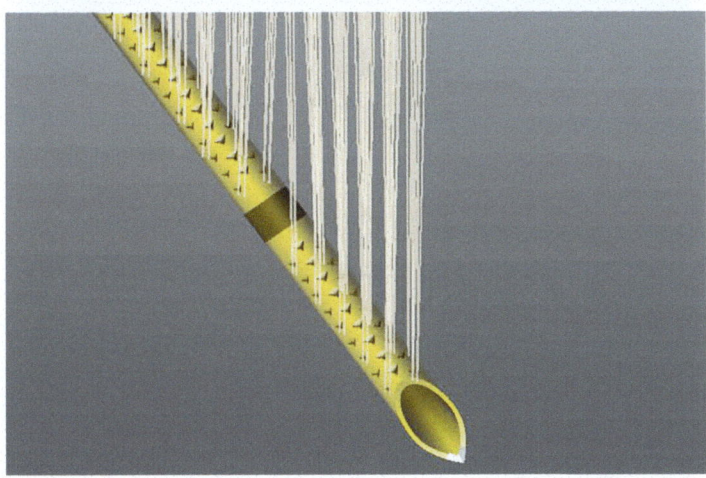

◘ **Abb. 3.9** Verbesserte Sichtbarkeit der Nadel im Ultraschall durch spezielle Prägung der Nadeloberfläche

rungsmöglichkeiten sind durch die klinischen Bedingungen (Tiefe der Zielstruktur und Ankopplung des Schallkopfs) begrenzt.

Um diesen Effekten Rechnung zu tragen, wurden sowohl an den Ultraschallgeräten als auch an den Punktionskanülen technische Verbesserungen vorgenommen.

Durch das beschriebene Verfahren des Compound Imaging (▶ Abschn. 1.6.7) versucht man, die Darstellung der Punktionskanülen mittels Aussenden des Ultraschalls aus verschiedenen Winkeln zu verbessern. Zudem können einige Ultraschallgeräte durch spezialisierte Software an unterschiedliche Punktionswinkel angepasst und die entsprechende Bildverrechnung variiert werden.

Zusätzlich wurden an den Punktionskanülen Modifikationen vorgenommen, die die Darstellbarkeit verbessern sollen. So wurden Nadeln mit dreiecksförmigen Prägungen versehen, in denen der Schall umgelenkt und so in stärkerer Intensität reflektiert wird (◘ Abb. 3.9, ◘ Abb. 3.10).

3

◘ **Abb. 3.10** Ultraschallbild einer
Nadel mit verbesserter Sichtbarkeit:
Die Prägungen sind hier jeweils über
eine Länge von 1 cm mit kurzer Unterbrechung zur besseren Orientierung
angebracht

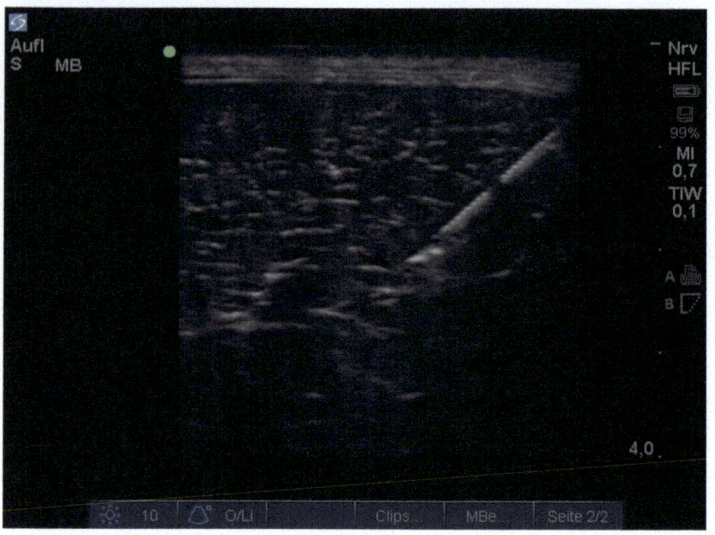

3.3.2 Punktionstechniken

Um eine optimale sonographische Bildgebung hinsichtlich Nadeldarstellung und anatomischer Übersicht in der Regionalanästhesie zu
erreichen, werden 2 verschiedene Punktionstechniken benutzt.

Punktion quer zur Schallebene (Out-of-plane-Technik)

Die Punktionskanüle wird senkrecht zur Schallebene vorgeschoben,
so dass im Bild ein Querschnitt der Kanüle sichtbar wird (◘ Abb. 3.11,
◘ Abb. 3.12). Dieser Querschnitt stellt sich aufgrund des Materials der
Nadel echoreich mit dorsalem Schallschatten dar. Für eine optimale
Abbildung dieses Reflexes in der Schallebene sollte der Winkel zwischen Punktionskanüle und Schallebene nicht zu steil gewählt werden,
empfohlen wird ein Winkel zwischen 30° und 70°.

Punktion in der Schallebene (In-plane-Technik)

Bei dieser Punktionstechnik ist die Kanüle in ihrer ganzen Länge
sichtbar. Die Methode erfordert etwas Übung, da die Punktions-
und Schallebene genau übereinstimmen müssen, ansonsten wird
nur ein Teil der Kanüle abgebildet (◘ Abb. 3.15). Die Kanüle wird
exakt in der Schallebene zum Ziel geführt und die Position der Nadelspitze kann zu jederzeit genau lokalisiert werden. Das Risiko einer Läsion anderer Strukturen ist mit dieser Punktionstechnik sehr
gering (◘ Abb. 3.13, ◘ Abb. 3.14).

 Bei der In-plane-Technik entstehen durch wiederholte Reflexionen
an Grenzflächen mit großen Impedanzunterschieden teilweise ausgeprägte Schatteneffekte und Echophänomene unterhalb der Punktionsnadel (◘ Abb. 3.16, ◘ Abb. 1.12).

Tipp Kann die Nadelspitze nicht
exakt lokalisiert werden, hilft
möglicherweise die Injektion von
1 ml Lokalanästhetikum oder
5%iger Glukoselösung bei der
Orientierung. In jedem Fall muss
die Injektion sofort abgebrochen
werden, wenn die Ausbreitung
des Lokalanästhetikums nicht zu
beobachten ist!

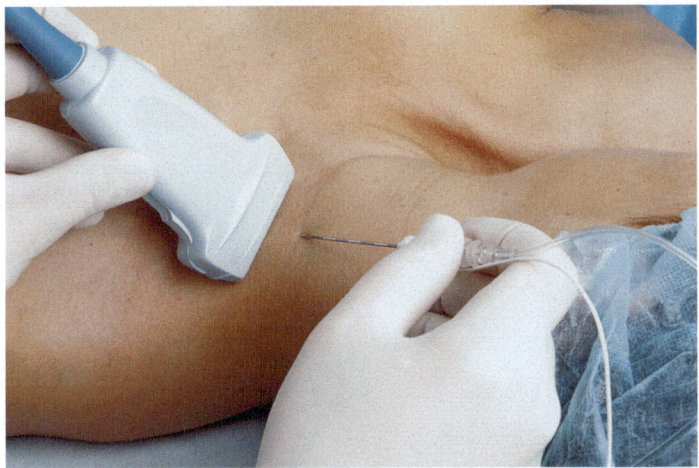

Abb. 3.11 Out-of-plane-Technik: Punktionskanüle und Schallkopfposition

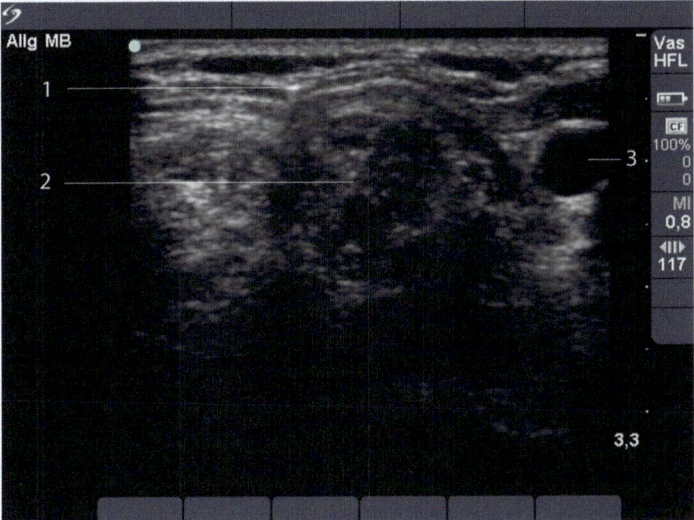

Abb. 3.12 Sonographische Darstellung der Punktionsnadel im Querschnitt in Out-of-plane-Technik: *1* Nadelquerschnitt, *2* Region um den Plexus brachialis interskalenär nach Lokalanästhetikainjektion, *3* A. carotis communis

Cave! Der hyperechogene weiße Punkt in der Schallebene muss nicht zwangsläufig die Spitze der Kanüle darstellen, sondern kann irgendeinen Querschnitt auf der gesamten Länge des Kanülenschaftes repräsentieren!

3.4 Sonographische Darstellung der Ausbreitung von Lokalanästhetika im Gewebe

Genauso wichtig wie die kontrollierte Führung der Punktionsnadel ist die sonographische Kontrolle der Ausbreitung des Lokalanästhetikums. Im Idealfall verteilt sich das Lokalanästhetikum als scharf konturiertes, echoarmes Areal konzentrisch um den Nerven (**Abb. 3.16**). Diese Lokalanästhetikaausbreitung bewirkt in der Regel eine vollständige Blockade der Zielnerven. Einige Autoren sprechen dabei von einem Halo-Zeichen oder einem „doughnut sign". Ist die Punktionskanüle nicht vollständig entlüftet, sieht man zu Beginn des Injektionsvorganges das Auftreten von echoreichen Reflexen durch die austretenden Luftbläschen. Dies sollte durch Entlüftung der Punktionskanüle inklusive zuführendem Schlauch vermieden werden, da

3

◻ **Abb. 3.13** In-plane-Technik am Beispiel des dorsalen Zugangs zum Plexus brachialis interskalenär: Punktionskanüle und Schallkopfposition

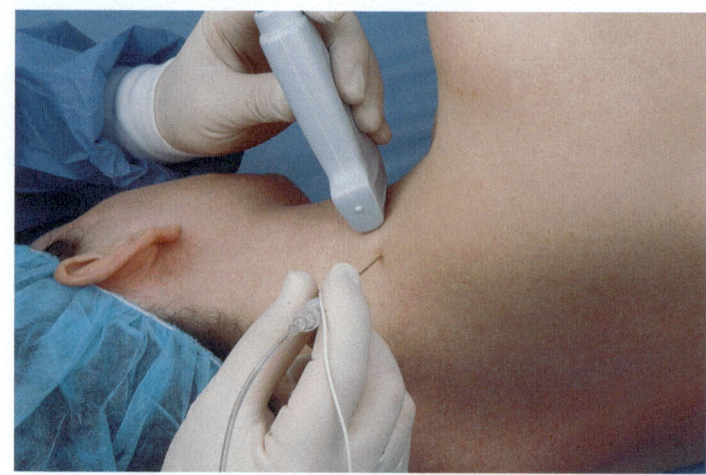

◻ **Abb. 3.14** Sonographische Darstellung der Punktionskanüle in In-plane-Technik: *1* Plexus brachialis interskalenär, *2* Punktionskanüle

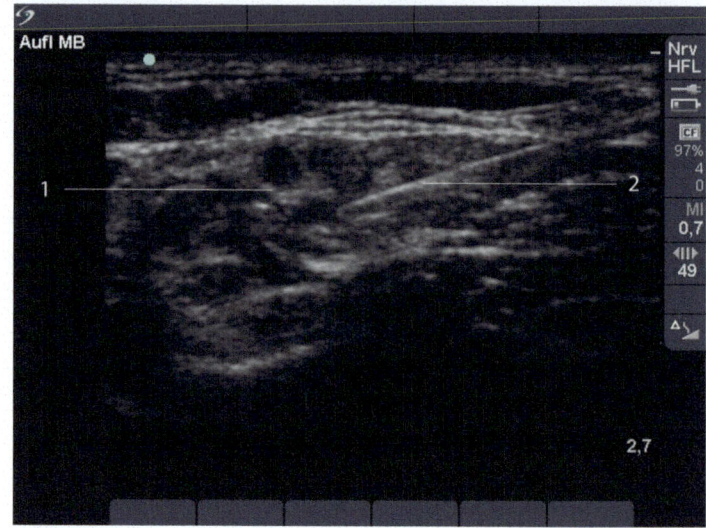

Cave! Kann die Ausbreitung des Lokalanästhetikums nicht beobachtet werden, muss die Injektion sofort abgebrochen werden. Offenbar liegt die Nadelspitze nicht im Sichtfeld. Dies kann zu akzidentellen Verletzungen und zu intravasalen Injektionen führen. Intravasale Injektionen können auch auftreten, wenn die Nadelspitze im Sichtfeld liegt und nicht als solche erkannt wird. In diesem Fall ist ebenfalls keine Ausbreitung des Lokalanästhetikums zu beobachten. Plötzlich im Gefäß sichtbare kleine, helle Reflexe (Luftbläschen) können ein Warnzeichen sein!

die Luftbläschen durch Reflexion und Schallschattenbildung eine deutliche Verminderung der Bildqualität bewirken können.

Durch Septen, Faszien, nicht ideale Positionierung oder sekundäre Dislokation der Punktionskanüle kann sich das Lokalanästhetikum irregulär ins Gewebe ausbreiten. In einem solchen Fall sollte der Injektionsvorgang abgebrochen und die Nadelposition korrigiert werden (◻ Abb. 3.17). In der Möglichkeit zur Korrektur der Nadelposition unter Injektion und der Visualisierung des Lokalanästhetikadepots liegt ein wesentlicher Vorteil der ultraschallgesteuerten Punktion gegenüber den konventionellen Techniken.

Wird die Punktionskanüle nicht korrekt bis zum Zielnerv vorgeschoben, so kann es zu einer fehlerhaften Injektion des Lokalanästhetikums in die angrenzende Muskulatur kommen (◻ Abb. 3.18). Die Injektion muss in diesem Fall sofort abgebrochen und die Lage der Punktionskanüle korrigiert werden.

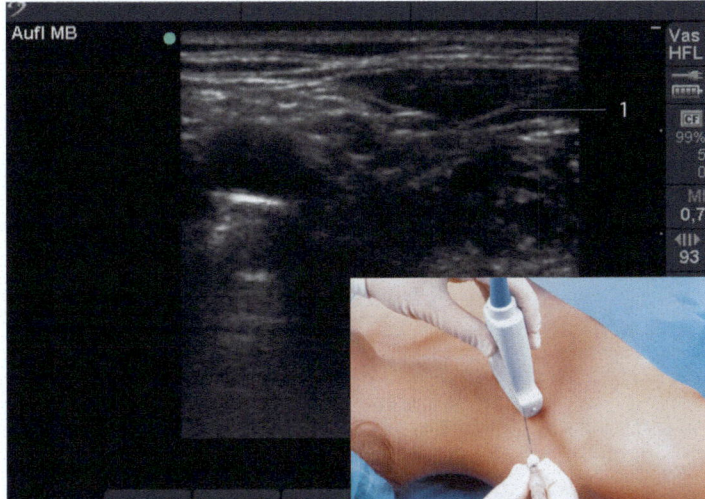

Cave! Bei dieser Punktionstechnik kann durch Verkippen des Schallkopfes auch nur ein Teil des Kanülenschaftes abgebildet werden, wenn Punktions- und Schallebene nicht genau übereinstimmen. Dies bedeutet, dass der Endpunkt der Nadel in der Schallebene nicht der Kanülenspitze entsprechen muss (▣ Abb. 3.15).

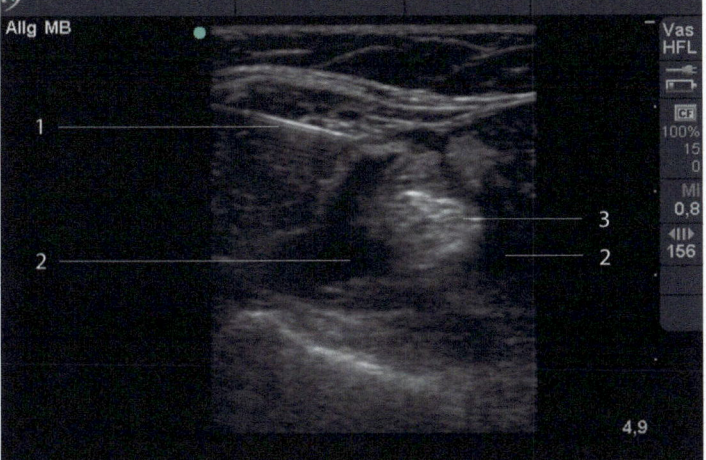

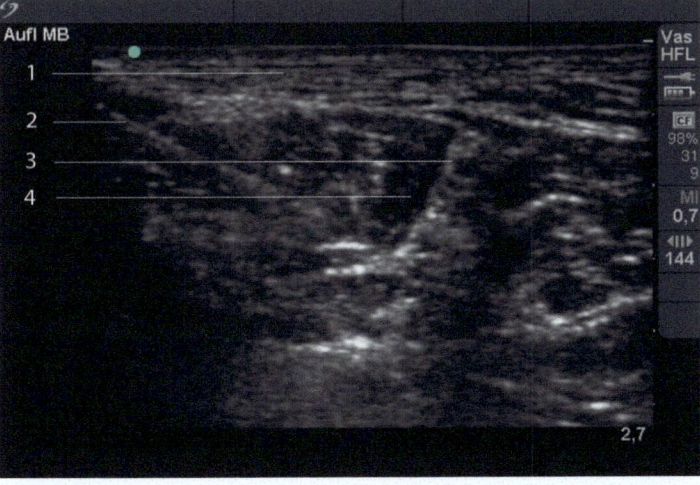

3

▣ Abb. 3.18 Intramuskuläre Fehl-
injektion des Lokalanästhetikums:
1 typisches Bild einer intramuskulären
Injektion mit echoarmen Lokalanästhe-
tikaarealen

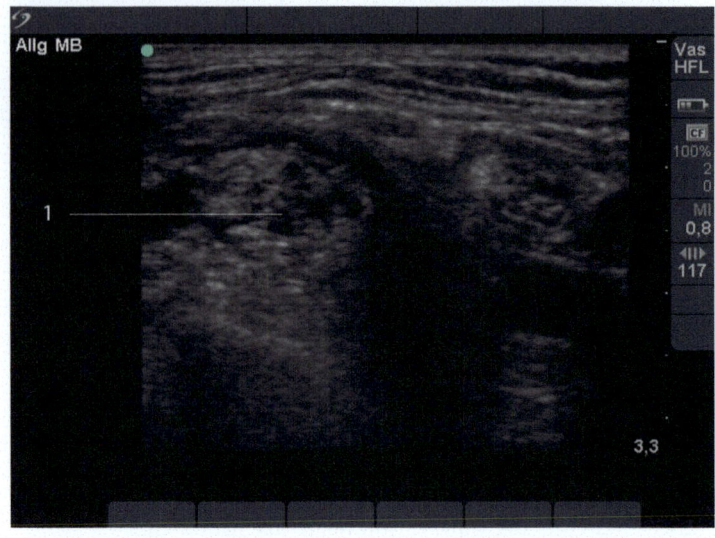

3.5   Sichtbarkeitsscore

Um die Darstellbarkeit der anatomischen Strukturen im Ultraschall für die Belange der Regionalanästhesie klassifizieren zu können, verwenden die Autoren einen Visibility-Score.

> **Visibility-Score**
> ▬ Grad 1: Alle Strukturen sofort oder nach wenigen Korrekturen der Schallkopfhaltung und/oder -position sicher erkennbar
> ▬ Grad 2: Zielstruktur erst nach mehreren Korrekturen der Schallkopfhaltung und/oder -position sicher erkennbar
> ▬ Grad 3: Zielstruktur nur unsicher erkennbar
> ▬ Grad 4: Zielstruktur nicht erkennbar, nur benachbarte Strukturen erkennbar
> ▬ Grad 5: Keine Struktur erkennbar

Hiermit kann die Erkennbarkeit der anatomischen Strukturen mittels eines subjektiven Schulnoten-Scores beurteilt werden. Diese Erkennbarkeit hängt von verschiedenen
▬ **objektiven** (Qualität des Ultraschallgerätes, Schallbarkeit des Gewebes, anatomische Gegebenheiten) und
▬ **subjektiven** Faktoren (anatomische Kenntnisse, manuelle Fertigkeiten, Erfahrung)

ab und kann entsprechend von Untersucher zu Untersucher variieren. Hiermit könnten auch Lernkurven aufgezeigt oder Zugangswege nach ihrer Schallbarkeit klassifiziert werden.

Zielstruktur kann dabei ein Nerv, aber auch eine Fasziengrenze (z. B. Fascia iliaca) oder eine Muskelgrenze (TAP-Block) sein.

Ab Visibility Grad 3 oder schlechter empfehlen wir in jedem Fall die zusätzliche Verwendung der elektrischen Nervenstimulation.

Literatur

Riopelle J (2001) Use of ultrasound to control depth of needle insertion. Reg Anesth Pain Med 26: 384–385

Schafhalter-Zoppoth I, McCulloch CE, Gray AT (2004) Ultrasound visibility of needles used for regional nerve block: an in vitro study. Reg Anesth Pain Med 29: 480–488

Tsui BC, Finucane B (2005) Practical recommendations for improving needle-tip visibility under ultrasound guidance? Reg Anesth Pain Med 30: 596–597

Grundlagen der elektrischen Nervenstimulation

Jürgen Birnbaum, Friederike Kuhlmey

J. Birnbaum, R. Albrecht (Hrsg.), *Ultraschallgestützte Regionalanästhesie*,
DOI 10.1007/978-3-642-20167-7_4, © Springer-Verlag Berlin Heidelberg 2013

4

◘ Tab. 4.1 Chronaxie von Nervenfasern		
Fasertyp	**Qualität**	**Chronaxie**
Aα	Motorik	0,05–0,1 ms
Aδ	Schmerz	0,15 ms
C	Schmerz	0,4 ms

Trotz der zunehmenden Verbreitung des Ultraschalls ist die elektrische Nervenstimulation in der klinischen Praxis eine noch weit verbreitete Methode zur Lokalisation und Identifikation von Nervenstrukturen bei der Durchführung von Plexusanästhesien und peripheren Nervenblockaden. Eine zusätzliche Sicherheit kann die Nervenstimulation auch bringen, wenn sie mit dem Ultraschall kombiniert wird. Dies ist insbesondere dann empfehlenswert, wenn die ultraschallgestützte Technik erlernt wird. Auch beim Versagen der ultraschallgestützten Technik (geringe Erfahrung, schlechte Visualisierbarkeit der Strukturen) kann jederzeit auf die elektrische Nervenstimulation umgestiegen werden.

4.1   Physiologische Grundlagen

Die Applikation eines Stromes über eine Stimulationsnadel führt ab einer bestimmten Stromstärke zu einer Depolarisation des motorischen Nervs und nachfolgend zu einer Kontraktion des zugehörigen Muskels. Die Stromstärke, ab der in vitro bei direktem Kontakt der Elektrode mit dem Nerv bei unendlich langer Reizdauer eine Depolarisation ausgelöst wird, nennt man **Rheobase**.

Praktikabler ist die **Chronaxie** oder Kennzeit. Sie bezeichnet jene Reizdauer, die bei doppelter Rheobase (Stromstärke) gerade zu einer Depolarisation des Nervs führt.

Die Chronaxie der verschiedenen Nervenfasern spielt auch in der Praxis eine Rolle (◘ Tab. 4.1).

Die übertragene Energie ist das Produkt aus Stromstärke und Impulsdauer. Somit ist die auf den Nerv übertragene Energie, und damit die Stärke der ausgelösten Stimulationsantwort, von folgenden Faktoren direkt abhängig:

- Stromstärke,
- Impulsbreite,
- Nähe der Nadelspitze (Stimulationselektrode) zum Nerv.

Tipp Je niedriger die Impulsbreite, desto unwahrscheinlicher die Auslösung von Schmerzen bei der Nervenstimulation.

Tipp Eine Änderung von auch nur einem dieser Parameter führt zu einer Veränderung der Reizantwort. Daher sollten zur Beurteilung der Reizantwort in der Praxis möglichst nicht 2 Parameter gleichzeitig verändert werden (also entweder Stromstärke oder Nadelposition ändern).

4.2   Geräte

Für die Klinik zugelassene Geräte (◘ Abb. 4.1) erfüllen praktisch alle folgenden Voraussetzungen:

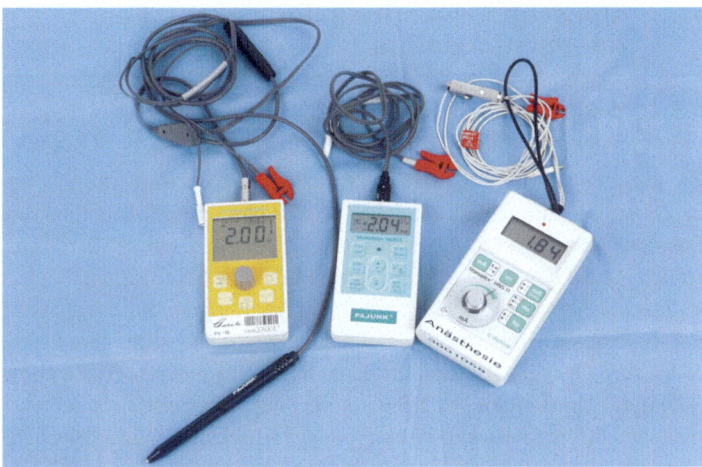

□ **Abb. 4.1** Beispiele für in der Klinik gebräuchliche Nervenstimulatoren (mit freundl. Genehmigung der Firmen Braun und Pajunk)

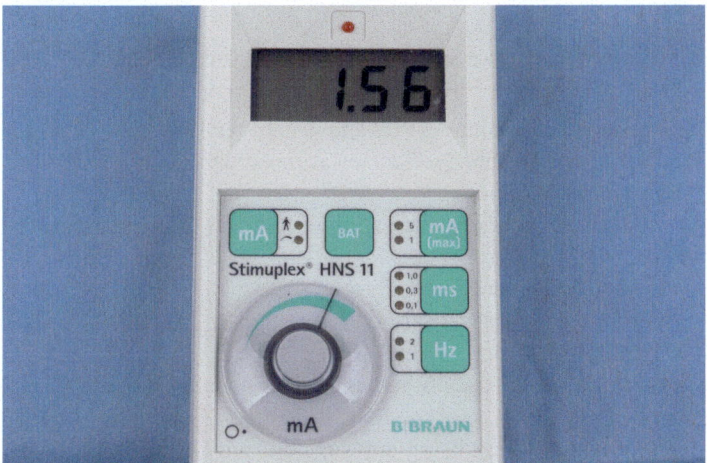

□ **Abb. 4.2** Bedienfeld eines Nervenstimulators (mit freundl. Genehmigung der Firma Braun)

─ Die differente Elektrode ist die Nadel, die indifferente Elektrode ist die Hautelektrode.
─ Abgabe eines konstanten Stromflusses während der Impulsdauer.
─ Abgegebener Stromfluss entspricht dem eingestellten Wert.
─ Abgegebener Strom ist messbar.
─ Optische und akustische Anzeige des abgegebenen Impulses.
─ Unterbrechung des Stromkreises wird angezeigt.
─ Impulsfrequenz einstellbar (1–2 Hz).
─ Impulsbreite wählbar (0,1–3 ms).

Das Bedienfeld eines Nervenstimulators ist in □ Abb. 4.2 dargestellt.

Cave! Während der Punktion muss sichergestellt sein, dass der Stromfluss nicht unterbrochen ist (Hautelektrode lose, Schaden am Kabel, unsicherer Steckkontakt, Gerätefehler etc.)! Die Geräte zeigen praktisch alle eine Unterbrechung des Stromkreises an! Nichtbeachten kann zu Nervenschäden führen!

4.3   Klinische Anwendung der elektrischen Nervenstimulation

4.3.1   Stimulationsschwelle

Tipp Erreicht man bei einer Impulsbreite von 0,1 ms und einer Stromstärke von 0,3–0,4 mA („Stimulationsschwelle") eine gerade sichtbare motorische Reaktion, wird in der Praxis von einer guten Position der Nadelspitze in Bezug zum Nerv ausgegangen.

Cave! Prinzipiell kann es vorkommen, dass sich die Nadelspitze bereits unmittelbar am oder gar im Nerv befindet, obwohl der eingestellte Strom noch über der Stimulationsschwelle liegt und keinerlei motorische Antwort erkennbar ist. Deshalb sollten auch immer verfügbare zusätzliche Informationen (Parästhesien, Schmerzen, Ultraschallbild) genutzt werden, um eine mechanische Läsion des Nerven durch die Nadel oder eine intraneurale Injektion des Lokalanästhetikums zu vermeiden.

Ziel bei der Verwendung der elektrischen Nervenstimulation ist es, die Spitze der Stimulationsnadel so an den Nerv zu bringen, dass das Lokalanästhetikum den Nerv einerseits sicher erreicht. Andererseits soll die Nadel den Nerv nicht berühren oder gar beschädigen.

Inzwischen gibt es hinreichend Untersuchungen, die zeigen, dass der Zusammenhang zwischen Nähe der Nadelspitze (differente Elektrode) zum Nerv und Stimulationsstrom nicht immer eng ist. So kann man unter Umständen den Nerv mit der Nadelelektrode auch bei relativ hohen Strömen direkt berühren oder gar direkt in den Nerv stechen, ohne dass eine entsprechende muskuläre Antwort ausgelöst wird. Dieses Phänomen kann man in der Praxis auch bei gleichzeitiger Anwendung von elektrischer Nervenstimulation und Ultraschall beobachten.

4.3.2   Verlust der Stimulationsantwort

Ein immer wiederkehrendes Problem in der Praxis ist neben dem Finden und Beurteilen einer geeigneten Stimulationsantwort der Verlust der vorher guten Stimulationsantwort.

Folgende Ursachen können zum Verlust der Stimulationsantwort führen:
- Unterbrechung des Stromkreises,
- Vorbeistechen am Nerv,
- Einblutung,
- Injektion von Lokalanästhetikum oder Kochsalzlösung.

Beim Verlust der Stimulationsantwort muss zunächst eine Unterbrechung des Stromkreises als Ursache ausgeschlossen werden.

Geht der Stimulationserfolg während der Punktion verloren, ist eine räumliche Vorstellung von den anatomischen Strukturen notwendig. Ein Verlust der Stimulationsantwort ist beim weiteren Vorschieben der Nadel möglich. Ursächlich ist häufig das tangentiale Vorbeistechen am Nerv. Die Nadel wird nun bis zum erneuten Auftreten und folgender Abschwächung der Stimulationsantwort zurückgezogen und die Stichrichtung wird korrigiert. Dies mag zunächst banal klingen, ist jedoch für die systematische Suche nach den Nervenstrukturen von immenser Bedeutung.

Insbesondere nach längeren Punktionsversuchen kann die Stimulation erschwert sein. Ursache hierfür ist dann möglicherweise eine durch die Gewebstraumatisierung bedingte Einblutung in der Nähe der Nadelspitze. Dies hat eine Veränderung der elektrischen Eigenschaften um die Nadelspitze zur Folge. Eine Nervenstimulation wird so unter Umständen gänzlich unmöglich.

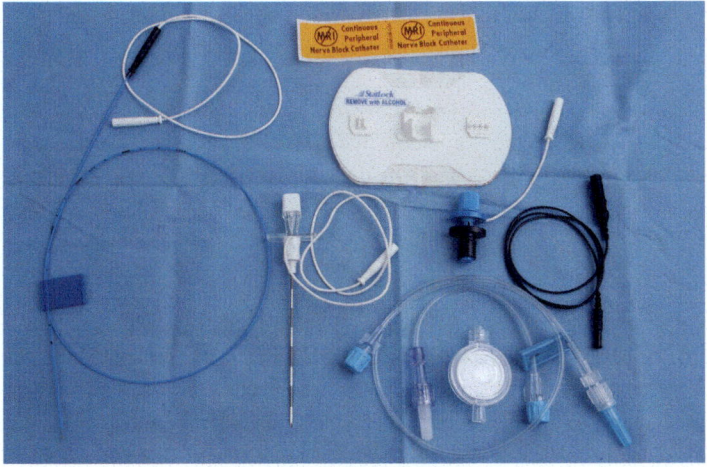

◘ **Abb. 4.3** Stimulationskatheterset (mit freundl. Genehmigung der Firma Arrow)

Den gleichen Effekt beobachtet man bei der Injektion des Lokalanästhetikums oder ionenhaltiger Kochsalzlösung, nicht jedoch bei Injektion von Glukoselösung.

4.3.3 Stimulationskatheter

Eine Elektrode an der Spitze des stimulierbaren Katheters (◘ Abb. 4.3) wird mit der Intention verwendet, nicht nur die Stimulationsnadel, sondern auch den Katheter möglichst nahe am Nerv zu platzieren. So soll vermieden werden, dass sich die Katheterspitze beim Vorschieben des Katheters durch die Nadel wieder vom Nerv entfernt. Eine Lagekontrolle mittels Nervenstimulation ist auch postoperativ möglich und kann helfen, Dislokationen zu erkennen. Hierzu muss allerdings die Zufuhr des Lokalanästhetikums abhängig von Konzentration und Infusionsrate Stunden vor der Kontrolle unterbrochen werden. Der Katheter wird jetzt unter Stimulation zurückgezogen. Verbessert sich die Stimulationsantwort nicht, kann der Katheter entfernt werden.

4.3.4 Vorschlag für das praktische Vorgehen bei Nervenstimulation

- Impulsbreite 0,1 ms, Frequenz 2 Hz.
- Beginn mit einem Strom von 2 mA.
- Annäherung an den Nerv, bis eine kräftige motorische Antwort erreicht wird.
- Vermindern des Stromes auf 1 mA.
- Weiteres Annähern an den Nerv, bis erneut eine kräftige Antwort erreicht wird.

4

— Vorsichtiges Korrigieren der Nadel, auch nach seitlich vom erwarteten Nervenverlauf, um die Grenzen der Nervenstruktur zu „ertasten".
— Absenken des Stroms auf die Stimulationsschwelle von 0,4 mA, Zurückziehen der Nadel, bis die Stimulationsantwort gerade verloren geht und bei geringem Vorschieben gerade wieder erreicht wird.
— Injektion des Lokalanästhetikums.

4.3.5 Vorschlag für das praktische Vorgehen bei Anwendung eines Stimulationskatheters

— Impulsbreite 0,1 ms, Frequenz 2 Hz.
— Beginn mit einem Strom von 2 mA.
— Annäherung an den Nerv, bis eine kräftige motorische Antwort erreicht wird.
— Vermindern des Stromes auf 1 mA.
— Weiteres Annähern an den Nerv, bis erneut eine kräftige Antwort erreicht wird.
— Vorsichtiges Korrigieren der Nadel auch nach seitlich vom erwarteten Nervenverlauf, um die Grenzen der Nervenstruktur zu „ertasten"
— Absenken des Stimulationsstromes auf 0,6 mA, die Stimulationsantwort sollte beim weiteren vorsichtigen Vorschieben der Nadel nicht verloren gehen, sondern eher stärker werden.
— Einführen des Stimulationskatheters einige Zentimeter in die Stimulationsnadel, Herstellen des Kontaktes zwischen Nervenstimulator und Stimulationskatheter.
— Die Elektrode der Katheterspitze hat jetzt Kontakt zur Innenwand der Nadel (Die Nadel kann aber auch innen isoliert sein! Anzeige des Nervenstimulators beachten!), die Stimulation erfolgt noch über die Nadelspitze.
— Jetzt vorsichtiges Vorschieben des Katheters 2–3 cm über die Nadelspitze. Dabei sollte die Stimulationsantwort erhalten bleiben, aber andererseits die Schwelle von 0,3 mA nicht deutlich unterschritten werden.

Cave! Ein Abscheren des Katheters an der Nadelspitze muss unbedingt vermieden werden. Bei vielen Stimulationskathetern ist das Zurückziehen des Katheters durch die Nadel nicht erlaubt und sollte auch prinzipiell unterlassen werden (siehe jeweilige Anwenderinformation)! In diesem Fall muss dann die Nadel samt Katheter zurückgezogen und ein neuer Punktionsversuch unternommen werden.

Tipp Geht die Stimulationsantwort beim Vorschieben des Katheters verloren, den Katheter (mit Nadel) vorsichtig zurückziehen, Nadel 1–2 mm zurückziehen oder bei seitlicher Öffnung der Nadelspitze evtl. auch drehen und Katheter erneut vorschieben.

4.3.6 Protektive Nervenstimulation

In der Klinik haben wir ein Konzept der protektiven Nervenstimulation entwickelt und in die Praxis eingeführt. Nerven- und Plexusblockaden werden primär mittels Ultraschall durchgeführt. Zusätzlich wird immer die elektrische Nervenstimulation verwendet. Sie soll verhindern, dass die Nadel versehentlich an eine Nervenstruktur gelangt, weil die Nadelspitze oder eine Nervenstruktur nicht exakt im Ultraschallbild erkannt werden. Dabei sieht man häufiger eine unerwartete muskuläre Stimulationsantwort einerseits, aber auch ein Ausbleiben einer eigentlich erwarteten Stimulationsantwort bei enger Annäherung an den Nerv oder gar bei Berührung des Nervs andererseits. Dabei liegt der von uns verwendete Strom (1 mA, 0,1 ms, 2 Hz), der zu keiner Zeit verändert wird, deutlich über der üblicherweise klinisch verwendeten Stimulationsschwelle. Trotzdem ist man praktisch immer in der Lage, die Nadelspitze durch minimale Korrekturen so zu positionieren, dass unmittelbar vor und während der Injektion des Lokalanästhetikums keine muskuläre Antwort auftritt, obwohl das Lokalanästhetikum die sonographisch dargestellten Nervenstrukturen sicher erreicht. Wie oben schon erwähnt, erreicht man damit keine absolute Sicherheit, dass der Nerv bei ausbleibender motorischer Antwort nicht doch schon mit der Nadelspitze erreicht wurde. Dies gilt insbesondere nach Beginn der Injektion des Lokalanästhetikums. Ziel ist es aber, dem Nerv „elektrisch fern zu bleiben" und ihn möglichst mit der Nadel nicht (versehentlich) mechanisch zu alterieren. Nur im Zweifel über die Nervenstruktur im Ultraschall wird dann die Nadelspitze zur Kontrolle mit dem relativ hohen Stimulationsstrom auf die vermeintliche Nervenstruktur zu bewegt, bis eine entsprechende Stimulationsantwort auftritt und danach wieder von dieser Position entfernt.

Tipp Vorgehen für die protektive Nervenstimulation:
- Fester Stimulationsstrom (1 mA; 0,1 ms; 2 Hz).
- Punktionsbeginn unter Ultraschallkontrolle, Injektion des Lokalanästhetikums (auch) ohne jegliches Auftreten einer muskulären Antwort.
- Bei Auftreten einer Muskelzuckung Korrektur der Nadelspitze bis zum Sistieren der Zuckung (meist Zurückziehen) und folgend Injektion.

Literatur

Byrne K, Tsui BC (2011) Practical concepts in nerve stimulation: impedance and other recent advances. Int Anesthesiol Clin. 49(4):81–90

De Andres J, Alonso-Inigo JM, Sala-Blanch X, Reina MA (2005) Nerve stimulation in regional anesthesia: theory and practice. Best Pract Res Clin Anaesthesiol 19: 153–174

Habicher M, Ocken M, Birnbaum J, Volk T (2009) Elektrische Nervenstimulation bei peripheren Nervenblockaden. Sonographisch gesicherte Kanülenlage und Einfluss einer G5 %-Injektion. Anaesthesist. 2009 Oct;58(10):986–91

Hadzic A, Vloka JD, Claudio RE et al. (2004) Electrical nerve localization: effects of cutaneous electrode placement and duration of the stimulus on motor response. Anesthesiology 100: 1526–1530

Karaca P, Hadzic A, Yufa M et al. (2003) Painful paresthesiae are infrequent during brachial plexus localization using low-current peripheral nerve stimulation. Reg Anesth Pain Med 28: 380–383

Kill C, Steinfeldt T (2006) Stimulating catheters for regional anesthesia: considerations in routine clinical use. AINS Anasthesiol Intensivmed Notfallmed Schmerzther 41: 476–481

Liguori GA, Zayas VM, YaDeau JT et al. (2006) Nerve localization techniques for interscalene brachial plexus blockade: a prospective, randomized comparison of mechanical paresthesia versus electrical stimulation. Anesth Analg 103: 761–767

Urmey WF (2006) Using the nerve stimulator for peripheral or plexus nerve blocks. Minerva Anestesiologica 72: 467–471

Wehling MJ, Koorn R, Leddell C, Boezaart AP (2004) Electrical nerve stimulation using a stimulating catheter: what is the lower limit? Reg Anesth Pain Med 29: 230–233

Allgemeine Kontraindikationen, Komplikationen und Nebenwirkungen peripherer Nervenblockaden

Volker Lesch, Roland Albrecht, Jürgen Birnbaum

J. Birnbaum, R. Albrecht (Hrsg.), *Ultraschallgestützte Regionalanästhesie,*
DOI 10.1007/978-3-642-20167-7_5, © Springer-Verlag Berlin Heidelberg 2013

Kenntnisse der Kontraindikationen, Komplikationen und Nebenwirkungen sind für die Durchführung von peripheren Nervenblockaden zwingend notwendig. Im Rahmen des Aufklärungsgespräches
(► Kap. 11) wird die vorgesehene Blockadetechnik mit dem Patienten
besprochen. Dabei muss er auf relevante Komplikationen und Nebenwirkungen auch hingewiesen werden.

Im Folgenden werden allgemeine Kontraindikationen, Komplikationen und Nebenwirkungen behandelt, die prinzipiell bei allen Blockaden auftreten können. Die speziellen Kontraindikationen, Komplikationen und Nebenwirkungen der einzelnen Blockaden entnehmen
Sie bitte den entsprechenden Kapiteln.

5.1   Kontraindikationen peripherer Nervenblockaden

Allgemeine absolute Kontraindikationen für periphere Nervenblockaden sind die Ablehnung durch den Patienten, klinisch manifeste
Gerinnungsstörungen und Infektionen im Bereich der Punktionsstelle.
Selbstverständlich gelten die Kontraindikationen für den Einsatz der
jeweiligen Lokalanästhetika entsprechend.

Eine relative Kontraindikation ist ein vorbestehendes neurologisches Defizit.

5.1.1   Ablehnung durch den Patienten

Bei fehlender Einwilligung des Patienten sollte keine periphere Nervenblockade angelegt werden. Das Erlangen der Einwilligung hängt
wesentlich von der Erfahrung und dem Einfühlungsvermögen des
Anästhesisten ab. Der Patient sollte jedoch nicht regelrecht überredet
werden, sondern nach dem Gespräch mit dem Anästhesisten den Eindruck haben, dass das beste Verfahren mit ihm zusammen ausgewählt
wurde („shared decision making").

5.1.2   Klinisch manifeste Gerinnungsstörungen

Bei anamnestisch bekannten oder klinisch manifesten Gerinnungsstörungen sollten periphere Nervenblockaden in der Regel nicht durchgeführt werden. Nur im Rahmen einer Risiko-Nutzen-Abwägung kann
im Einzelfall eine periphere Blockade vom Erfahrenen beispielsweise
unter Ultraschallkontrolle durchgeführt werden. In ► Kap. 9 werden
Hinweise zum Vorgehen bei Patienten unter gerinnungshemmender
Medikation gegeben.

5.1.3 Antikoagulation

Bei unauffälliger Blutungsanamnese gilt auch die Applikation von Acetylsalicylsäure (ASS), unfraktioniertem oder niedermolekularem Heparin nicht als generelle Kontraindikation zur peripheren Nervenblockade. Die Anlage einer peripheren Nervenblockade unter entsprechender Medikation durch einen erfahrenen Anästhesisten und unter erweiterter postoperativer Nachkontrolle kann nach sorgfältiger Risiko-Nutzen-Analyse gerechtfertigt werden. Die Psoaskompartment-Blockade und der Paravertebralblock sollten im Bezug auf gerinnungsbeeinträchtigende Begleitmedikation in Analogie zu den rückenmarksnahen Punktionen behandelt werden. Die anderen tiefen peripheren Blockaden (supra- und infraklavikulär, proximaler Ischiadikus) kann der Erfahrene nach entsprechender Aufklärung des Patienten durchführen. Die eher oberflächlichen Blockaden (interskalenär, axillär, femoral, distaler Ischiadikus) können mit entsprechender Erfahrung in der Regel, insbesondere bei ultraschallgesteuerter Anlage, ohne Probleme durchgeführt werden. Jedoch muss immer eine individuelle Risikoabwägung erfolgen. Weitere Informationen zum Thema Antikoagulation entnehmen Sie bitte ► Kap. 9.

5.1.4 Infektion im Bereich der Punktionsstelle

Infektionen (z. B. Akne, Intertrigo) im Bereich der Punktionsstelle sind eine absolute Kontraindikation für die Anlage einer Nervenblockade. Die ultraschallgestützte Blockadetechnik erlaubt gegebenenfalls jedoch die Wahl einer „atypischen" Punktionsstelle zum Erreichen eines Nerven oder Plexus.

Infektionen im Bereich des Versorgungsgebietes des betroffenen Nervenbündels sind keine Kontraindikation. Single-shot-Blockaden können zwar prinzipiell auch bei einer Bakteriämie angelegt werden. Periphere Katheter sollten dann jedoch sehr streng indiziert werden, da auch lokale Infektionen begünstigt werden könnten.

Infektionen oder auch andere Komplikationen an der operierten Extremität können durch effektive, kontinuierliche Blockadetechniken maskiert werden. Im Entstehen begriffene Komplikationen, wie Infektionen oder ein Kompartmentsyndrom können zu einem „unerwartet" erhöhten Lokalanästhetika- oder systemischen Schmerzmittelbedarf führen. Zur Beurteilung der lokalen Situation sollte gegebenenfalls der zuständige Operateur involviert werden.

Cave! Bei der Beurteilung vorbestehender Infektionen ist Vorsicht geboten, da sich eine Infektion unter Umständen unbemerkt beispielsweise innerhalb eines Faszienspaltes bis hin zur Punktionsstelle ausbreiten kann.

5.1.5 Neurologische Defizite

Neurologische Defizite akuter oder chronischer Genese im Ausbreitungsgebiet der geplanten Blockade oder andere generalisierte neurologische Vorerkrankungen sind nur eine relative Kontraindikation für die Anlage einer peripheren Nervenblockade. Nach genauer Untersuchung, Dokumentation, Güterabwägung und entsprechender Aufklärung und Einwilligung des Patienten ist die Anlage einer peripheren Nervenblockade möglich. Eventuell kann dazu ein Neurologe konsultiert werden. Eine individuelle Risiko-Nutzen-Abwägung sollte vorgenommen werden.

Insbesondere die ultraschallgesteuerte Blockade in Kombination mit der elektrischen Nervenstimulation bietet möglicherweise einen Sicherheitsgewinn. Auch macht die visuelle Kontrolle einen wegen Vorerkrankung aus pathophysiologischen Gründen unter Umständen erschwert stimulierbaren Nerven auffindbar und damit blockierbar.

5.2 Komplikationen peripherer Nervenblockaden

5.2.1 Nervenschäden

Nervenläsionen nach peripheren Blockaden werden mit einer Häufigkeit zwischen 0,19–3 % angegeben. Sie können punktions-, lokalanästhetika- und/oder kompressionsbedingt (Hämatom/Abszess) sein und haben in der Regel eine gute Prognose. Meist sind sie nach Tagen bis Monaten vollständig regredient. Auch lagerungs- und operationsbedingte Schäden sind möglich und können nicht immer einfach abgegrenzt werden. Selten wurde auch über das Auftreten einer Neuropathie im Zusammenhang mit einer peripheren Nervenblockade berichtet. Eine direkte Punktionsschädigung ist dabei nicht nachweisbar, da sich die neurologische Symptomatik nicht einem Nerv oder Faszikel zuordnen lässt. Es wird eine immunologisch-entzündliche Genese diskutiert. Ein entsprechendes Bild kann postoperativ auch unabhängig vom Anästhesieverfahren auftreten. In Einzelfällen beschrieben sind aber auch bleibende, funktionseinschränkende Nervenschäden mit Paresen und Schmerzen.

5.2.2 Allergische Reaktion

Allergische Reaktionen auf Lokalanästhetika sind sehr selten, treten jedoch häufiger bei den selten verwendeten Lokalanästhetika vom Estertyp auf. Spaltprodukte (p-Aminobenzoesäure und substituierte Analoga) sind hier unter Umständen das auslösende Agens.

Relevanter sind jedoch Zusatzstoffe (Na-Disulfit) insbesondere bei adrenalinhaltigen Lokalanästhetika sowie Konservierungsmittel (Parabene), die in vielen Arzneimittelzubereitungen, Lebensmitteln und Kosmetika enthalten sind. Meist manifestiert sich hier eine Paragruppenallergie gegenüber Substanzen mit paraständiger Amino- oder Hydroxylgruppe am Benzolring, die zu haptogenen Chinonen metabolisiert werden. Eine Paragruppenallergie schließt meist auch Lokalanästhetika vom Estertyp und Sulfonamide mit ein.

Anamnestisch sind daher die Fragen nach Lebensmittelunverträglichkeit, Allergien und Reaktionen auf „zahnärztliche" Lokalanästhetikagabe relevant. Viele „vermeintliche" Allergien sind oft die systemische Wirkung von Adrenalinzusätzen. Dies kann eventuell anamnestisch abgegrenzt werden.

5.2.3 Infektionen

Infektionen nach Single-shot-Regionalanästhesie sind sehr selten. Bei der Durchführung der Blockaden muss in jedem Falle auf ein steriles Vorgehen geachtet werden. Sehr wichtig ist die Einhaltung der Hygienestandards im Zusammenhang mit Katheteranlagen, bei denen das Infektionsrisiko höher ist. Empfehlungen zu den Hygienemaßnahmen im Zusammenhang mit Regionalanästhesieverfahren finden sich in ► Kap. 8.

Im Entstehen begriffene Infektionen an der Punktionsstelle oder distal davon können zu einem „unerwartet" hohen LA-Bedarf führen. Hier sollte der Operateur zur Beurteilung involviert werden.

5.2.4 Hämatom

Hämatome können zu sekundären Nervenschäden durch Druck oder Infektionen mit Abszessbildung führen.

Bei der Anlage einer peripheren Nervenblockade bei einem Patienten mit Blutungsneigung sollte die Gesamtsituation des Patienten bei dem geplanten Eingriff im Sinne einer Risiko-Nutzen-Analyse abgewogen werden. Bei sicherer Beherrschung der ultraschallgesteuerten Methoden lässt sich die Gefahr einer Gefäßpunktion weiter vermindern (► Kap. 9).

5.2.5 Intoxikation

Die klinische Symptomatik einer Lokalanästhetikaintoxikation lässt sich in Erregungs- und Depressionsphase teilen. Symptome der **Erregungsphase** sind: Unruhe, Angst, Schwindel, Dysarthrie, metallischer Geschmack, Ohrgeräusche, optische Wahrnehmungsstörungen, Übelkeit und/oder Erbrechen. In der **Depressionsphase** kann es zur Vigilanzminderung bis zum Koma, zur Atemdepression bis zur Apnoe, zu Hypotonie, zur Bradykardie bis zur Asystolie kommen.

Bei der akzidentiellen intravasalen Injektion von Lokalanästhetika reicht eine geringe Menge aus, um eine toxische Reaktion auszulösen. Bei einer Überdosierung des Lokalanästhetikums tritt die ent-

Tipp Das beste „Neuromonitoring" ist der wache, kooperative Patient.

sprechende Symptomatik unter Umständen verzögert nach Erreichen toxischer Plasmaspiegel durch Resorption auf.

Auch eine sekundäre Katheterdislokation nach intravasal ist möglich.

Bei Reanimationspflicht und gegebenenfalls bei schweren Rhythmusstörungen wird eine Lipidgabe empfohlen, z. B. 20%ige Lipidemulsion als Bolus 1,5 ml/kgKG. Weitere Informationen entnehmen Sie bitte ► Kap. 6.

Verringern lässt sich das Intoxikationsrisiko durch korrekte Auswahl und Dosierung des Lokalanästhetikums und möglicherweise durch die ultraschallkontrollierte Injektion von möglichst wenig Lokalanästhetikum. Beispielsweise ist es bei postoperativer Anlage eines Katheters nicht mehr notwendig, Ropivacain 0,75 % zu verwenden. Hier ist eine Konzentration von 0,2 % für eine suffiziente Analgesie völlig ausreichend.

Cave! Überall, wo Regionalanästhesien durchgeführt werden, sollte auch eine Lipidlösung für den Notfall gut zugänglich vorgehalten werden!

Tipp Verwenden sie immer nur so viel Lokalanästhetikum wie nötig in möglichst niedriger Konzentration und mit möglichst kurzer Wirkdauer.

5.3 Spezielle Komplikationen bei Katheteranlage

5.3.1 Infektion nach Katheteranlage

Oberflächliche Rötungen bei peripheren Nervenkathetern kommen mit einer Häufigkeit von 3–10 % vor. Schwere, tiefe Infektionen werden seltener beobachtet (0,07–1 %).

Präventiv muss die Asepsis beim Legen der Katheter eingehalten werden und die mindestens tägliche Kontrolle der Katheter erfolgen (► Kap. 8). Wird für den durchzuführenden operativen Eingriff eine Antibiotikaprophylaxe benötigt, sollte diese bereits vor Anlage des Katheters gegeben werden. Auch die Indikation für den Katheter muss täglich überprüft werden, um die Infektionsgefahr zu begrenzen.

Wichtiger als die lokale Rötung ist der Austritt von auffälligem Sekret aus der Punktionsstelle. Neu auftretende Schmerzen an der Kathetereintrittsstelle sind ein Warnzeichen einer sich entwickelnden Infektion. Bei Verdacht sollte der Katheter entfernt und der Patient engmaschig überwacht werden.

5.3.2 Katheterabscherung, Schlingenbildung

Cave! Immer, nach Anfeuchten des Fadens mit Desinfektionsmittel, zuerst den Katheter aus der Eintrittsstelle heraus ziehen und dann erst die Annaht durchtrennen!

Das Durchtrennen, Abscheren oder der Abriss eines Katheters ist möglich. Ein verbliebenes Fragment sollte chirurgisch entfernt werden, um eine andauernde Nervenreizung mit Symptomatik oder eine Infektion zu verhindern. Ein Abschneiden des Katheters kann insbesondere beim Entfernen des Katheters auftreten, wenn eine Annaht durchtrennt werden soll!

Um ein Abschneiden eines Katheters definitiv zu vermeiden, kann auch eine Befestigung mittels erhältlicher Fixationssets und Verband mit durchsichtigen Klebefolien empfohlen werden.

Bei zu weitem Vorschieben sind Schlingen und Knoten möglich. Sollten Schwierigkeiten, wie starker Widerstand oder insbesondere ausstrahlende Schmerzen beim Entfernen auftreten, kann eine radiologische Darstellung mit (oder bei Stimulationskathetern wegen der schattengebenden Elektrode auch ohne) Kontrastmittel sinnvoll sein.

Cave! Stimulationskatheter sind wegen der Elektrode in der Regel nicht MRT-kompatibel!

5.3.3 Blutungsrisiko

Man geht davon aus, dass die Katheteranlage und -entfernung grundsätzlich risikoreicher als eine Einmalpunktion sind. Erhöhte Vorsicht sollte man bei der Kombination verschiedener gerinnungshemmender Medikamente oder anamnestischer Blutungsneigung walten lassen (▶ Kap. 9).

5.4 Nebenwirkungen peripherer Nervenblockaden

Eine relevante Nebenwirkung stellt die Sympathikolyse infolge der Mitblockierung der sympathischen Nervenfasern dar, welche mit den peripheren Nerven mitziehen. Teilweise ist diese Nebenwirkung auch eine erwünschte Wirkung, so etwa bei der Therapie einer Algodystrophie oder bei Anlage peripherer Nervenblockaden zur Durchblutungsverbesserung in minderperfundierten Extremitäten.

Kompartmentsyndrome könnten unter gut sitzenden peripheren Blockaden schwierig zu diagnostizieren sein. Die lokale Situation sollte vom Operateur regelmäßig kontrolliert werden.

Literatur

Auroy Y, Narchi P, Messiah A et al. (1997) Serious complications related to regional anesthesia: results of a prospective survey in France. Anesthesiology 87: 479–486
Bergman BD, Hebl JR, Kent J, Horlocker TT (2003) Neurologic complications of 405 consecutive continuous axillary catheters. Anesth Analg 96: 247–252
Borgeat A, Ekatodramis G, Kalberer F, Benz C (2001) Acute and nonacute complications associated with interscalene block and shoulder surgery: a prospective study. Anesthesiology 95: 875–880
Candido KD, Sukhani R, Doty R et al. (2005) Neurologic sequelae after interscalene brachial plexus block for shoulder/upper arm surgery: the association of patient, anesthetic, and surgical factors to the incidence and clinical course. Anesth Analg 100: 1489–1495
Capdevila X, Pirat P, Bringuier S et al. (2005) Continuous peripheral nerve blocks in hospital wards after orthopedic surgery: a multicenter prospective analysis of the quality of postoperative analgesia and complications in 1.416 patients. Anesthesiology 103: 1035–1045
Cheney FW, Domino KB, Caplan RA, Posner KL (1999) Nerve injury associated with anesthesia: a closed claims analysis. Anesthesiology 90: 1062–1069
Deutsche Gesellschaft für Anästhesiologie und Intensivmedizin (2003) Rückenmarksnahe Regionalanästhesien und Thromboembolieprophylaxe/antithrombotische

Medikation. Leitlinie der Deutschen Gesellschaft für Anästhesiologie und Intensivmedizin. Anästh Intensivmed 44: 218–230

Deutsche Gesellschaft für Anästhesiologie und Intensivmedizin (2005) Thromboemboliеprophylaxe bei peripheren Blockadetechniken zur Regionalanästhesie. Leitlinie der Deutschen Gesellschaft für Anästhesiologie und Intensivmedizin. Anästh Intensivmed 46: 319–322

Eagle KA, Berger PB, Calkins H et al. (2002) ACC/AHA guideline update for perioperative cardiovascular evaluation for noncardiac surgery-executive summary a report of the American College of Cardiology/American Heart Association Task Force on Practice Guidelines (Committee to Update the 1996 Guidelines on Perioperative Cardiovascular Evaluation for Noncardiac Surgery). Circulation 105: 1257–1267

Fanelli G, Casati A, Garancini P, Torri G (1999) Nerve stimulator and multiple injection technique for upper and lower limb blockade: failure rate, patient acceptance, and neurologic complications. Study Group on Regional Anesthesia. Anesth Analg 88: 847–852

Fredrikson M, Harrop-Griffiths W (2012) Editorial: Death by regional block: can analgesic benefits ever outweigh the risks? Anaesthesia 67, 1071–1075

Fredrikson M, Krishnan S, Chen Cy (2010) Postoperative analgesia for shoulder surgery: a critical appraisal and review of current techniques. Anaesthesia 65, 608–24

Fredrikson M, Kilfoyle DH (2009) Neurological complication analysis of 1.000 ultrasound guided perpheral nerve blocks for elective orthopaedic surgery: a prospective study. Anaesthesia 64, 836–44

Gogarten W, Vandermeulen E, Van Aken H, Kozek S et al. (2010) Regional anaesthesia and antithrombotic agents: recommendations of the European Society of Anaesthesiology. Eur J Anaesthesiol 27, 999–1015

Hadzic A, Sala-Blanch X, Xu D (2008) Ultasound guidance may reduce but not eliminate complications of peripheral nerve blocks. Anesthesiology. 108:557–8

Hebl JR, Horlocker TT, Pritchard DJ (2001) Diffuse brachial plexopathy after interscalene blockade in a patient receiving cisplatin chemotherapy: the pharmacologic double crush syndrome. Anesth Analg 92: 249–251

Hempel V (1998) Interscalenus-Block bei Infektionen der Schulter. Anaesthesist 47: 940

Hillmann R, Kretz FJ (2008) Fehler und Gefahren in der Regionalanästhesie bei Kindern. Anästhesist 2008;57:165–74

Horlocker TT, O'Driscoll SW, Dinapoli RP (2000) Recurring brachial plexus neuropathy in a diabetic patient after shoulder surgery and continuous interscalene block. Anesth Analg 91: 688–690

Horlocker TT, Wedel DJ, Benzon H et al. (2003) Regional anesthesia in the anticoagulated patient: defining the risks (the second ASRA Consensus Conference on Neuraxial Anesthesia and Anticoagulation). Reg Anesth Pain Med 28: 172–197

Horlocker TT, Wedel DJ, Schroeder DR et al. (1995) Preoperative antiplatelet therapy does not increase the risk of spinal hematoma associated with regional anesthesia. Anesth Analg 80: 303–309

Kapral S, Greher M, Huber G, Willschke H, Kettner S, Kdolsky R, Marhofer P (2008) Ultrasonographic guidance improves the success rate of interscalene brachial plexus blockade. Reg Anesth Pain Med. 33:253–8.

Klein SM, D'Ercole F, Greengrass RA, Warner DS (1997) Enoxaparin associated with psoas hematoma and lumbar plexopathy after lumbar plexus block. Anesthesiology 87: 1576–1579

Lee BH, Goucke CR (2002) Shearing of a peripheral nerve catheter. Anesth Analg 95: 760–761

Loubert C, Williams SR, Hélie F, Arcand G (2008) Complication during ultrasound-guided regional block: accidental intravascular injection of local anesthetic. Anesthesiology. 108:759–60

Meier G, Bauereis C, Heinrich C (1997) Der interskalenäre Plexuskatheter zur Anästhesie und postoperativen Schmerztherapie. Erfahrungen mit einer modifizierten Technik. Anaesthesist 46: 715–719

Moayeri N, Bigeleisen PE; Groen GJ (2008) Quantitative architecture of the brachial plexus and surrounding compartments, and their possible significance for plexus blocks. Anesthesiology. 108(2):299–304

Neuburger M, Breitbarth J, Reisig F, Lang D, Buttner J (2006) Komplikationen bei peripherer Katheterregionalanästhesie. Untersuchungsergebnisse anhand von 3491 Kathetern. Anaesthesist 55: 33–40

Russon K, Blanco R (2007) Accidental intraneural injection into the musculocutaneous nerve visualized with ultrasound. Anesth Analg. 105:1054–5

Sinner B, Graf BM (2010) Regionalanästhesie und neurologische Erkrankungen. Anästhesist 59. 781–805

Tetzlaff JE, Dilger J, Yap E, Brems J (1997) Idiopathic brachial plexitis after total shoulder replacement with interscalene brachial plexus block. Anesth Analg 85: 644–646

Weber SC, Jain R (2002) Scalene regional anesthesia for shoulder surgery in a community setting: an assessment of risk. J Bone Joint Surg Am 84 A: 775–779

Weller RS, Gerancher JC, Crews JC, Wade KL (2003) Extensive retroperitoneal hematoma without neurologic deficit in two patients who underwent lumbar plexus block and were later anticoagulated. Anesthesiology 98: 581–585

Yanovski B, Gaitini L, Volodarski D, Ben-David B (2012) Catastrophic complication of an interscalen catheter for continous peripheral nerve block analgesia. Anaesthesia 67, 1166–1169

Lokalanästhetika

Friederike Kuhlmey

J. Birnbaum, R. Albrecht (Hrsg.), *Ultraschallgestützte Regionalanästhesie*,
DOI 10.1007/978-3-642-20167-7_6, © Springer-Verlag Berlin Heidelberg 2013

6.1   Einteilung der Lokalanästhetika

Der gemeinsame Wirkort der Lokalanästhetika ist der spannungsab-
hängige Natriumkanal der Nervenzellmembran. Durch seine Blockade
wird der Natriumeinstrom und damit die Weiterleitung des Aktions-
potentials verhindert.

Die chemische Struktur des Lokalanästhetikums als Säureamid
(z. B. Lidocain) oder Ester (z. B. Procain) ist v. a. bedeutsam für die
allergene Potenz, nicht aber für die anästhetische. Ester werden durch
die Pseudocholinesterase im Blut abgebaut, während Amide in den
Mikrosomen der Leber desalkyliert werden.

Die Protonisierung des substituierten Aminostickstoffs bestimmt
das Vorliegen als lipophile Base oder hydrophile Säure. Veränderungen
am aromatischen Rest bestimmen im Wesentlichen die Unterschiede
in den Eigenschaften der Lokalanästhetika (Lipophilie, Proteinbindung, Wirkintensität, Abbauort, Abbaurate; ◘ Tab. 6.1).

6.2   Grundlagen

6.2.1 pK_a-Wert

Der pK_a-Wert ist der negative dekadische Logarithmus der Säurekon-
stante K_a, er ist ein Maß für die Stärke einer Säure. Nach Henderson-
Hasselbach gilt:

- $\log(cHA/cA^-) = pK_a - pH$
- $pH = pK_a + \log(cA^-/cHA)$

Hierbei entspricht cHA der Konzentration der Säure und cA^- der Konzentration der Base. Je niedriger also der pK_a-Wert einer Substanz ist,
umso mehr lipophile Basen liegen bei physiologischem pH-Wert vor,
was eine kürzere Anschlagszeit mit sich bringt. Bei einem pH-Wert
von 7,4 liegen je nach pK_a des Lokalanästhetikums nur 3–20 % der
Moleküle als lipophile (basische) Form vor. Nur diese Moleküle passieren die Lipidmembran und entfalten ihre Wirkung.

Ester zeigen mit einem vergleichsweise hohen pK_a ungünstige Dif-
fusionseigenschaften. Das erklärt neben ihrer relativ hohen allergenen
Potenz ihre klinische Unbedeutsamkeit.

Theoretisch senkt eine Erwärmung des Lokalanästhetikums auf
37°C den pK_a-Wert und verkürzt damit die Anschlagszeit.

6.2.2   Lipophilie

Die Lipophilie eines Lokalanästhetikums beeinflusst aufgrund der
damit zusammenhängenden Passagefähigkeit von Lipidmembranen
(Neuronen, ZNS, Myokard) seine Potenz und Toxizität. Sehr lipophile
Lokalanästhetika (z. B. Bupivacain) führen zu einer stärkeren Motor-
blockade, als weniger lipophile (z. B. Ropivacain).

◻ **Tab. 6.1** Übersicht Lokalanästhetika

Substanz, Konzentration	Anschlagszeit	Wirkdauer	Struktur	pK_a-Wert (25 °C)	Maximaldosis; Single shot bzw. kontinuierlich	Verteilungskoeffizient	Plasmaproteinbindung	Potenz	Besonderheiten
Mepivacain 1–1,5 % (Scandicain)	schnell	1,5–3 h	Amid	7,6	300 mg	0,8	78 %	3–4	
Prilocain 1–2 % (Xylonest)	schnell	1–3 h	Amid	7,7	600 mg	0,9	55 %	3–4	Met-Hb-Bildung, Antidot Methylenblau, geringe Vasodilatation, Metabolisierung: Leber, Niere, evtl. Lunge
Lidocain 1–1,5 % (Xylocain)	schnell	1–2 h	Amid	7,7	400 mg	2,9	64 %	2–4	Perfusionslimitierte Metabolisierung (MEG-X Test)
Bupivacain/ Levobupivacain 0,25–0,5 % (Carbostesin/ Chirocaine*)	langsam	1,5–8 h	Amid	8,1	150 mg bzw. 18,75 mg/h	27,5	96 %	16	Levobupivacain weniger kardiotoxisch
Ropivacain 0,5–0,75 % (Naropin)	langsam	8–14 h	Amid	8,1	300 mg bzw. 28 mg/h	6,7	94 %	14–16	Differenzialblock
Procain 2 % (Novocain)	langsam	0,5–1 h	Ester	8,9	500 mg	0,02	5,8 %	1	Allergie, hitzeinstabil

*Chirocaine wird in der Schweiz und Österreich vertrieben

6.2.3 Proteinbindung

Eine hohe Proteinbindung geht mit einer hohen Affinität zum Rezeptor und einer entsprechenden Wirksamkeit einher. Nur freie, nicht an α_1-Glykoprotein gebundene Moleküle passieren die Blut-Hirn-Schranke und die Plazenta.

Cave! Hypoproteinämie führt zu einer erhöhten Systemtoxizität.

6.2.4 Wirkdauer

Die Wirkdauer eines Lokalanästhetikums hängt von der applizierten Dosis und seinen physikochemischen Eigenschaften ab. Hierbei spielt vor allem die Rezeptoraffinität zum Natriumkanal eine Rolle. Lidocain beispielsweise führt zu einer kurzfristigen Blockade des schnellen Natriumkanals („fast-in, fast-out"), wobei Bupivacain zwar aufgrund der hohen Rezeptoraffinität zum Na-Kanal rasch bindet, sich aber eher langsam wieder löst („fast-in, slow-out"). Des Weiteren spielen die anatomischen Verhältnisse (Vaskularisierung, Fettanteil), die Perfusion des Applikationsortes (Entzündung, Arzneistoff) und andere Faktoren eine Rolle. Entzündung und Niereninsuffizienz verkürzen, Vasokonstriktorzusätze verlängern die Wirkdauer. Die meisten Lokalanästhetika führen in therapeutischer Dosierung über eine Sympathikolyse auch zu einer Vasodilatation.

6.2.5 Toxizität

Cave! Bei Zeichen von ZNS-Nebenwirkungen sollte eine Sauerstoffgabe (neben dem Stoppen der Lokalanästhetikazufuhr) 1. Maßnahme sein. Benzodiazepine sind zur Unterbrechung eines Krampfanfalls indiziert. Falls langwirksame Lokalanästhetika verwendet wurden, kann eine mehrmalige Gabe von Benzodiazepinen (z. B. Midazolam) notwendig sein.

Tipp Eine Befragung des Patienten zu etwaigen Nebenwirkungen während der Anlage, besonders zu Frühsymptomen, wie perioralem Kribbeln oder metallischem Geschmack, lässt ZNS-Symptome einschließlich der Sprachstörungen relativ leicht und zeitig diagnostizieren (verbalen Kontakt halten!).

Tipp Aktuelle Informationen zur Antidot-Therapie mit Lipidlösung finden sich im Internet unter http://www.lipidrescue.org.

Zentralnervöse Nebenwirkungen zeigen sich in der Regel zeitlich vor den kardiozirkulatorischen Nebenwirkungen. Sie lassen sich in 4 Stadien einteilen:

1. Prodromalstadium (periorale Taubheit, metallischer Geschmack)
2. Präkonvulsives Stadium (Tremor, Tinnitus, Nystagmus, Somnolenz)
3. Konvulsives Stadium (generalisierte tonisch-klonische Anfälle)
4. Stadium der ZNS-Depression (Koma, Apnoe, Kreislaufkollaps)

Vital bedrohlich sind toxische Reaktionen des Herz-Kreislauf-Systems. Kardiozirkulatorische Nebenwirkungen reichen von Hypertonie und Tachykardie über Bradykardien, Extrasystolen und Hypotonie bis hin zur Asystolie, wobei verschiedene Mechanismen verantwortlich sind. Die frühzeitige Normalisierung des Blutdrucks mit Vasokonstriktoren ist neben Vermeidung von Hypoxie und Azidose vorrangig. Die Inzidenz schwerwiegender ZNS- oder kardiovaskulärer Symptome wird bei peripheren Regionalanästhesien mit 0,075–0,2 % beziffert.

Therapie der Intoxikation

Als Behandlungsoption für Intoxikationen mit Lokalanästhetika hat sich die Gabe einer Lipidemulsion etabliert. Diese sollte in jeder Klinik verfügbar sein, in der Regionalanästhesien durchgeführt werden. Die Bevorratung kann beispielsweise dort erfolgen, wo weitere Substanzen wie Dantrolen oder Sugammadex aufbewahrt werden (◘ Abb. 6.1). Primär ist die Beendigung der Lokalanästhetikazufuhr, Sauerstoffgabe, Sicherung der Atemwege und die Vermeidung einer Azidose indiziert. Zentrale Krämpfe können mit Benzodiazepinen, Thiopental oder Propofol durchbrochen werden. Bei Reanimationspflicht und ggf. bei schweren Rhythmusstörungen wird eine Lipidgabe empfohlen, z. B. 20%ige Lipidemulsion als Bolus 1,5 ml/kgKG, ggf. 0,1 ml/kgKG/min über 30 min

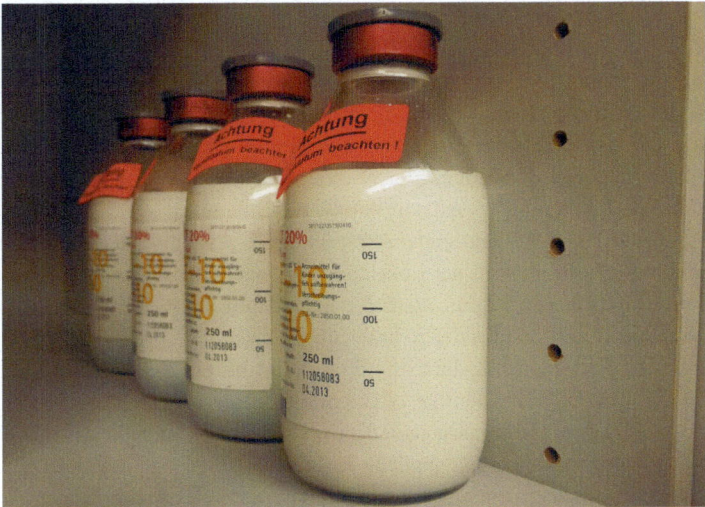

fortführen oder 0,5 ml/kg/KG/min über 10 min. Für die kontinuierliche Applikation gibt es verschiedene Dosierungsempfehlungen.

6.2.6 Elimination

Amidlokalanästhetika werden in der Leber verstoffwechselt. Eine Besonderheit weist Prilocain auf, das hepatisch und renal, evtl. auch pulmonal eliminiert wird.

Ester-Lokalanästhetika werden über die Plasmacholinesterase hydrolysiert, ihre Plasmahalbwertszeit ist entsprechend kurz.

6.2.7 Differenzialblock

Die Eigenschaft eines Lokalanästhetikums, sensorische und motorische Fasern eines Nervs unterschiedlich stark zu blockieren, ist bei Ropivacain besonders ausgeprägt. Erwünscht ist dies beispielsweise in der Schmerztherapie und in der Geburtshilfe, um Patienten unter suffizienter Analgesie mobilisieren zu können. Verwendung findet hier z. B. Ropivacain 0,2 %, Bupivacain 0,25 % oder Levobupivacain 0,25 %.

6.2.8 Tachyphylaxie

Bei kontinuierlicher oder wiederholter Gabe von Lokalanästhetika kann eine Dosiserhöhung notwendig werden, um den gleichen Effekt zu erzielen. Die Wahrscheinlichkeit des Auftretens eines solchen Effektes hängt mit der applizierten Gesamtdosis zusammen.

Cave! Patienten mit eingeschränkter Leberfunktion haben ein erhöhtes Risiko für Intoxikationen.

Cave! Paraaminobenzoesäure als Abbauprodukt stellt das wesentliche Antigen für allergische Reaktionen auf Lokalanästhetikaester dar. Methylparaben als gelegentlich zugesetzter Konservierungsstoff in Amidlokalanästhetikazubereitungen weist ein ähnliches Allergierisiko auf.

6.2.9   Adjuvanzien

Tipp Auch die intravenöse Gabe von Dexamethason, z. B. im Rahmen einer PONV-Prophylaxe, kann zu einer deutlichen Verlängerung der Blockadedauer und damit der postoperativen Analgesie führen!

Adjuvanzien haben in der Regel das Ziel, die Anschlagszeit der Regionalanästhesie zu verkürzen, die Wirkdauer zu verlängern oder die notwendige Menge des Anästhetikums zu verringern. Unter optimalen Bedingungen (rechtzeitiges Eintreffen des Patienten im Vorbereitungsraum, ausreichend Personal zur parallelen Einleitung, ultraschallkontrollierte Anlage der Regionalanästhesie) und einer passenden Auswahl und/oder Kombination der Lokalanästhetika ist in den meisten Fällen bei der peripheren Regionalanästhesie ein Adjuvanz nicht notwendig.

- Clonidin: Clonidin perineural (Single shot: 0,5–1 µg/kgKG als Zusatz zum Lokalanästhetikum, kontinuierlich 1–2 µg/ml) bewirkt keine eindeutige Wirkdauerverlängerung bei peripheren Blockaden. Verlängerung der motorischen Blockade, Sedierung und Hypotonie sind mögliche Risiken.

Cave! Kontraindikationen für einen Adrenalinzusatz: Hyperthyreose, schwere Hypertonie, Koronarstenose, tachykarde Rhythmusstörungen, Phäochromozytom und Regionalanästhesie in Endstromgebieten.

- Opioide: Bei peripheren Regionalanästhesien kann ein Zusatz (z. B. Tramadol 1,5 mg/kgKG) aufgrund widersprüchlicher Studien bisher nicht als wirksam empfohlen werden.
- Vasokonstriktoren: Der Zusatz von Adrenalin (1:200.000 bzw. 5 µg/ml) kann die Wirkdauer eines Lokalanästhetikums verlängern, den Plasmaspiegel verringern und die Clearance verlängern.

6.2.10   Karbonisierung und Alkalisierung

Karbonisierung mit CO_2 oder Natriumbikarbonat führt zur Vasodilatation und damit im gut vaskularisierten Gewebe über eine schnellere Resorption zur Wirkdauerverkürzung (z. B. 1 ml 8,4 % $NaHCO_3$ auf 10 ml Prilocain 1 % oder Mepivacain 1 %). In schlecht vaskularisiertem Gewebe (z. B. Plexus brachialis) wird durch eine Karbonisierung (mit konsekutiver Alkalisierung) die Latenzzeit, nicht aber die Wirkdauer verkürzt. Die Alkalisierung von Bupivacain führt zu einer Ausfällung.

6.3   Auswahl des Lokalanästhetikums

Die Auswahl des Lokalanästhetikums richtet sich nach gewünschter Blockadedauer, relevanten Nebenerkrankungen und der erwünschten Anschlagszeit. Wenn Katheterverfahren geplant sind, können in der Regel für den Single-shot bei Katheteranlage kürzer wirksame Substanzen verwendet werden. Die Kenntnis des geplanten postoperativen Procederes führt manchmal zur Auswahl kürzer wirksamer Substanzen, um z. B. nach Knieprothesen etwaige Peronaeusläsionen nicht zu verschleiern und eine frühe Mobilisierung nicht durch einen länger persistierenden Motorblock zu beeinträchtigen. Für mittellange Blockadedauern kommen zum Beispiel Prilocain 1 % oder Mepivacain 1 % in Frage. Mögliche langwirksame Lokalanästhetika sind Bupivacain, Levobupivacain 0,5 % oder Ropivacain 0,75 %.

▣ **Tab. 6.2** Lokalanästhetikadosierungen

Blockade	Gebräuchliches Lokalanästheti- kavolumen
Interskalenäre Blockade	20–30 ml
Infraklavikuläre Blockade	20–30 ml
Axilläre Blockade	30 ml
Einzelnerven obere Extremität	Je nach Lokalisation etwa 5 ml
Psoaskompartmentblockade	30 ml
Femoralisblockade	20 ml
Ischiadikusblockade	20 ml
Psoas- und Ischiadikusblockade	25 ml + 15 ml
Ischiadikusblockade distal (Kniekehle)	20 ml
Obturatoriusblockade	10 ml

Die angegebenen Lokalanästhetikamengen sind in der Klinik gebräuch-liche Mengen, die bei Verwendung des Ultraschalls auch deutlich reduziert werden können.

Klinische Beispiele
— Metallentfernung: mittellang wirksam, z. B. Single-shot mit Prilocain (starke postoperative Schmerzen nicht zu erwarten).
— Knieendoprothese: mittellang wirksam, z. B. Single-shot mit Prilocain (Testung der Peronaeusfunktion nach Abklingen des Ischiadikusblocks postoperativ gewünscht).
— Radiusfraktur: Lang wirksam, z. B. kontinuierliche Gabe von Ropivacain über Katheter (in den Folgetagen keine starken Schmerzen zu erwarten).

6.4 Dosierung

Für die meisten peripheren stammnahen Regionalanästhesien sind 30 ml eines mittellang wirksamen Lokalanästhetikums ausreichend. Wenn 2 Blockaden notwendig sind, wie z. B. zur Knie-OP, müssen dementsprechend die einzelnen Mengen angepasst werden, um in der Gesamtmenge nicht die Toxizitätsgrenze zu überschreiten. Bei Verwendung von Ultraschall reicht oft deutlich weniger Lokalanästhetikum aus (z. B. 20 ml), wenn ersichtlich ist, dass alle Nervenfasern von Lokalanästhetikum umspült sind. Man verwendet so wenig Lokalanästhetikum wie möglich und so viel wie nötig – unter Berücksichtigung der Maximaldosierungen (▣ Tab. 6.2).

Cave! Um Nebenwirkungen rechtzeitig erkennen zu können, sollte der Patient bei Anlage eines Blockes nicht zu tief sediert/prämediziert sein (Augen öffnen auf Ansprache), eine ständige Überwachung gewährleistet sein (verbalen Kontakt halten!) und ein Kreislaufmonitoring verwendet werden. Eine Prämedikation mit Benzodiazepinen erhöht die Krampfschwelle. Da dadurch dramatische ZNS-Nebenwirkungen entsprechend später sichtbar werden, ist es wichtig, kardiozirkulatorische Parameter gut zu überwachen.

Literatur

Becker DE, Reed KL (2012) Local anesthetics: review of pharmacological considerations. Anesth Prog 59(2):90–101; quiz 102–3

Blaudszun G, Lysakowski C, Elia N, Tramèr MR (2012) Effect of perioperative systemic α2 agonists on postoperative morphine consumption and pain intensity: systematic review and meta-analysis of randomized controlled trials. Anesthesiology 116(6):1312–22

Bouaziz H, Kinirons BP, Macalou D et al. (2000) Sufentanil does not prolong the duration of analgesia in a mepivacaine brachial plexus block: a dose response study. Anesth Analg 90: 383–387

Buttner J, Klose R (1991) Alkalisierung von Mepivacain zur axillären Katheterplexusanästhesie. Reg Anaesth 14: 17–24

Casati A, Vinciguerra F, Cappelleri G et al. (2005) Adding clonidine to the induction bolus and postoperative infusion during continuous femoral nerve block delays recovery of motor function after total knee arthroplasty. Anesth Analg 100: 866–872

Desmet M, Braems H, Reynvoet M, Plasschaert S, Van Cauwelaert J, Pottel H, Carlier S, Missant C, Van de Velde M, (2013) I.V. and perineural dexamethasone are equivalent in increasing the analgesic duration of a single-shot interscalene block with ropivacaine for shoulder surgery: a prospective, randomized, placebo-controlled study. Br J Anaesth 111(3):445–52

Dreesen H, Buttner J, Klose R (1986) Wirkungsvergleich und Serumspiegel von Mepivacain-HCl und Mepivacain-CO2 bei axillärer Plexus brachialis-Anaesthesie. Reg Anaesth 9: 42–45

Duma A, Urbanek B, Sitzwohl C et al. (2005) Clonidine as an adjuvant to local anaesthetic axillary brachial plexus block: a randomized, controlled study. Br J Anaesth 94: 112–116

Erlacher W, Schuschnig C, Orlicek F et al. (2000) The effects of clonidine on ropivacaine 0.75 % in axillary perivascular brachial plexus block. Acta Anaesthesiol Scand 44: 53–57

Heath PJ, Brownlie GS, Herrick MJ (1990) Latency of brachial plexus block. The effect on onset time of warming local anaesthetic solutions. Anaesthesia 45: 297–301

Ilfeld BM, Morey TE, Enneking FK (2003) Continuous infraclavicular perineural infusion with clonidine and ropivacaine compared with ropivacaine alone: a randomized, double-blinded, controlled study. Anesth Analg 97: 706–712

Krebs P, Hempel V (1985) Mepivacaine for axillary plexus anesthesia. Comparison of mepivacaine-CO2 and mepivacaine-HCl. Reg Anaesth 8: 33–35

Magistris L, Casati A, Albertin A et al. (2000) Combined sciatic-femoral nerve block with 0.75 % ropivacaine: effects of adding a systemically inactive dose of fentanyl. Eur J Anaesthesiol 17: 348–353

Mannion S, Hayes I, Loughnane F, Murphy DB, Shorten GD (2005) Intravenous but not perineural clonidine prolongs postoperative analgesia after psoas compartment block with 0.5 % levobupivacaine for hip fracture surgery. Anesth Analg 100: 873–878

Mannion S, O'Callaghan S, Murphy DB, Shorten GD (2005) Tramadol as adjunct to psoas compartment block with levobupivacaine 0.5 %: a randomized double-blinded study. Br J Anaesth 94: 352–356

Meier G, Buttner J (2006) Atlas der peripheren Regionalanästhesie. Thieme, Stuttgart

Niesel H, van Aken H (2002) Lokalanästhesie, Regionalanästhesie, Regionale Schmerztherapie. Thieme, Stuttgart

Ott K (2010) Lipid emulsion therapy for local anaesthetic toxicity. (LipidRescue) Anaesthesist 59(6): 575–83

Peterfreund RA, Datta S, Ostheimer GW (1989) pH adjustment of local anesthetic solutions with sodium bicarbonate: laboratory evaluation of alkalinization and precipitation. Reg Anesth 14: 265–270

Udelsmann A, Dreyer E, Melo Mde S, Bonfim MR, Borsoi LF, de Oliveira TG (2012) Lipids in local anesthetic toxicity. Arq Bras Cir Dig 25(3):169–72

Katheterverfahren

Jürgen Birnbaum

J. Birnbaum, R. Albrecht (Hrsg.), *Ultraschallgestützte Regionalanästhesie*,
DOI 10.1007/978-3-642-20167-7_7, © Springer-Verlag Berlin Heidelberg 2013

Für die kontinuierliche Applikation von Lokalanästhetika ist die Anlage eines Katheters notwendig. Die Anlage ist mittels elektrischer Nervenstimulation aber auch unter Verwendung des Ultraschalls möglich. Die Verwendung von stimulierbaren Kathetern hat auch teilweise Einzug in die klinische Praxis gehalten. Ob diese Technik Vorteile bringt, bleibt in der Diskussion und Gegenstand klinischer Untersuchungen. Inzwischen gibt es einige Untersuchungen, die zeigen, dass die Verwendung des Ultraschalls bei der Anlage von Kathetern Vorteile in Bezug auf Anlagedauer, Erfolgsrate und postoperative Analgesie bringt.

Prinzipiell ist die Katheteranlage an allen Stellen möglich, an denen Plexus- oder auch Einzelnervenblockaden durchgeführt werden können.

7.1   Katheterarten

7.1.1   Konventionelle Katheter

Üblicherweise werden Katheter über eine Stimulationsnadel an die Nervenstrukturen heran gebracht, nachdem diese mittels Nervenstimulation aufgesucht wurden. Danach wird der Katheter blind über die Nadel meist 3–4 cm über die Nadelspitze vorgeschoben. Ein weiteres Vorschieben erhöht potenziell das Risiko einer Knotenbildung.

- Der Initialbolus des Lokalanästhetikums kann dazu vor Einführen des Katheters über die Stimulationsnadel injiziert werden, wobei angenommen wird, dass das Lokalanästhetikum dabei Raum für den Katheter schafft.
- Der Initialbolus kann auch nach Platzieren des Katheters über selbigen injiziert werden.

Ein Vorteil für die eine oder andere Methode konnte bisher nicht gezeigt werden. Wird der Initialbolus über den Katheter appliziert, ergibt sich ein Hinweis darauf, ob sich das Lokalanästhetikum über den Katheter adäquat ausbreitet. Bei beiden Methoden kann sich der Katheter beim Vorschieben von der Position der Nadelspitze und somit von der mittels Nervenstimulator bestimmten Position entfernen. Der Katheter kann unter Umständen auch eine gefährliche Lage einnehmen (z. B. Migration des Katheters nach intrathekal bei einer Skalenusblockade).

Prinzipiell kann auch physiologische Kochsalzlösung oder 5%ige Glukoselösung über die Punktionsnadel injiziert werden, um den perineuralen Raum aufzudehnen und so für die Einführung des Katheters vorzubereiten. Zu beachten ist hier jedoch der Einfluss dieser Substanzen auf die Stimulierbarkeit der Nerven (NaCL-Lösung führt wie Lokalanästhetikum zum sofortigen Sistieren der Stimulationsantwort, Glukose 5 % beeinträchtigt die Stimulation nicht).

7.1.2 Stimulationskatheter

Um die Lage der Katheterspitze besser kontrollieren zu können, wurden Stimulationskatheter in die klinische Routine eingeführt (▶ Kap. 4). Über eine Elektrode an der Spitze des Katheters kann nun auch die Stimulierbarkeit eines in der Nähe der Katheterspitze liegenden Nervs überprüft werden. Eine spätere Lagekontrolle des Katheters ist ebenfalls möglich.

7.2 Katheteranlage mit Ultraschall

Problematisch an der Katheteranlage mit Ultraschall ist die relativ schlechte Sichtbarkeit herkömmlicher Katheter im Schallbild. Inzwischen werden von der Industrie auch Katheter mit einer verbesserten Sichtbarkeit im Ultraschall angeboten. Auch Stimulationskatheter sind wegen ihrer eingearbeiteten Elektrode oft besser im sonographischen Bild zu erkennen.

Folgende Vorgehensweisen sind möglich:

- Der Katheter wird nach der ultraschallgestützten Applikation des Initialbolus blind über die Nadel vorgeschoben. Eine Ultraschallkontrolle der Ausbreitung von weiterem über den Katheter injiziertem Lokalanästhetikum kann die korrekte Lage bestätigen.
- Das Vorschieben des Katheters über die Nadelspitze kann direkt im Schallbild beobachtet werden. Hierzu bietet sich die In-plane-Technik an. Voraussetzung ist allerdings ein im Schallbild ausreichend sichtbarer Katheter. Schwierigkeiten kann dabei auch das Handling bereiten, da gleichzeitig die Nadel fixiert, der Katheter vorgeschoben und der Schallkopf exakt ausgerichtet werden muss, wobei das Fixieren der Nadel dabei nicht immer unbedingt notwendig ist.
- Auch die Kombination von Ultraschall und Nervenstimulation über Stimulationskatheter ist möglich. Diese Katheter sind auch im Schallbild durch ihre Elektrode besser erkennbar.

Tipp Oft lässt sich die Lage der Katheterspitze mittels Ultraschall nicht exakt bestimmen. Wichtiger ist jedoch, dass sich das über den Katheter injizierte Lokalanästhetikum darstellt und im Bezug zum Nerven adäquat ausbreitet.

7.3 Fixation von Plexuskathetern

Um eine Dislokation des Plexuskatheters zu vermeiden, muss dieser fixiert werden. In jedem Fall sollte ein steriler und idealerweise transparenter Klebeverband angebracht werden, welcher eine Beurteilung der Einstichstelle ermöglicht (◻ Abb. 7.1).

Folgende Fixationen sind möglich:

- transparente Klebefolie,
- konfektionierte Klebefixation,
- Annaht (wird von den Autoren bevorzugt),
- Tunnelung.

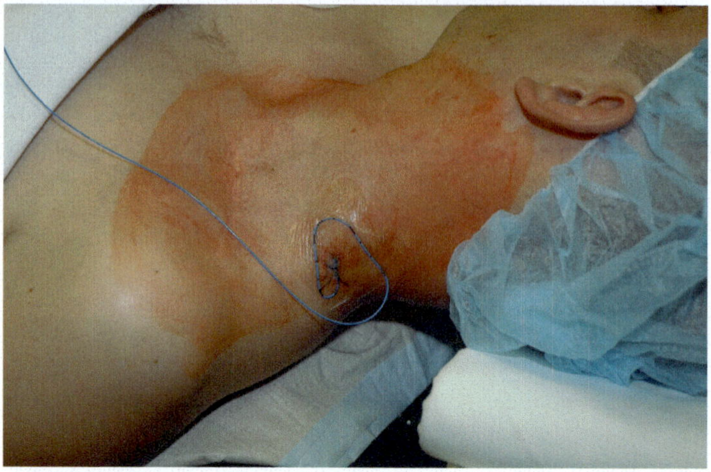

■ **Abb. 7.1** Fixation eines Skalenuskatheters (Zugang von dorsolateral) mittels Annaht und steriler transparenter Klebefolie

Bei der Auswahl des Verfahrens werden folgende Aspekte berücksichtigt:
- Ort der Punktion (mechanische Beanspruchung?),
- Hautbeschaffenheit an der Punktionsstelle (Haare, Schweiß),
- geplante Liegedauer des Katheters.

7.4   Hygienestandards

Insbesondere bei der Anlage von Kathetern kommt dem sterilen Vorgehen eine große Bedeutung zu (▶ Kap. 8). Folgende Empfehlungen können gegeben werden:
- Feuchthalten der Punktionsstelle mittels Desinfektionsmittel vor Beginn der Punktion über mindestens 10 min,
- steriler Kittel,
- steriler Überzug über den Schallkopf,
- sterile Handschuhe, Kopfhaube und Mundschutz.

Weitere Informationen finden sich in den Hygieneempfehlungen für die Anlage und weiterführende Versorgung von Regionalanästhesie-Verfahren (Die „15 Gebote" des Wissenschaftlichen Arbeitskreises Regionalanästhesie) der Deutsche Gesellschaft für Anästhesiologie und Intensivmedizin (unter http://www.ak-regionalanaesthesie.dgai.de).

7.5   Postoperatives Management bei Katheterverfahren

Vor Abklingen der Wirkung des Initialbolus wird mit der Applikation eines Lokalanästhetikums begonnen.

Folgende Varianten sind möglich:

- Bolusapplikation in festgelegten Intervallen,
- kontinuierliche Infusion,
- kontinuierliche Infusion mit Möglichkeit der Bolusapplikation durch den Patienten (PCA).

Die letzte Variante ist dabei sicherlich die günstigste. Zu beachten ist in jedem Fall die tägliche Maximaldosis (▶ Kap. 6).

Patienten mit Plexuskathetern sollten 2-mal täglich visitiert werden (▶ Kap. 29). Dabei werden beurteilt:

- Schmerzgrad,
- Sensibilität und Motorik,
- mögliche Nebenwirkungen der Lokalanästhetikaapplikation,
- Pumpenlaufrate, ggf. Anpassung der Laufrate,
- Gesamtverbrauch an Lokalanästhetika,
- Kathetereintrittsstelle,
- Fixation des Katheters,
- Patientenzufriedenheit.

Literatur

Assmann N, McCartney CJ, Tumber PS, Chan VW (2007) Ultrasound guidance for brachial plexus localization and catheter insertion after complete forearm amputation. Reg Anesth Pain Med 32: 93

Guzeldemir ME, Ustunsoz B (1995) Ultrasonographic guidance in placing a catheter for continuous axillary brachial plexus block. Anesth Analg 81: 882–883

Mariano ER, Cheng GS, Choy LP, Loland VJ, Bellars RH, Sandhu NS, Bishop ML, Lee DK, Maldonado RC, Ilfeld BM (2009) Electrical stimulation versus ultrasound guidance for popliteal-sciatic perineural catheter insertion: a randomized controlled trial. Reg Anesth Pain Med. Sep-Oct;34(5):480–5.

Mariano ER, Loland VJ, Sandhu NS, Bishop ML, Lee DK, Schwartz AK, Girard PJ, Ferguson EJ, Ilfeld BM (2010) Comparative efficacy of ultrasound-guided and stimulating popliteal-sciatic perineural catheters for postoperative analgesia. Can J Anaesth.Oct;57(10):919–26

Mariano ER, Loland VJ, Bellars RH, Sandhu NS, Bishop ML, Abrams RA, Meunier MJ, Maldonado RC, Ferguson EJ, Ilfeld BM (2009) Ultrasound guidance versus electrical stimulation for infraclavicular brachial plexus perineural catheter insertion. J Ultrasound Med. Sep;28(9):1211–8.

Morin AM, Kranke P, Wulf H, Stienstra R, Eberhart LH (2010) The effect of stimulating versus nonstimulating catheter techniques for continuous regional anesthesia: a semiquantitative systematic review. Reg Anesth Pain Med. Mar-Apr;35(2):194–9.

Pham Dang C, Lelong A, Guilley J, Nguyen JM, Volteau C, Venet G, Perrier C, Lejus C, Blanloeil Y (2009) Effect on neurostimulation of injectates used for perineural space expansion before placement of a stimulating catheter: normal saline versus dextrose 5 % in water. Reg Anesth Pain Med. Sep–Oct;34(5):398–403

Swenson JD, Bay N, Loose E et al. (2006) Outpatient management of continuous peripheral nerve catheters placed using ultrasound guidance: an experience in 620 patients. Anesth Analg 103: 1436–1443

van Geffen GJ, Gielen M (2006) Ultrasound-guided subgluteal sciatic nerve blocks with stimulating catheters in children: a descriptive study. Anesth Analg 103: 328–333

Hygieneaspekte bei ultraschallgestützten Nervenblockaden

Jürgen Birnbaum, Volker Lesch

J. Birnbaum, R. Albrecht (Hrsg.), *Ultraschallgestützte Regionalanästhesie*,
DOI 10.1007/978-3-642-20167-7_8, © Springer-Verlag Berlin Heidelberg 2013

■ **Abb. 8.1** Schallkopfüberzug mit steriler, transparenter Klebefolie: Der Schallkopf wird mit der Folie beklebt, Gel zwischen Schallkopf und Folie ist nicht notwendig

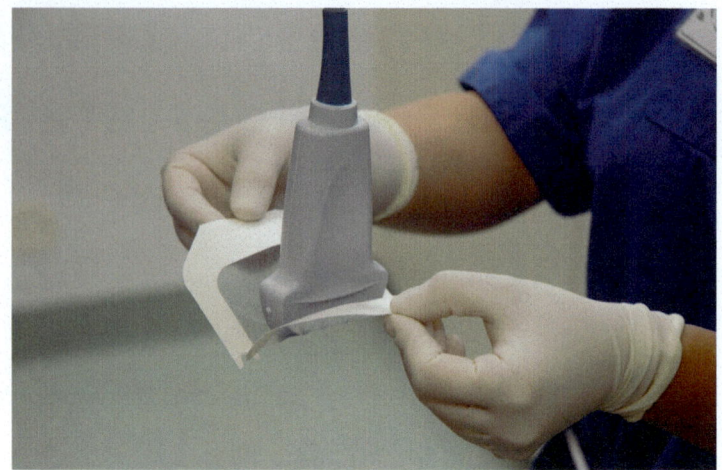

Cave! Prinzipiell können in der Klebeschicht so einer Folie Substanzen enthalten sein, die den Schallkopf schädigen. Im Zweifel sollten hierzu ggf. bei den Herstellern Informationen eingeholt werden.

Tipp Eine der wichtigsten Hygienemaßnahmen ist die hygienische Händedesinfektion mit einem alkoholischen Händedesinfektionsmittel vor jeglichem Berühren eines Patienten.

Die Beachtung der Asepsis ist oberstes Gebot bei der Anlage von peripheren Blockaden. Beim Vorgehen wird zwischen Single-shot-Blockaden und Katheterverfahren unterschieden. Die Vorgaben gelten sinngemäß auch für nicht ultraschallgestützte Blockaden.

8.1   Single-shot-Plexus- und Nervenblockaden

Eine Single-shot-Regionalanästhesie wird vom Wissenschaftlichen Arbeitskreis Regionalanästhesie der DGAI als Punktion mit geringem Infektionsrisiko gewertet.

- Hygienische Händedesinfektion nach Ablegen von Ringen, Uhren und sonstigem Schmuck.
- Kopfhaube, Mundschutz und sterile Handschuhe.
- Der Schallkopf wird mit einer sterilen Hülle überzogen.
- Es erfolgt eine Hautwischdesinfektion mit Einhaltung der empfohlenen Einwirkzeit (siehe Beipackzettel des verwendeten Präparates). Die Einwirkzeit richtet sich nach der jeweiligen Hautpartie und ist z. B. bei talgdrüsenreicher Haut (Haare, vordere und hintere Schweißrinne) verlängert. Nach der Wischdesinfektion sollte die Haut bis zum Trocknen des Desinfektionsmittels nicht mehr berührt werden. Laut Herstellerangaben reicht meist eine Einwirkzeit von 1 min aus.
- Die Punktionsstelle sollte mit einem sterilen Tuch abgedeckt werden.
- Als Ankopplungsmedium für den Schallkopf wird Alkoholspray oder steriles Gel verwendet.

Ist die Punktionsstelle übersichtlich und der Anästhesist versiert, kann prinzipiell auf den sterilen Überzug des Schallkopfes und das Abdecktuch verzichtet werden. Dazu wird des Schallkopf selbst einer Sprühdesinfektion unterzogen und in ausreichendem Abstand

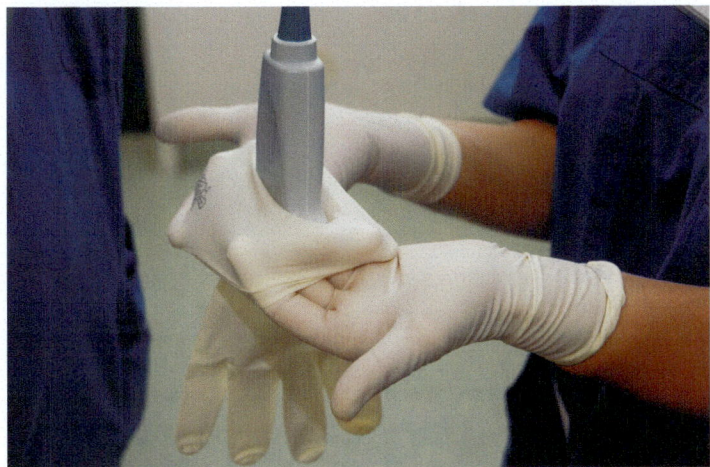

■ **Abb. 8.2** Schallkopfüberzug mit sterilem OP-Handschuh: Der Schallkopf kann in einen Finger gezogen werden

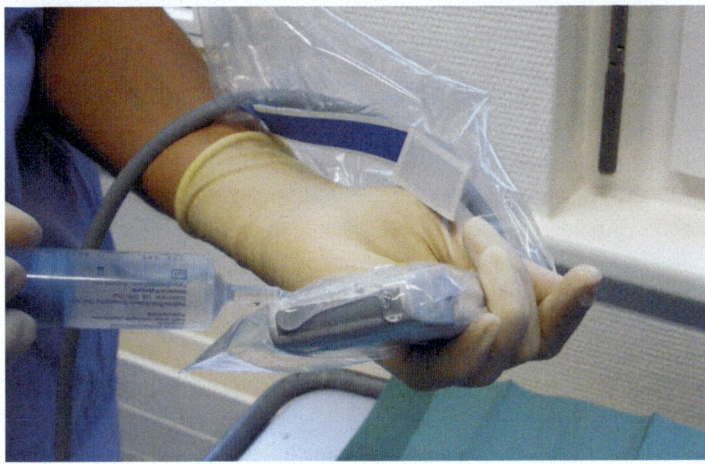

■ **Abb. 8.3** Schallkopfüberzug mit konfektionierter, steriler Schutzhülle

zur Punktionsstelle auf der bereits desinfizierten Haut aufgesetzt. In jedem Fall darf die Punktionsnadel den Schallkopf und der Schallkopf die Punktionsstelle nicht berühren. Eine einfache, im klinischen Alltag bewährte Variante ist das Anbringen eines transparenten Klebeverbandes am Schallkopf. Die Folie wird unter leichtem Zug angebracht, damit der Schallkopf möglichst faltenfrei „eingepackt" wird (■ Abb. 8.1).

Im Zweifel sollten jedoch immer Überzug und Abdecktuch verwendet werden (■ Abb. 8.2, ■ Abb. 8.3).

Alternativ können auch konfektionierte sterile Schutzhüllen verwendet werden (■ Abb. 8.3).

Schallköpfe, die gebraucht wurden, gelten als kontaminiert und müssen nach jedem Einsatz gesäubert (insbesondere bei Verwendung von Gel) und desinfiziert werden. Das verwendete Desinfektionsmittel muss materialkompatibel sein, da sonst der Schallkopf beschädigt werden kann! Dazu den jeweiligen Hersteller, insbesondere des Schallkopfes, befragen!

Cave! Keinesfalls versehentlich mit der Nadel in den Schallkopf stechen! Dies kann insbesondere dann vorkommen, wenn der Schallkopf tief ins Gewebe gedrückt wird!

Tipp Als sterilen Überzug für einen üblichen Linearschallkopf kann man einen sterilen OP-Handschuh verwenden. Dazu Gel in den Handschuh geben und den Schallkopf bis in einen Finger des Handschuhs schieben (■ Abb. 8.2).

8.2   Katheterverfahren

Eine Katheterregionalanästhesie wird vom Wissenschaftlichen Arbeitskreis Regionalanästhesie der DGAI als Punktion mit höherem Infektionsrisiko gewertet.

Die Katheteranlage erfolgt analog zur Durchführung der Single-shot-Verfahren. Zusätzlich erforderlich sind:

- Steriler Kittel.
- Einwirkzeit der Hautdesinfektion von 10 Minuten (feucht) möglichst einhalten.
- Kanülen und Katheterspitzen sollten möglichst nicht berührt werden, auch nicht mit sterilen Handschuhen.

Benötigt der Patient aufgrund des operativen Eingriffs eine Antibiotikaprophylaxe, sollte diese vor Anlage des Katheters appliziert werden.

Die Kathetereintrittsstelle wird mit einer sterilen und transparenten Klebefolie abgedeckt, welche eine regelmäßige Kontrolle ermöglicht und unnötige Verbandswechsel verhindert. Nur bei optisch nicht kontrollierbaren Verbänden ist ein täglicher Verbandswechsel notwendig. Durch den Schmerzdienst erfolgt eine Katheterkontrolle möglichst 2-mal im Laufe von 24 Stunden.

Die Indikation für den Katheter sollte täglich überprüft werden, um die durch längere Liegedauer erhöhte Infektionsgefahr zu begrenzen. Lokale Rötung oder neu auftretende Schmerzen an der Kathetereintrittsstelle oder gar der Austritt von auffälligem Sekret aus der Punktionsstelle sind Warnzeichen einer sich entwickelnden Infektion. Bei Verdacht sollte der Katheter entfernt und der Patient engmaschig überwacht werden. Eine Antibiotikagabe erfolgt bei systemischen Infektionszeichen.

Die hier gegebenen Empfehlungen sollten zusammen mit einem Krankenhaushygieniker in einen auf die jeweilige Einrichtung zugeschnittenen Hygieneplan aufgenommen werden.

Literatur

Capdevila X, Pirat P, Bringuier S et al. (2005) Continuous peripheral nerve blocks in hospital wards after orthopedic surgery – A multicenter prospective analysis of the quality of postoperative analgesia and complications in 1,416 patients. Anesthesiology 103: 1035–1045

Cuvillon P, Ripart J, Lalourcey L et al. (2001) The continuous femoral nerve block catheter for postoperative analgesia: bacterial colonization, infectious rate and adverse effects. Anesth Analg 93: 1045–1049

Kinirons B, Mimoz O, Lafendi L et al. (2001) Chlorhexidine versus povidone iodine in preventing colonization of continuous epidural catheters in children: a randomized, controlled trial. Anesthesiology 94: 239–244

Meyer J, Herrmann M (1998) Prävention katheterassoziierter Infektionen. Die offiziellen amerikanischen Empfehlungen – fundierte Antworten auf alltägliche Fragen. Anaesthesist 47: 136–142

Nachtrag zu Morin A et al. Hygieneempfehlungen (2007). Die 15 „Gebote" des Wissenschaftlichen Arbeitskreises Regionalanästhesie. Anästh Intensivmedizin; 48:298–299, http://www.dgai.de/eev/EEV_2011_S_163-164.pdf

Mullaney PJ, Munthali P, Vlachou P, Jenkins D, Rathod A, Entwisle J (2007) How clean is your probe? Microbiological assessment of ultrasound transducers in routine clinical use, and cost-effective ways to reduce contamination. Clin Radiol; 62:694–8

Neuburger M, Breitbarth J, Reisig F, Lang D, Buttner J (2006) Komplikationen bei peripherer Katheterregionalanästhesie. Untersuchungsergebnisse anhand von 3491 Kathetern. Anaesthesist 55: 33–40

Schulz-Stübner S, Pottinger JM, Coffin SA., Herwaldt LA (2007) Infection control in regional anesthesia. In: Hadzic A (Hrsg) Textbook of regional anesthesia ad acute pain management. McGraw-Hill, New York

Wissenschaftlicher Arbeitskreis Regionalanästhesie der DGAI (2006) Hygieneempfehlungen für die Anlage und weiterführende Versorgung von Regionalanästhesie-Verfahren. Anästh Intensivmed 47: 372–379, http://www.dgai.de/eev/EEV_2011_S_153-162.pdf

Periphere Nervenblockade und gerinnungshemmende Medikation

Miodrag Filipovic, Melanie Lederer

J. Birnbaum, R. Albrecht (Hrsg.), *Ultraschallgestützte Regionalanästhesie*,
DOI 10.1007/978-3-642-20167-7_9, © Springer-Verlag Berlin Heidelberg 2013

Tipp Als Grundsatz muss gelten: Nie gerinnungshemmende Medikamente absetzen, einzig um die Durchführung einer speziellen anästhesiologischen Technik (z. B. einer Nervenblockade) zu ermöglichen.

Eine große Anzahl Patienten nehmen im Vorfeld chirurgischer Eingriffe gerinnungshemmende Medikamente wie Kumarine, fraktionierte oder unfraktionierte Heparine, Acetylsalicylsäure, Clopidogrel und andere mehr ein. Gründe dafür können internistische, kardiologische oder neurologische Begleiterkrankungen sein, oder der Patient wurde vor kurzem operiert und steht noch unter der postoperativen Thromboembolieprophylaxe. Für den Anästhesisten ist es entscheidend zu wissen, unter welcher Medikation er welche anästhesiologischen Interventionen durchführen darf, wie lang die Therapiepausen gewählt werden müssen, aber auch wann die Medikation nicht oder nur mit größter Zurückhaltung modifiziert werden darf. Gerade diese Entscheidung ist für den Nicht-Spezialisten mitunter schwierig.

Praktisch in jeder Situation stellt die Allgemeinanästhesie eine gangbare Alternative dar.

9.1   Nutzen-Risiko-Abwägung

Die Datenlage über die Durchführung peripherer Nervenblockaden unter gerinnungshemmender Medikation ist äußerst dürftig. Die vorliegenden Empfehlungen stützen sich denn auch weitgehend auf Expertenmeinungen und theoretische Überlegungen. Weder Daten noch spezifische Richtlinien liegen bis heute für die ultraschallgesteuerte Durchführung von Nervenblockaden vor. Da die Ultraschalltechnik bei genügender Erfahrung die akzidentelle Punktion größerer Gefäße mit großer Sicherheit ausschließt, ist anzunehmen, dass diese Technik in Hinsicht auf Blutungskomplikationen der klassischen Punktionstechnik überlegen ist. Allerdings verhindert auch der Einsatz des Ultraschalls die Punktion kleinerer Gefäße, wie sie zum Beispiel intramuskulär vorkommen, nicht mit Sicherheit. Letztlich liegt es in der Verantwortung jedes Einzelnen, je nach Erfahrungsgrad, anatomischen Begebenheiten und Patientensituation, das individuelle Nutzen-Risiko-Verhältnis abzuschätzen. Auf jeden Fall ist auf eine umfassende und ehrliche Information des Patienten und auf eine entsprechende Dokumentation Wert zu legen.

9.2   Medikamentenanamnese

Folgende Punkte müssen erwogen werden:
- Detaillierte Medikamentenanamnese: Welche Medikamente wurden mit welcher Indikation eingenommen?
- Wann erfolgte die letzte Gabe?
- Welche postoperative Therapie ist vorgesehen?

Eine Empfehlung für das Vorgehen bei Patienten unter oraler Antikoagulation (Kumarintherapie) und bei Patienten unter Therapie mit Thrombozytenaggregationshemmern wird in ◘ Abb. 9.1 und ◘ Abb. 9.2 gegeben.

◘ **Tab. 9.1** Beispiele für oberflächliche und tiefe Blockaden

	Tiefe Blockaden	Oberflächliche Blockaden
Plexus brachialis	Interskalenäre, supra- und infraklavikuläre Blockade	Axilläre Blockade
Obere Extremität		Nn. radialis, ulnaris, medianus, suprascapularis, cutaneus antebrachii lateralis
Untere Extremität	Proximale Blockade des N. ischiadicus, N. obturatorius, Psoaskompartment-Blockade	Nn. femoralis, fibularis communis, tibialis und saphenus, Fußblockaden, distale Ischiadikusblockade
Rumpf	Nn. intercostales, N. pudendus, sympathisches Nervensystem, neuroaxiale Blockaden, Paravertebralblock	Nn. iliohypogastricus, genitofemoralis, ilioinguinalis, Transversus-abdominis-plane(TAP)-Block

9.3 Blutungsanamnese

Welche Blutungsanamnese hat der Patient? Gibt es zum Beispiel Hinweise für
— vermehrtes Nasenbluten,
— verstärkte Nachblutungen nach früheren Eingriffen oder
— verstärkte Menstruationsblutungen seit der Menarche?

Ergeben sich anamnestisch Hinweise auf eine von der Medikamenteneinnahme unabhängig erhöhte Blutungsneigung, ist auch vor oberflächlichen Blockaden auf das Abklingen der Wirkung sämtlicher gerinnungshemmender Medikamente zu achten.

9.4 Art der Nervenblockade

Welche Nervenblockade ist vorgesehen?
— Handelt es sich um eine oberflächliche oder tiefe Blockade?
— Ist die Anlage eines Katheters vorgesehen?
— Wie lange soll dieser belassen werden?
— Wie wird die voraussichtliche antithrombotische Therapie zum Zeitpunkt der Katheterentfernung aussehen?
— Gibt es Alternativen?

Abhängig von den Strukturen, die bis zum Erreichen des peripheren Nerven passiert werden müssen, und abhängig davon, wie gut eine Kompression im Bedarfsfall durchgeführt werden könnte, werden tiefe und oberflächliche Blockaden unterschieden. Beispiele finden sich in ◘ Tab. 9.1. Während bei oberflächlichen Blockaden und unauffälliger Gerinnungsanamnese eine gewisse medikamentöse Hemmung der

Gerinnung akzeptiert werden kann, sollte die Wirkung gerinnungshemmender Medikamente vor tiefen Blockaden oder bei auffälliger Anamnese zum Zeitpunkt der Punktion vollständig abgeklungen sein.

9.5 Chirurgische Erfordernisse an die Blutgerinnung

Cave! Vor einem unüberlegten Absetzen der gerinnungshemmenden Medikation sei eindringlich gewarnt!

Abschließend sei noch einmal darauf hingewiesen, dass chirurgische Eingriffe bei Patienten unter gerinnungshemmender Therapie sorgfältig geplant werden müssen. Dabei ist die postoperative Phase genauso wichtig wie die präoperative.

9.6 Leitlinien und Empfehlungen

Im Folgenden werden die Leitlinie der Deutschen Gesellschaft für Anästhesiologie und Intensivmedizin für die Vorgehensweise im Zusammenhang mit einer Thromboembolieprophylaxe bei peripheren Blockadetechniken zur Regionalanästhesie sowie die Empfehlungen der Arbeitsgruppe Perioperative Gerinnung (AGPG) der Österreichischen Gesellschaft für Anästhesiologie und Intensivmedizin (ÖGARI) zur Thromboembolieprophylaxe bei peripheren Blockadetechniken zur Regionalanästhesie dargestellt.

9.6.1 Leitlinie der Deutschen Gesellschaft für Anästhesiologie und Intensivmedizin zur Thromboembolieprophylaxe bei peripheren Blockadetechniken zur Regionalanästhesie

1. Wenn möglich, sollten die gleichen Vorsichtsmaßregeln für die Anlage peripherer Blockaden eingehalten werden, wie sie für die rückenmarksnahen Blockaden gelten. Dies liegt bei geplanten Operationen im Allgemeinen auch im Interesse der operativen Disziplin.
2. Können die unter 1. genannten Vorsichtsmaßregeln nicht eingehalten werden, hat für jeden einzelnen Fall eine sorgfältige Risiko-Nutzen-Analyse zu erfolgen. Die Überlegungen zur Durchführung einer peripheren Blockade unter Einwirkung gerinnungshemmender Medikamente sollten mit dem Patienten erörtert und schriftlich fixiert werden.
3. Im Falle einer Nervenblockade in Verbindung mit einer Thromboembolieprophylaxe bzw. antithrombotischer Medikation sollte diese von erfahrenen Kollegen oder unter der Aufsicht erfahrener Kollegen durchgeführt werden, ggf. unter Einsatz der Sonographie zur Vermeidung von Gefäßpunktionen.
4. Alle Techniken, welche eine bewusste Gefäßpunktion in Kauf nehmen, sind zu vermeiden (z. B. transarterielle Techniken).

5. Eine engmaschige Überwachung nach Anlage der Blockade im Hinblick auf sich anbahnende Nervenschäden, die durch ein Hämatom hervorgerufen werden, ist zu gewährleisten. Es hat eine dokumentierte Aufklärung über die Symptome einer sich infolge eines Hämatoms anbahnenden Nervenschädigung (motorische Schwäche, Gefühlsstörungen) stattzufinden mit der Aufforderung, sich beim Eintreten entsprechender Symptome sofort an entsprechender Stelle bemerkbar zu machen.

6. Die Medikation mit ASS, NSAIDs oder niedermolekularen Heparinen, sofern keine weitere die Gerinnung beeinträchtigende Medikation erfolgt und keine klinischen Hinweise auf eine Gerinnungsstörung vorliegen, erlaubt eine großzügigere Indikationsstellung als die Medikation mit Fondaparinux, Clopidogrel oder Ticlopidin.

7. Bei Patienten unter gerinnungshemmender Medikation ist die Indikation für oberflächliche Blockaden, welche eine problemlose Kompression ermöglichen, sowie für Blockaden, die extrem selten mit einer Gefäßpunktion einhergehen, großzügiger zu stellen als für tiefe Blockaden in Gebieten, die keine Kompression erlauben.

8. Anmerkung: Gemäß den aktuellsten Empfehlungen der Österreichischen Gesellschaft für Anästhesiologie und Intensivmedizin (ÖGARI) werden alle unter Ultraschallkontrolle durchgeführten Nervenblockaden der Kategorie der „nicht-blutungsriskanten Blockaden" zugeordnet.

Folgende Blockaden sind im Zusammenhang mit einer Thromboembolieprophylaxe oder der Einnahme von Thrombozytenaggregationshemmern weitestgehend problemlos durchzuführen:

- Axilläre Plexusanästhesie (Ausnahme: transarterielle Technik).
- Interskalenäre Plexusblockade (nur Techniken, die keine Gefahr der Punktion der A. vertebralis beinhalten, z. B. Technik nach Meier).
- N. femoralis-Blockade.
- Distale Ischiadikusblockade (dorsaler oder lateraler Zugang).
- Alle Blockaden im Bereich von Ellbogen- und Kniegelenk sowie distal dieser Gelenke.

Diese Techniken ermöglichen eine problemlose Kompression bei versehentlicher Gefäßpunktion. Die distale Ischiadikusblockade sowie die interskalenäre Plexusblockade nach Meier sind darüber hinaus so gut wie nie mit einer Gefäßpunktion verbunden.

Folgende Verfahren sollten unter o. g. Voraussetzungen nur bei entsprechender Erfahrung und nach besonders gründlicher Abwägung von Nutzen und Risiko durchgeführt werden:

- Interskalenäre Plexusblockaden, die das Risiko einer Punktion der A. vertebralis beinhalten (z. B. Technik nach Winnie).
- Infraklavikuläre Blockaden.
- Proximale Ischiadikusblockaden.

9.6.2 Weitere Empfehlungen der Fachgesellschaften

Während die Arbeitsgruppe Perioperative Gerinnung (AGPG) der Österreichischen Gesellschaft für Anästhesiologie und Intensivmedizin (ÖGARI) spezifische Empfehlungen für die Durchführung lokoregionaler Verfahren herausgegeben hat, lehnen sich diejenigen der European Society of Anaesthesiology (ESA) an die Empfehlungen für rückenmarksnahe Blockaden an. Es werden Zeitintervalle von der letzten Einnahme eines gerinnungshemmenden Medikamentes bis zur Punktion oder Katheterentfernung bzw. Zeitintervalle bis zur ersten (Wieder-)Einnahme angegeben (◘ Tab. 9.2).

9

◩ **Tab. 9.2** Empfohlene Therapiepausen von gerinnungshemmenden Medikamenten bei Lokoregionalanästhesie (modifiziert nach den Empfehlungen der European Society of Anaesthesiology)

	Therapieende VOR Punktion/Katheterentfernung	Therapiebeginn NACH Punktion/Katheterentfernung	Laborkontrolle
Heparine			
Unfraktionierte Heparine	4 h	1 h	PTT oder Thrombinzeit
Fraktionierte Heparine (prophylaktisch)	12 h	2–4 h	–
Fraktionierte Heparine (therapeutisch)	24 h	4 h	Anti-Xa-Aktivität
Faktor-Xa-Inhibitoren			
Fondaparinux	36 h	12 h	
Rivaroxaban (prophylaktisch)	18 h	6 h	
Rivaroxaban (therapeutisch)	24–48 h	6 h	
Apixaban	30 h	6 h	
Direkte Thrombininhibitoren			
Hirudine (Lepirudin)	10 h	4 h	aPTT
Bivalirudin	1 h	4 h	aPTT
Dabigatran	36–72 h (in Abhängigkeit von der Nierenfunktion)	6 h	–
Argatroban	4 h	2 h	aPTT
Adenosinrezeptorantagonisten			
Clopidogrel	7 Tage	Sofort	–
Ticlopidin	10 Tage	Sofort	–
Ticagrelor	5 Tage	6 h	–
Prasugrel	10 Tage	6 h	–
COX-Hemmer			
Acetylsalicylsäure	Keine Pause notwendig	Sofort	–
Nicht-selektive COX-I-Hemmer	Keine Pause notwendig	Sofort	–
Glykoprotein-IIb/IIIa-Inhibitoren			
Abciximab	>2 Tage	4 h	–
Tirofiban	8 h	4 h	–
Eptifibatid	8 h	4 h	
Kumarine			
Kumarine	bis INR <1,4	Sofort	INR

PTT Partielle Thromboplastinzeit, *aPTT* aktivierte partielle Thromboplastinzeit, *INR* International Normalized Ratio der Thrombinzeit, *HWZ* Halbwertszeit

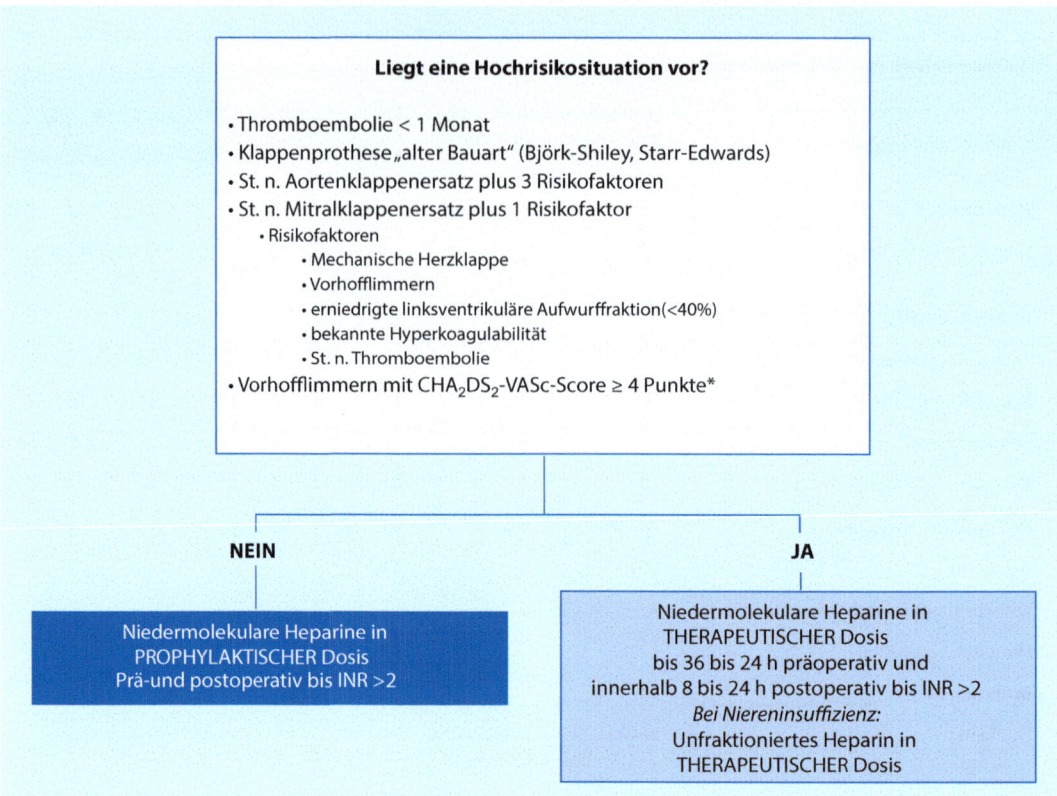

Liegt eine Hochrisikosituation vor?

- Thromboembolie < 1 Monat
- Klappenprothese „alter Bauart" (Björk-Shiley, Starr-Edwards)
- St. n. Aortenklappenersatz plus 3 Risikofaktoren
- St. n. Mitralklappenersatz plus 1 Risikofaktor
  - Risikofaktoren
    - Mechanische Herzklappe
    - Vorhofflimmern
    - erniedrigte linksventrikuläre Aufwurffraktion(<40%)
    - bekannte Hyperkoagulabilität
    - St. n. Thromboembolie
- Vorhofflimmern mit CHA_2DS_2-VASc-Score ≥ 4 Punkte*

NEIN

Niedermolekulare Heparine in
PROPHYLAKTISCHER Dosis
Prä-und postoperativ bis INR >2

JA

Niedermolekulare Heparine in
THERAPEUTISCHER Dosis
bis 36 bis 24 h präoperativ und
innerhalb 8 bis 24 h postoperativ bis INR >2
Bei Niereninsuffizienz:
Unfraktioniertes Heparin in
THERAPEUTISCHER Dosis

■ **Abb. 9.1** Perioperatives Management bei Patienten mit oraler Antikoagulation. *INR* International Normalized Ratio der Thrombinzeit (Quick); *CHA_2DS_2-VASc-Score:* Punkte addieren für C = Herzinsuffizienz (1 Punkt), H = Hypertonie (1 Punkt), A = Alter (>75 Jahre = 2 Punkte), D = Diabetes mellitus (1 Punkt), S = zerebrovaskulärer Insult/TIA (2 Punkte), V = Gefäßerkrankungen (z. B. KHK mit Myokardinfarkt, PAVK, schwere Verkalkung der Aorta, 1 Punkt), A = Alter 65–74 Jahre (1 Punkt), S = Geschlecht (Frauen, nur wenn >65 Jahre (1 Punkt)

9.6.3   Empfehlungen zur perioperativen Vorgehensweise bei oraler Antikoagulation oder Thrombozytenaggregationshemmung

Im Folgenden werden Empfehlungen zur Vorgehensweise bei Patienten mit oraler Antikoagulation (■ Abb. 9.1) sowie mit Thrombozytenaggregationshemmung (■ Abb. 9.2) dargestellt.

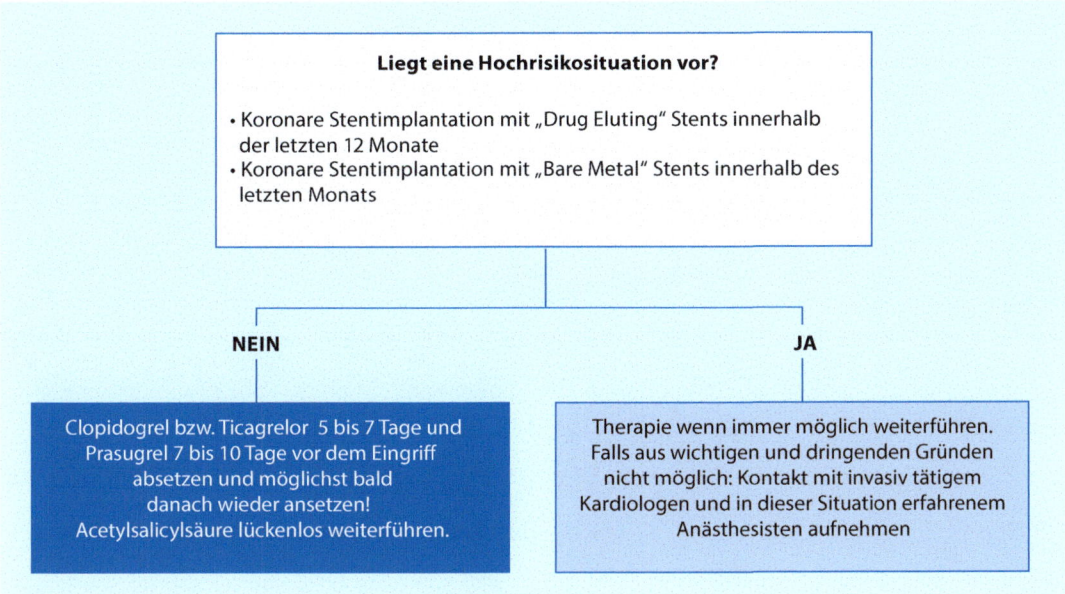

Abb. 9.2 Perioperatives Management bei Patienten mit Thrombozytenaggregationshemmung

Literatur

Albaladejo P, Marret E, Piriou V, Samama CM (2006) Management of oral antiplatelet treatment for patients with coronary stents. Ann Fr Anesth Reanim 25: 796–798

Deutsche Gesellschaft für Anästhesiologie und Intensivmedizin (2005) Thromboembolieprophylaxe bei peripheren Blockadetechniken zur Regionalanästhesie. Leitlinie der Deutschen Gesellschaft für Anästhesiologie und Intensivmedizin. Anästh Intensivmed 46: 319–322

Eagle KA, Berger PB, Calkins H et al. (2002) ACC/AHA guideline update for perioperative cardiovascular evaluation for noncardiac surgery–executive summary a report of the American College of Cardiology/American Heart Association Task Force on Practice Guidelines (Committee to Update the 1996 Guidelines on Perioperative Cardiovascular Evaluation for Noncardiac Surgery). Circulation 105: 1257–1267

Gogarten W, Vandermeulen E, Van Aken H, Kozek S, Llau JV, Samama CM; European Society of Anaesthesiology (2010). Regional anaesthesia and antithrombotic agents: recommendations of the European Society of Anaesthesiology. Eur J Anaesthesiol 27: 999–1015

Horlocker TT, Wedel DJ, Rowlingson JC, Enneking FK, Kopp SL, Benzon HT, Brown DL, Heit JA, Mulroy MF, Rosenquist RW, Tryba M, Yuan CS (2010). Regional anesthesia in the patient receiving antithrombotic or thrombolytic therapy: American Society of Regional Anesthesia and Pain Medicine Evidence-Based Guidelines (Third Edition). Reg Anesth Pain Med ;35: 64–101

Kozek-Langenecker SA, Fries D, Gutl M et al. (2005) Lokoregionalanästesien unter gerinnungshemmender Medikation. Empfehlungen der Arbeitsgruppe Perioperative Gerinnung (AGPG) der Österreichischen Gesellschaft für Anästhesiologie und Intensivmedizin (ÖGARI). Anaesthesist 54: 476–484

Analgosedierung bei Regionalanästhesie

Thierry Girard

J. Birnbaum, R. Albrecht (Hrsg.), *Ultraschallgestützte Regionalanästhesie*,
DOI 10.1007/978-3-642-20167-7_10, © Springer-Verlag Berlin Heidelberg 2013

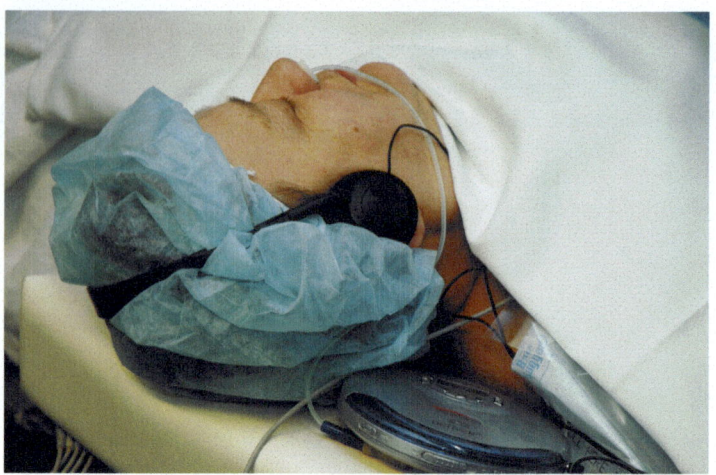

Abb. 10.1 Analgosedierter Patient

Eine Analgosedierung während einer Regionalanästhesie kann den Patientenkomfort erhöhen. (■ Abb. 10.1). Trotzdem ist es nicht Zweck einer Analgosedierung, einen zur Regionalanästhesie ungeeigneten Patienten „ruhig zu stellen". In diesem Falle ist eine Allgemeinanästhesie vorzuziehen.

Beim Erwachsenen wird davon abgeraten, die eigentliche Punktion für Regionalanästhesien unter Allgemeinanästhesie oder unter tiefer Analgosedierung durchzuführen, weil die Schmerzreaktion eines Patienten als „Warnsystem" vor potenziellen Nervenschädigungen verstanden wird. Des Weiteren kann ein wacher, kooperativer Patient wertvolle Rückmeldungen z. B. zu Parästhesien, Schmerzen oder frühen Intoxikationssymptomen geben. Aus demselben Grund sollte eine tiefere Sedierung, wenn überhaupt, erst nach Anlage der Regionalanästhesie begonnen werden. Selbstverständlich können moderate Dosen von Analgetika oder Sedativa auch vor der Nervenblockade appliziert werden. Das stellt gerade bei Frakturen für den Patienten eine wesentliche Erleichterung dar.

Zur Analgosedierung werden Substanzen eingesetzt, die grundsätzlich auch bei einer Allgemeinanästhesie Verwendung finden. Entsprechend ist mit Vorsicht und nach Wirkung zu dosieren. Es ist wichtig, von den verwendeten Pharmaka neben der korrekten Dosierung auch die wichtigsten Nebenwirkungen sowie deren Komplikationen zu kennen und behandeln zu können. In Bezug auf die Einhaltung der Nüchternzeit (2 Stunden für klare Flüssigkeiten) unterscheiden sich Regionalanästhesien nicht von Allgemeinanästhesien.

Eine Sedierung (Bispektralindex [BIS] unter 80) kann bei Risikogruppen (u. a. Alter >65, präoperativ kognitive Einschränkung, Hör- oder Sehbehinderung) das Auftreten eines postoperativen Delirs begünstigen.

10.1 Monitoring

Während einerseits schon die bei Regionalanästhesie oft hohe Lokalanästhetikadosierung ein adäquates Monitoring des Patienten verlangt, wird dieses im Rahmen einer Analgosedierung besonders wichtig. Hierzu gehören eine Kreislaufüberwachung mittels automatischer Blutdruckmessung und Elektrokardiogramm sowie eine kontinuierliche Überwachung der Sauerstoffsättigung mittels Pulsoxymetrie. Eine intravenöse Verweilkanüle stellt die Medikamentenapplikation sicher. Optional wird nasal oder per Maske Sauerstoff angeboten.

Tipp Das Fixieren des sonst für die Allgemeinanästhesie verwendeten Kapnometrieschlauches in der Nähe von Mund und Nase oder unter der Sauerstoffmaske ermöglicht eine orientierende Kapnometrie unter Spontanatmung.

10.2 Pharmaka

Sedative und analgetische Komponenten der Analgosedierung können nicht immer streng getrennt werden. Während Opiate in der Regel eine sedative Komponente besitzen, weisen Sedativa kein wesentliches analgetisches Potenzial auf.

Für eine intraoperative Sedierung eignen sich Medikamente mit einer kurzen Halbwertszeit. Dies vermindert einerseits das Bedürfnis einer postoperativen Überwachung, andererseits schätzen es die meisten Patienten, postoperativ frühzeitig ganz wach zu sein. Dies v. a. deshalb, weil die Regionalanästhesie in der Regel eine über die Operationsdauer hinausreichende Analgesie gewährt.

Die wichtigsten pharmakokinetischen Parameter und pharmakologischen Besonderheiten der gängigen Analgetika und Sedativa sind in ▢ Tab. 10.1 zusammengefasst. Im Text wird zusätzlich knapp auf wesentliche Punkte ausgewählter Substanzen eingegangen.

Cave! Bei bestimmten Patienten ist eine Analgosedierung besonders vorsichtig durchzuführen. Zu diesen gehören Patienten mit einem erhöhten Atemdepressionsrisiko oder verminderten Sauerstoffreserven, wie z. B. sehr adipöse Patienten oder solche mit einem Schlafapnoesyndrom. Bei kardial kompromittierten Patienten ist der kardiodepressiven Wirkung praktisch aller hier erwähnten Medikamente Rechnung zu tragen.

10.2.1 Opioide

Opioide wirken sowohl zentral, als auch peripher über Opiatrezeptoren. Neben einer Analgesie gehört eine Sedierung zum Wirkungsspektrum. Die wichtigsten Nebenwirkungen bei der intravenösen Applikation sind eine Atemdepression, sowie Nausea und Vomitus.

Die notwendige Dosis zeigt sehr hohe interindividuelle Unterschiede, daher muss zwingend nach Wirkung dosiert werden.

Alfentanil

Aufgrund eines schnellen Wirkungseintrittes (ca. 90 s) und einer relativ kurzen Wirkdauer von ca. 20 min ist Alfentanil für die Blockade kurzdauernder Schmerzreize, wie z. B. Lagerung und Anlage der Regionalanästhesie bei Frakturen, geeignet. Nausea und Vomitus scheinen bei Alfentanil etwas seltener zu sein.

◨ **Tab. 10.1** Eigenschaften und Dosierungen der häufigsten zur Analgosedierung verwendeten Medikamente

Medikament	Intravenöse Dosierung beim Erwachsenen*	Pharmakokinetik	Bemerkungen
Morphin	1–2 mg i.v.	Anschlagszeit: 1–3 min Wirkdauer: 4 h	Histaminliberation, hohes sedatives Potential, Bradykardien
Pethidin	10–25 mg i.v.	Anschlagszeit: 1–3 min Wirkdauer: 1–3 h	Atropin-like, Mydriasis, in hoher Dosis kardiodepressiv, Anwendung auch bei Shivering
Piritramid	3–5 mg i.v.	Anschlagszeit: 5 min Wirkdauer: 4–6 h	
Fentanyl	0,5 µg/kgKG i.v.	Anschlagszeit: 3–5 min Wirkdauer: 30–60 min	Kumuliert bei repetitiver Dosis, speziell bei älteren Patienten
Alfentanil	15 µg/kgKG i.v.	Anschlagszeit: 90 s Wirkdauer: 10–20 min	Seltener Nausea/Vomitus als andere Opioide; mögliche Thoraxrigidität bei rascher Injektion
Remifentanil	0,05–0,1 µg/kgKG/min	Anschlagszeit: 1 min Wirkdauer: 3–5 min	Bolus bei Patienten in Spontanatmung nicht empfohlen, Bradykardie
Midazolam	0,5–1 mg i.v.	Anschlagszeit: 1–3 min Wirkdauer: ca. 30 min	
Propofol	25–100 µg/kgKG/min, 0,3 mg/kgKG Bolus i.v.	Anschlagszeit: 1 min Wirkdauer: 2–8 min	Injektionsschmerz, negativ inotrop, sympatholytisch, atemdepressiv; rasches und angenehmes Erwachen mit wenig Überhang
Ketamin	0,2–0,5 mg/kgKG i. v.	Anschlagszeit: 1 min Wirkdauer: 5–10 min	Psychomimetische, halluzinogene Nebenwirkungen (Kombination mit Benzodiazepin empfohlen); sympathomimetisch

*Mit Ausnahme der Dosierungen für kontinuierliche Applikation (Propofol, Remifentanil) handelt es sich um einzelne Boli, welche bis zum erwünschten Effekt repetiert werden können.

10

Remifentanil

Die analgetische Potenz von Remifentanil ist ähnlich derjenigen von Fentanyl. Remifentanil zeichnet sich durch einen raschen Wirkungseintritt (ca. 1 min, ähnlich wie Alfentanil) sowie eine rasche Metabolisierung durch unspezifische Plasma- und Gewebeesterasen aus. Die Plasmahalbwertszeit von Remifentanil ist von der Infusionsdauer unabhängig (konstante kontextsensitive Halbwertszeit).

Aufgrund des tiefen Verteilungsvolumens sollte Remifentanil nach idealem Körpergewicht dosiert werden. Im Gegensatz zu anderen Opioiden sind interindividuelle Unterschiede in der notwendigen Remifentanildosis relativ gering. Die Kombination mit Propofol oder Midazolam ist im Hinblick auf die Atemdepression synergistisch und entsprechend vorsichtig zu gestalten.

Remifentanilboli müssen aufgrund der erhöhten Gefahr von Bradykardien über mindestens 30 s injiziert werden. Aufgrund der zu erwartenden Atemdepression sind jedoch Bolusapplikation beim spontanatmenden Patienten nicht zu empfehlen und eine kontinuierliche Applikation via Spritzenpumpe vorzuziehen.

10.2.2 Sedativa

Als Sedativa bei Regionalanästhesien sind die intravenös applizierbaren und kurz wirksamen Medikamente Midazolam und Propofol besonders geeignet. Beide Substanzen wirken über eine Verstärkung zentraler GABA-Rezeptoren. Als Benzodiazepin besitzt Midazolam zudem eine ausgesprochene amnestische Wirkung, welche auch schon bei nichtsedativen Dosierungen zum Tragen kommt.

Propofol

Die gute Steuerbarkeit, sowie das vom Patienten subjektiv als angenehm empfundene Einschlafen und Erwachen haben Propofol zu großer Beliebtheit verholfen. Ein rasches Aufwachen sowie geringer postoperativer „Überhang" sind herausragende Eigenschaften von Propofol, weshalb es immer häufiger auch von anderen Fachspezialitäten, wie z. B. Pneumologen, Gastroenterologen oder Kardiologen eingesetzt wird. Allerdings darf dabei das Nebenwirkungsprofil nicht vergessen werden: negative Inotropie, Sympathikolyse, Atemdepression und Injektionsschmerz.

Patienten höheren Alters, mit Hypovolämie oder einer linksventrikulären Funktionsstörung (koronare Herzkrankheit) reagieren auf die negative Inotropie sowie Sympathikolyse besonders empfindlich.

Aufgrund einer verminderten Clearance, wie auch eines kleineren Verteilungsvolumens ist sowohl die Induktions- wie auch die Erhaltungsdosis bei älteren Patienten deutlich zu reduzieren.

Die Inzidenz des Injektionsschmerzes kann durch vorgängige Injektion von Opioiden, Lidocain 1 % oder Applikation in eine größere Vene vermindert werden.

Propofol ist aufgrund der kurzen Halbwertszeit und der raschen Äquilibration zwischen Blut und Gehirn gut titrierbar und eignet sich zur kontinuierlichen Applikation mittels Spritzenpumpe. Analgetische und amnestische Wirkungen von Propofol sind minimal.

Ketamin

Ketamin hat eine hohe amnestische, analgetische und sedative Potenz bei praktisch fehlender Atemdepression. Der Hauptnachteil von Ketamin liegt im Nebenwirkungsprofil, v. a. der psychomimetischen Wirkung, unter welcher es beim Erwachen zu deliranten Zustandsbildern und Halluzinationen kommen kann.

10.3 Klinische Beispiele

Im Folgenden einige Beispiele möglicher Konzepte einer Analgosedierung, die als Beispiele und nicht als Kochbuchrezepte zu verstehen sind. Auch die Kontraindikationen einer Analgosedierung sind zu beachten.

Cave! Bei aspirationsgefährdeten Patienten (fehlende Nüchternheit, Reflux etc.) ist eine tiefe Analgosedierung kontraindiziert!

■ **Regionalanästhesie zur Frakturversorgung**

Schon die Lagerung kann schmerzhaft sein. Wird zur Blockade eine Nervenstimulation eingesetzt, so sind hierbei Schmerzen an der Fraktur häufig.

Alfentanil 15 μg/kgKG als Bolus i.v. ca. 90 s vor der Lagerung. Bei Bedarf vor der Nervenstimulation in halber Dosierung wiederholen.

Alternativ: Fentanyl 2 μg/kgKG als Bolus i.v., hat jedoch eine längere Anschlagszeit.

■ **Ängstlicher Patient, wünscht intraoperative Sedierung**

Fentanyl 2 μg/kgKG i.v. 3-5 min vor der Punktion.

Intraoperativ: Propofolperfusor mit 25-75 μg/kgKG/min (d. h. bei 80 kg: 2-6 mg/min, entsprechend 120-360 mg/h, bei Propofol 1 %: 12-36 ml/h).

Alternativ: Midazolam 1-2 mg i. v. Hat den Nachteil einer längeren Wirkungszeit und somit postoperativer Sedierung.

■ **Intraoperativ partiell insuffiziente Regionalanästhesie**

Cave! Zu beachten ist die synergistische atemdepressive Wirkung der Kombination.

Remifentanilperfusor 0,05-0,1 μg/kgKG/min (d. h. bei 80 kg: 240-480 μg/h, entsprechend 12-24 ml/h bei Remifentanil 20 μg/ml), evtl. in Kombination mit niedrig dosiertem Propofolperfusor 25-75 μg/kgKG/min (d. h. bei 80 kg: 2-6 mg/min, entsprechend 120-360 mg/h, bei Propofol 1 %: 12-36 ml/h).

Alternativ: Midazolam 1-2 mg i.v. kombiniert mit Ketamin 0,2-0,5 mg/kgKG i.v., bei Bedarf repetiert.

Tipp
– Lokalanästhesie durch den Operateur als Option nicht vergessen.
– Eine klar insuffiziente Regionalanästhesie wird evtl. besser in eine Allgemeinanästhesie konvertiert.
– Das Augenöffnen erst auf Ansprache ist ein gutes Maß für eine ausreichende Sedierung zur Anlage einer Nervenblockade.

Literatur

Ayoub CM, Rizk LB, Yaacoub CI, Gaal D, Kain ZN (2005) Music and ambient operating room noise in patients undergoing spinal anesthesia. Anesth Analg 100: 1316–1319
Deng XM, Xiao WJ, Luo MP, Tang GZ, Xu KL (2001) The use of midazolam and small-dose ketamine for sedation and analgesia during local anesthesia. Anesth Analg 93: 1174–1177
Holas A (2003) Sedation for locoregional anaesthesia. Adv Exp Med Biol 523: 149–159
Hu P, Harmon D, Frizelle H (2007) Patient comfort during regional anesthesia. J Clin Anesth 19: 67–74
Nemethy M, Paroli L, Williams-Russo PG, Blanck TJ (2002) Assessing sedation with regional anesthesia: inter-rater agreement on a modified Wilson sedation scale. Anesth Analg 94: 723–728
Servin FS, Raeder JC, Merle JC et al. (2002) Remifentanil sedation compared with propofol during regional anaesthesia. Acta Anaesthesiol Scand 46: 309–315
Steiner LA (2011) Postoperative delirium. Part 1: pathophysiology and risk factors. European Journal of Anaesthesiology (2011) 28 628–636

Besonderheiten der peripheren Regionalanästhesie bei Kindern

Volker Lesch

J. Birnbaum, R. Albrecht (Hrsg.), *Ultraschallgestützte Regionalanästhesie*,
DOI 10.1007/978-3-642-20167-7_11, © Springer-Verlag Berlin Heidelberg 2013

Die periphere Regionalanästhesie wird in der Regel in Allgemeinanästhesie vor Beginn der operativen Stimulation durchgeführt und dient der additiven intraoperativen und der postoperativen Analgesie. Neben der postoperativen Analgesie profitieren unsere kleinen Patienten vom erniedrigten intraoperativen Analgetikabedarf, daher kürzeren Erholungszeiten und einer verringerten PONV-Rate.

Zur Verhinderung punktionsbedingter Nervenläsionen sollte, wenn möglich, immer eine Nervenstimulation und ultraschallgesteuerte Darstellung der Zielstrukturen vorgenommen werden.

11.1 Besonderheiten der Lokalanästhetikawirkung beim Kind

Die vollständige Myelinisierung der Nervenzellen erfolgt erst im 2. Lebensjahr, weshalb Lokalanästhetika leichter in die Nervenzelle diffundieren.

Insbesondere bei Neugeborenen und Säuglingen gibt es im Vergleich zu Erwachsenen Unterschiede im Bezug auf den Lokalanästhetikametabolismus. Bei einem im Vergleich zum Erwachsenen erhöhten Herzzeitvolumen werden die Lokalanästhetika schnell ins Gefäßsystem resorbiert und verteilt. Das Verteilungsvolumen ist im Vergleich zum Erwachsenen erhöht, so dass niedrigere Spitzenspiegel der Lokalanästhetika entstehen. Gleichzeitig kann man aufgrund der niedrigeren Konzentration von Plasmaproteinen (Alpha-1-Glykoprotein, Albumin) im Serum einen höheren Anteil freier Lokalanästhetika finden. Eine verminderte hepatische Clearance führt zu verlängerten Lokalanästhetika-Halbwertszeiten mit Akkumulationsgefahr bei repetitiver oder kontinuierlicher Gabe.

Die empfohlenen Höchstdosierungen der Lokalanästhetika sollten bei jeder Applikation beachtet werden. Es wird zudem ausschließlich die Verwendung von Lokalanästhetika vom Amid-Typ in stabilisatorfreier Lösung empfohlen.

Die Beimischung von Clonidin verlängert die Wirkdauer der Lokalanästhetika deutlich und verringert die Inzidenz von postoperativer Agitation, PONV und Shivering. In einer Dosierung von 1–2 µg/kgKG Clonidin treten keine relevanten hämodynamischen Nebenwirkungen auf. Bei Kindern im Alter unter 6 Monaten können verzögert Apnoephasen auftreten. Es muss deshalb auf eine adäquate Überwachung postoperativ geachtet werden.

11.1.1 Allgemeine und relative Kontraindikationen der peripheren Regionalanästhesie

Diese entsprechen im Wesentlichen denjenigen im Erwachsenenalter (▶ Kap. 5). Relative Kontraindikationen verlangen immer nach einer (gut dokumentierten) Risiko-Nutzen-Abwägung.

Die interskalenäre und axilläre Plexusblockade, die N.-femoralis-

Blockade, die proximale und distale Ischiadikusblockade, der Paravertebralblock sowie der Transversus-abdominis-plane-Block können beim Kind in Analogie zum in diesem Buch beschriebenen Vorgehen beim Erwachsenen durchgeführt werden und sind in diesem Kapitel nicht oder teilweise nur ergänzend dokumentiert.

11.2   Sonoanatomie der Bauchwand

In den folgenden Abbildungen ist die Sonoanatomie der Bauchwand eines 8 Jahre alten Kindes auf Höhe des Bauchnabels (Querschnitt mit Blick von distal auf die Schallebene) mit Bildabfolge von medial nach lateral dargestellt (■ Abb. 11.1, ■ Abb. 11.2, ■ Abb. 11.3). Die entspricht einem Verschieben des Schallkopfes vom Bauchnabel nach lateral. Hiermit sollen die anatomischen Verhältnisse in dieser Region illustriert werden. Das Verständnis für die Topographie dieser Strukturen ist die Grundlage für die Durchführung von den im Folgenden erläuterten Blockaden der Bauchwand.

11.3   Ilioinguinalis-/Iliohypogastrikusblockade

11.3.1 Indikationen

Analgesie bei Leistenoperationen, z. B. Orchidopexie (bei tiefer skrotaler Inzision ist eine zusätzliche lokale Infiltration empfehlenswert), Leistenhernie, Hydrozele, Varikozele.

11.3.2 Spezielle Kontraindikationen

Relative Kontraindikation: inkarzerierte Hernie.

◘ **Abb. 11.1** Sonographische Darstellung der Bauchwand, Querschnitt medial auf Höhe des Bauchnabels eines 8 Jahre alten Kindes: *1* Linea alba; *2* vordere Rektusscheide; *3* M. rectus abdominis; *4* hintere Rektusscheide; *5* Bauchhöhle

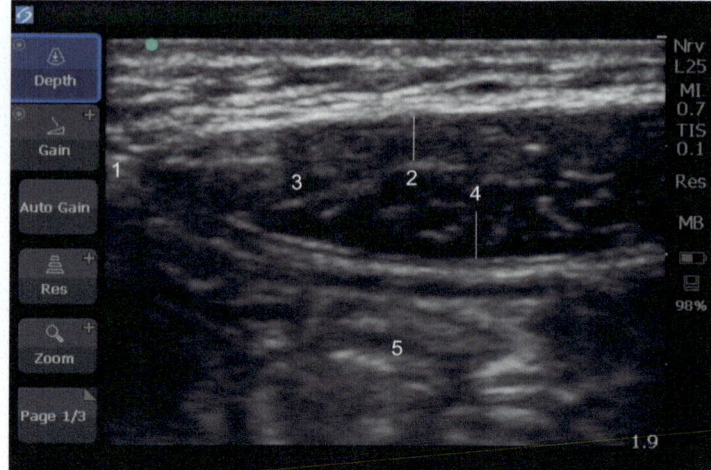

◘ **Abb. 11.2** Sonographische Darstellung der Bauchwand, Querschnitt medio-lateral auf Höhe des Bauchnabels eines 8 Jahre alten Kindes: *1* lateraler Rand des M. rectus abdominis; *2* Faszienspiegel; *3* M. obliquus externus; *4* M. obliquus internus; *5* M. transversus abdominis; *6* Peritoneum; *7* Bauchhöhle

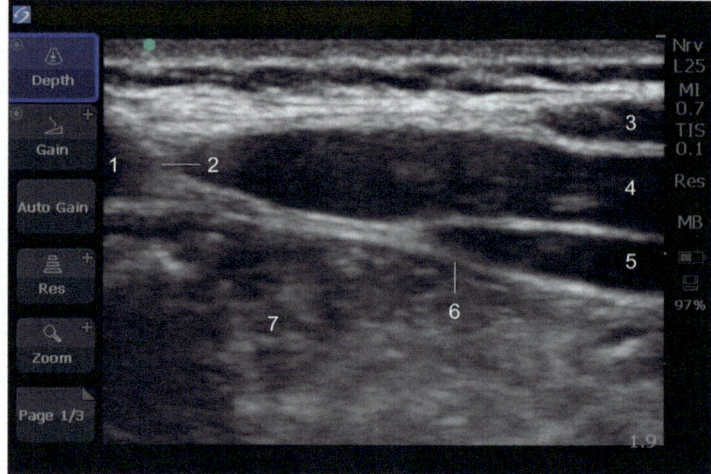

◘ **Abb. 11.3** Sonographische Darstellung der Bauchwand, Querschnitt lateral auf Höhe des Bauchnabels eines 8 Jahre alten Kindes: *1* subkutanes Fettgewebe; *2* M. obliquus externus; *3* M. obliquus internus; *4* M. transversus abdominis; *5* Peritoneum; *6* Bauchhöhle

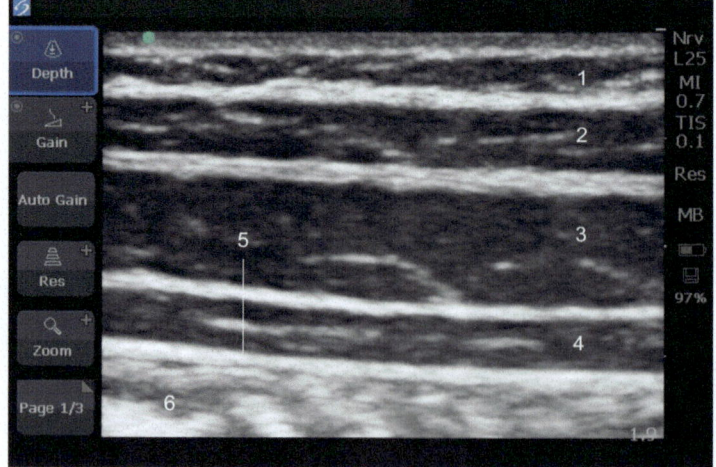

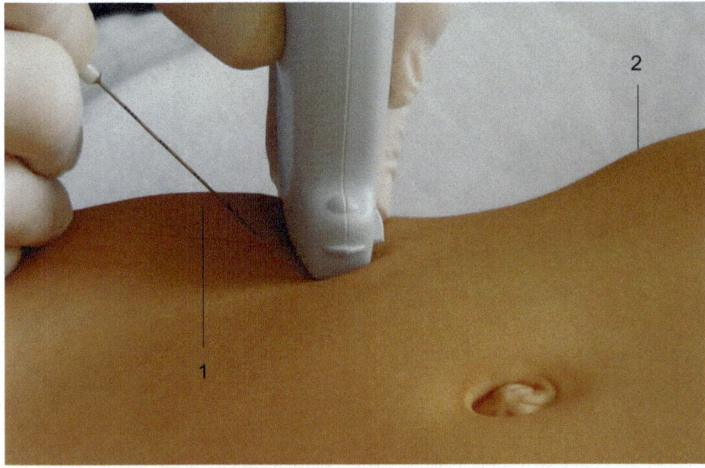

◘ **Abb. 11.4** Beispiel für Schallkopf- und Nadelhaltung beim rechtsseitigen Ilioinguinalis-/Iliohypogastrikus-Block: *1* Beckenkamm, *2* Rippenbogen

11.3.3 Spezielle Komplikationen und Nebenwirkungen

Es kann zu einer Verletzung intraperitonealer Organe oder zu einer intraabdominellen Injektion der Lokalanästhetika kommen. Daher sollte diese Blockade am besten ultraschallgestützt durchgeführt werden. Selten kann es zu einer N.-femoralis-Blockade kommen, die vor Mobilisation des Patienten überprüft werden sollte.

11.3.4 Anatomie

Die eng benachbarten Nn. ilioinguinalis und iliohypogastricus verlaufen fast parallel in der kaudalen Bauchwand medial der Spina iliaca anterior superior zwischen M. obliquus internus und M. transversus abdominis. Eine wichtige oberflächliche Landmarke ist die ipsilaterale Spina iliaca anterior superior.

11.3.5 Lagerung

Rückenlage.

11.3.6 Sonographische Darstellung

Der Anästhesist steht seitlich neben dem Patienten auf der zu versorgenden Seite. Der Schallkopf wird leicht kranial und medial der Spina iliaca anterior superior aufgelegt (◘ Abb. 11.4) und die Bauchwandschichten und die beiden Nerven werden sonographisch dargestellt (◘ Abb. 11.5).

◼ **Abb. 11.5** Ultraschallbild der linken
Bauchwand, medial der Spina iliaca
anterior superior mit Blick von kaudal
auf die Schallebene

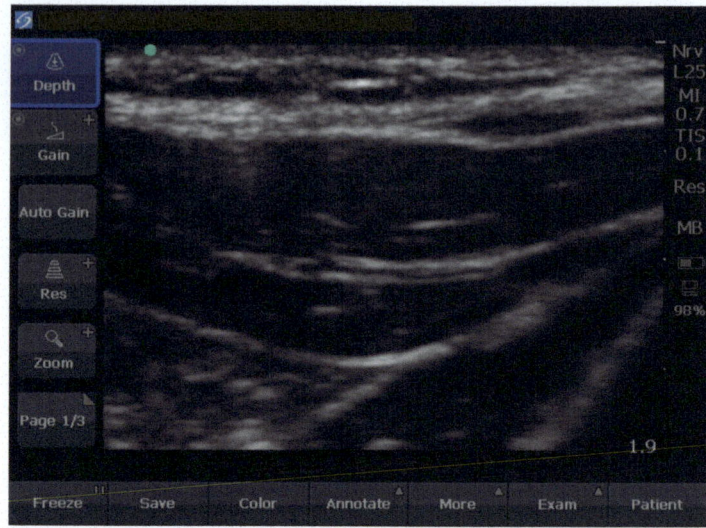

◼ **Abb. 11.6** Schema des Ultraschallbildes: *1* subkutanes Fettgewebe, *2* M. obliquus internus, *3* N.
ilioinguinalis/N. iliohypogastricus,
4 M. transversus abdominis, *5* Peritoneum, *6* Darmschlinge

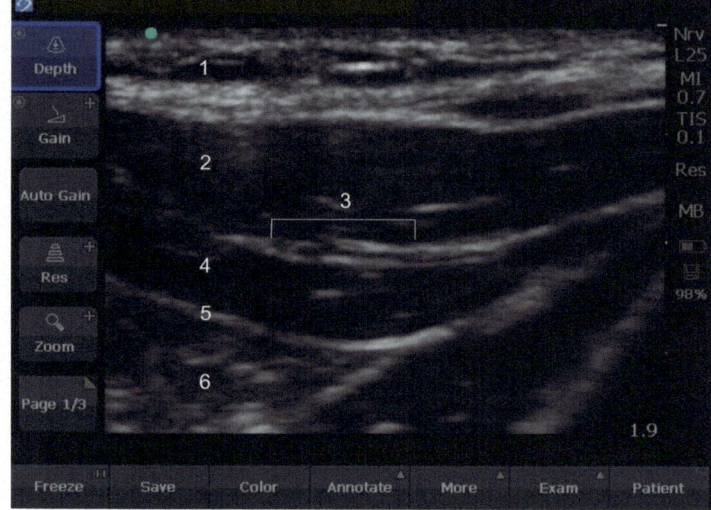

11.3.7 Ultraschallgestützte Punktion

Positionierung der Punktionskanüle in Out-of-plane-Technik nerven-
nah zwischen M. obliquus internus und M. transversus abdominis. Die
Lokalanästhetikaapplikation erfolgt unter Sicht, bis die Nerven gut
umspült sind, z. B. 0,2–0,3 ml/kgKG Ropivacain 0,2–0,375 % pro Seite.

Die maximal mögliche Lokalanästhetikamenge ist jedoch bei einer ultraschallgestützten Punktion zur suffizienten Umspülung der
Nerven meist nicht nötig. Durch hohe Dosen Lokalanästhetika wird
zudem das Risiko einer nichtgewollten Femoralisblockade erhöht.

11.3.8 Klinisches Beispiel

In den folgenden Abbildungen ist ein Querschnitt der linken kaudalen Bauchwand medial der Spina iliaca anterior superior mit Blick von kaudal auf die Schallebene zu sehen (◘ Abb. 11.5, ◘ Abb. 11.6). Die Punktion erfolgt in Out-of-plane-Technik von kaudal nach kranial.

11.3.9 Konventioneller Zugang

Die Punktion erfolgt ca. 1 cm medial der Spina iliaca anterior superior. Die Punktion erfolgt 45° zur Haut und die Stichrichtung geht nach mediokranial. Die stumpfe Nadel wird langsam bis zu einem „Faszienklick" beim Durchtritt durch die Aponeurose des M. obliquus externus vorgeschoben. Die Applikation des Lokalanästhetikums erfolgt zu 75 % subfaszial. Die restliche Dosis (25 %) wird beim Rückzug der Nadel subkutan injiziert.

11.4 Rektusscheidenblock

11.4.1 Indikationen

Analgesie bei Operationen im medianen Nabelbereich, z. B. umbilikale und periumbilikale Chirurgie.

11.4.2 Spezielle Kontraindikationen

Keine.

11.4.3 Spezielle Komplikationen und Nebenwirkungen

Eine Verletzung intraperitonealer Organe ist möglich. Daher sollte diese Blockade ultraschallgestützt erfolgen. Je nach Bauchwanddicke (insbesondere bei Neugeborenen und Kleinkindern) kann die notwendige Eindringtiefe der Nadel nur wenige Millimeter betragen.

11.4.4 Anatomie

Die vorderen Bauchwandäste der thorakalen Spinalnerven 9–12 und des lumbalen Spinalnerven 1 verlaufen im Bereich der Bauchwand zwischen dem M. transversus abdominis und dem M. obliquus internus, um dann zur Innervation der ventralen Bauchhaut den M. rectus abdominis nach ventral zu durchdringen, entsprechend ist eine Blo-

◻ **Abb. 11.7** Beispiel für Schallkopf- und Nadelhaltung beim linksseitigen Rektusscheidenblock: *1* Beckenkamm, *2* Bauchnabel, *3* Rippenbogen

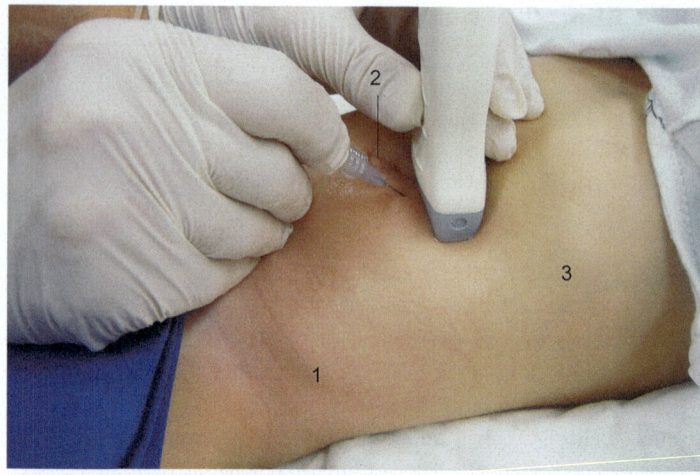

◻ **Abb. 11.8** Ultraschallbild des M. rectus abdominis, Querschnitt linksseitig mit Blick von kaudal auf die Schallebene, entsprechend Abb. 11.7: *1* M. rectus abdominis, *2* hintere Rektusscheide, *3* Bauchhöhle

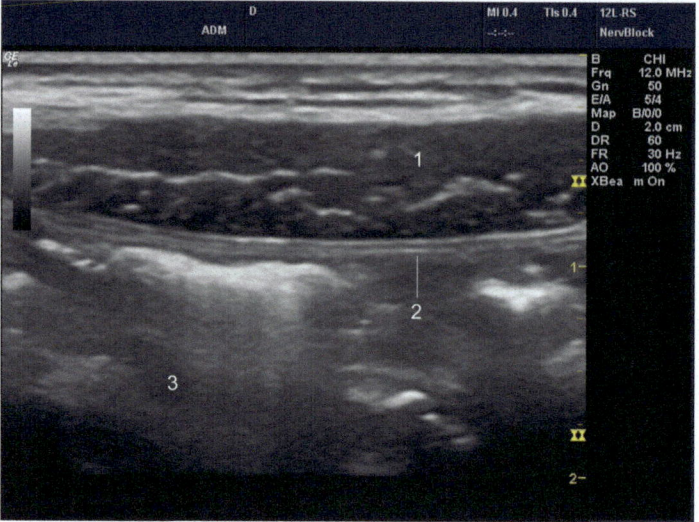

ckade dieser Nerven durch eine Injektion eines Lokalanästhetikums möglich. Die hintere Rektusscheide reicht nur bis zum Bauchnabel, unterhalb des Bauchnabels fehlt sie. Wichtige oberflächliche Landmarke ist der Bauchnabel.

11.4.5 Lagerung

Rückenlage.

11.4.6 Sonographische Darstellung

Der Anästhesist steht seitlich neben dem Patienten. Der Schallkopf wird leicht lateral und kranial des Bauchnabels aufgelegt (◻ Abb. 11.7).

Es werden der M. rectus abdominis und die hintere Rektusscheide als Leitstrukturen identifiziert (🔲 Abb. 11.8).

11.4.7 Ultraschallgestützte Punktion

Die Punktion erfolgt in der Regel beidseitig in Out-of-plane-Technik mit leicht kranialer Punktionsrichtung oder bei Kleinkindern und Säuglingen wegen der sehr dünnen Muskelschichten bevorzugt in In-plane-Technik mit latero-medialer Punktionsrichtung mit einer 24 G Nadel. Es werden 0,2 ml/kgKG Ropivacain 0,2–0,375 % pro Seite zwischen M. rectus abdominis und hintere Rectusscheide injiziert. Bei Neugeborenen und Kleinkindern kann der laterale Rand des M. rectus abdominis teilweise erschwert im Ultraschall darstellbar sein; es empfiehlt sich eine mediale Orientierung.

11.4.8 Klinisches Beispiel

In den folgenden Abbildungen ist die linke periumbilikale Bauchwand im Querschnitt mit Blick von kaudal auf die Schallebene zu sehen (🔲 Abb. 11.9, 🔲 Abb. 11.10). Die Punktion erfolgt in Out-of-plane Technik kaudal des aufgelegten Schallkopfs mit Punktion in Richtung Schallebene. Die Aufnahme zeigt die Situation nach Applikation von Lokalanästhetikum, welches den Muskel nach ventral verdrängt, weg von der hinteren Rektusscheide.

11.4.9 Konventioneller Zugang

Auf Höhe des Nabels erfolgt die bilaterale Punktion mit einer stumpfen Nadel. Bei der Perforation der vorderen Rektusscheide kommt es zu einem „Faszienklick". Danach wird die Nadel noch wenig weiter vorgeschoben und im Bereich der Rektusscheide das Lokalanästhetikum injiziert.

11.5 Transversus-abdominis-plane-Blockade (TAP-Block)

Verwiesen sei hier auch auf das Kapitel zum TAP-Block beim Erwachsenen (▶ Kap. 28).

◘ **Abb. 11.9** Klinisches Beispiel eines Rektusscheidenblocks nach Applikation von wenigen Millilitern des Lokalanästhetikums: beginnende Verlagerung des M. rectus abdominis nach ventral und der hinteren Rektusscheide nach peritoneal

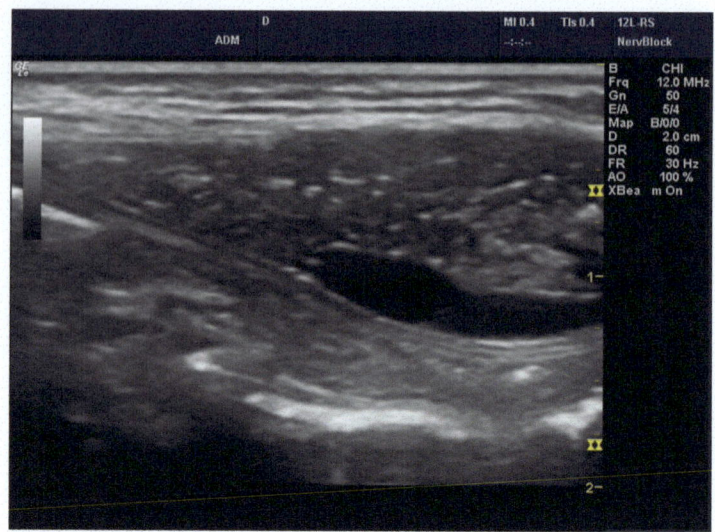

◘ **Abb. 11.10** Schema des klinischen Beispiels eines Rektusscheidenblocks nach Ausbreitung des Lokalanästhetikums: *1* M. rectus abdominis, *2* Lokalanästhetikum, *3* hintere Rektusscheide, *4* Bauchhöhle

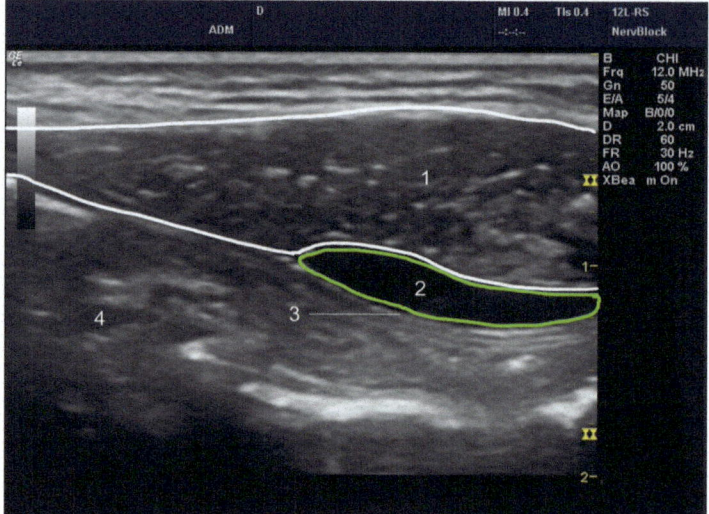

11.5.1 Indikationen

Indikationen, auch ergänzend für die Kinderchirurgie:
- *einseitige* Anlage bei Lumbotomie, einseitiger Rippenbogenrandschnitt (z. B. Pyloromyotomie), konventionell durchgeführte Appendektomie /Cholezystektomie, Kolostomieanlage und Kolostomieverschluss, Knochenspanentnahme aus dem Beckenkamm,
- *beidseitige* Anlage bei medianer Laparotomie, Laparoskopie.

11.5.2 Spezielle Kontraindikationen

Keine. Bei geplanter Lumbotomie den Operateur über Lokalanästhetikum-Depot informieren, da der operative Zugang durch mit Lokalanästhetikum infiltriertes Gebiet führt.

11.5.3 Spezielle Komplikationen und Nebenwirkungen

Verletzung intraperitonealer Organe möglich, daher immer ultraschallgestützte Punktion. Insbesondere bei Neugeborenen und Säuglingen ist die Bauchdecke sehr dünn: Nach wenigen Millimetern kann die Bauchhöhle erreicht werden.

Eine postoperative N.-femoralis-Parese ist möglich und sollte vor Mobilisation des Patienten überprüft werden.

11.5.4 Anatomie

Die laterale Bauchwand besteht aus 3 Muskelschichten: M. obliquus externus, obliquus internus und M. transversus abdominis. Zwischen M. obliquus internus und transversus abdominis verlaufen die vorderen Anteile der thorakalen Spinalnerven 7–12 sowie der lumbalen Spinalnerven 1 und 2. Sie geben je einen seitlichen und vorderen Hautast ab. Wichtige oberflächliche Landmarken sind die Crista iliaca und der untere Rippenbogen.

11.5.5 Lagerung

Rückenlage, bei einseitiger Anlage ist auch Seitenlage möglich, ipsilateralen Arm auslagern.

◧ **Abb. 11.11** Beispiel für Schallkopf- und Nadelhaltung beim Transversus-abdominis-plane-Block: *1* Beckenkamm, *2* Rippenbogen

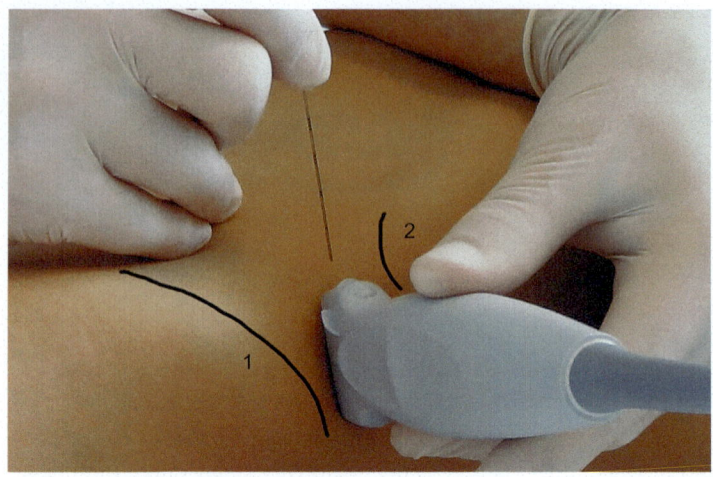

11.5.6 Sonographische Darstellung

Der Anästhesist steht seitlich neben dem Patienten. Der Schallkopf wird zwischen Rippenbogen und Crista iliaca im Bereich der midaxillären Linie aufgelegt (◧ Abb. 11.11). Sonographische Darstellung der Bauchwandschichten lateral des Nabels midaxillär oder leicht lateraler, um alle Schichten gut abgrenzen zu können.

11.5.7 Ultraschallgestützte Punktion

Tipp Da die am weitesten kranial liegenden Nerven beim TAP-Block nicht immer zuverlässig erreicht werden, sollte bei Oberbauchinzisionen auf eine möglichst kraniale und mediale Punktion und Applikation des Lokalanästhetikums geachtet werden.

In-plane-Positionierung der Nadelspitze (24 G) zwischen M. obliquus internus und M. transversus abdominis mit mediolateraler Punktionsrichtung. Unter Lokalanästhetikagabe stellt sich die Ebene unter Verdrängung des M. transversus abdominis nach peritoneal dar. (Bei einseitiger Anlage 1 ml/kgKG Ropivacain 0,2 %, bei beidseitiger Anlage 0,5 ml/kgKG Ropivacain 0,2 % pro Seite, maximal jedoch 30 ml pro Seite).

11.5.8 Klinisches Beispiel

Zur Darstellung eines Querschnittes der Bauchwand bei einem 8-jährigen Kind mit den 3 Muskelschichten, ◧ Abb. 11.1, ◧ Abb. 11.2, ◧ Abb. 11.3. Die folgenden Abbildungen zeigen eine In-plane-Darstellung der bis zur Schicht zwischen den beiden innersten Muskeln vorgeschobenen Punktionsnadel (◧ Abb. 11.12, ◧ Abb. 11.13).

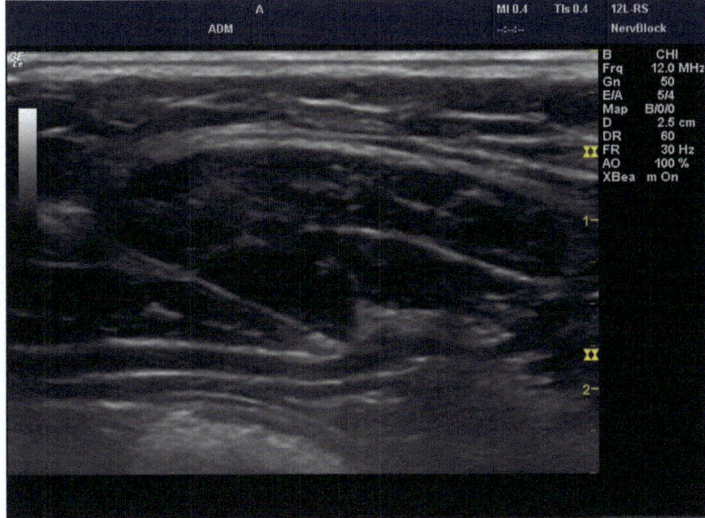

◼ **Abb. 11.12** Klinisches Beispiel eines Transversus-abdominis-plane-Blocks. Die Punktionsnadel ist in In-plane-Technik bis zur Schicht zwischen M. obliquus internus und M. transversus abdominis vorgeschoben

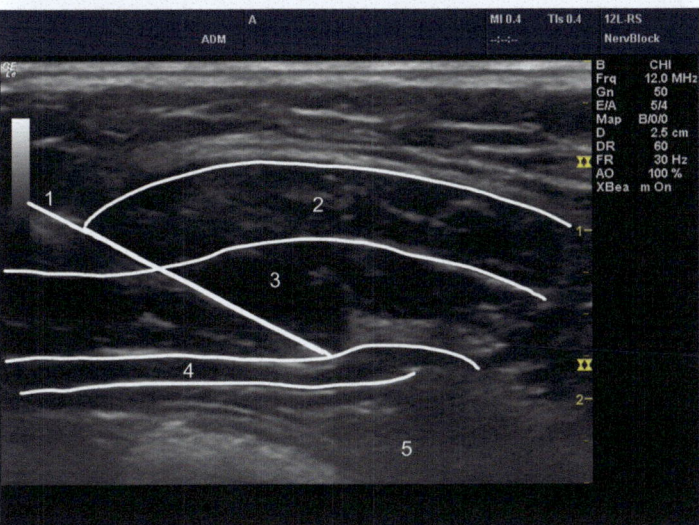

◼ **Abb. 11.13** Schema des Ultraschallbildes beim Transversus-abdominis-plane-Block. Die Punktionsnadel ist in In-plane-Technik bis zur Schicht zwischen M. obliquus internus und M. transversus abdominis vorgeschoben: *1* Punktionsnadel; *2* M. obliquus externus; *3* M. obliquus internus; *4* M. transversus abdominis; *5* Bauchhöhle

11.6   Paravertebralblock

Verwiesen sei auch auf das entsprechende Kapitel zum Paravertebralblock beim Erwachsenen (▶ Kap. 27).

Bisher liegen bei Kindern nur begrenzte Erfahrungen vor. Die Anlage eines Paravertebralblocks ist in Analogie zur Beschreibung im entsprechenden Kapitel möglich. Da das bisher vorhandene Kathetermaterial für Patienten unter 20 kgKG nicht gut geeignet ist, empfehlen wir bei dieser Patientengruppe die Single-shot-Anlage mit wirkungsverlängernden Adjuvanzien wie Clonidin (1–2 µg/kgKG). Weitere Entwicklungen und Erfahrungen in Klinik und Literatur bleiben abzuwarten.

Lokalanästhetikadosierung: 0,5 ml/kgKG Ropivacain 0,2 % (maximal 20 ml).

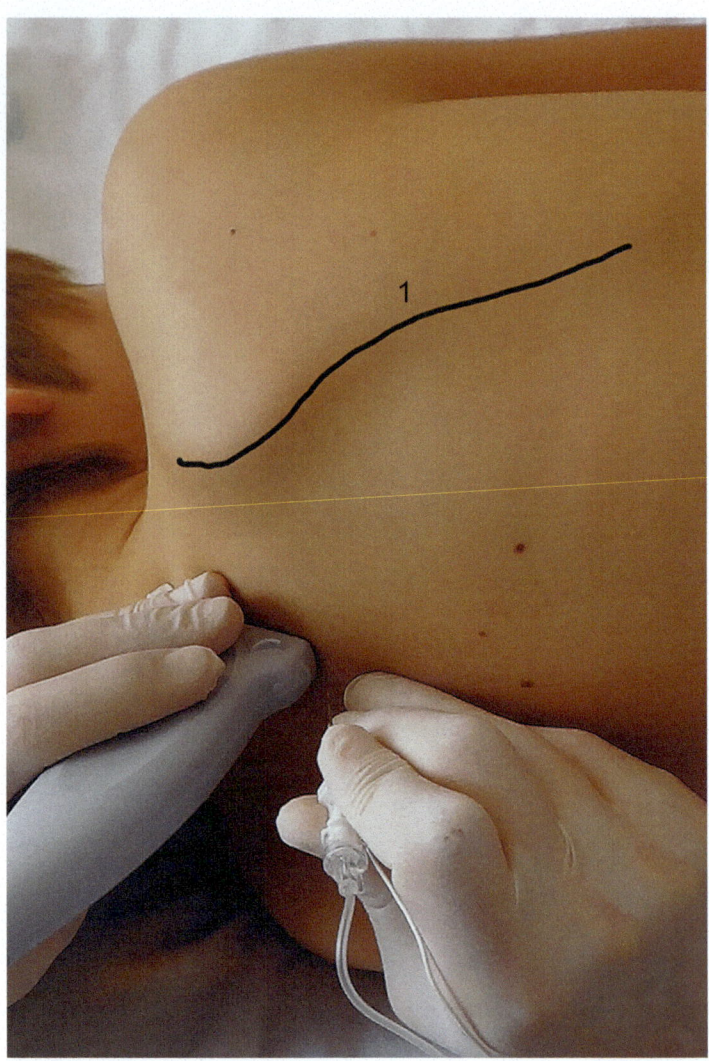

◻ **Abb. 11.14** Beispiel für Schallkopf- und Nadelhaltung beim Paravertebralblock. Patient in Linksseitenlage, Schallkopf paramedian rechts aufgelegt. Punktion in In-plane-Technik mit Nadelführung von kaudal nach kranial: *1* mediale Begrenzung der Skapula

11

11.6.1 Klinisches Beispiel

In folgender Abbildung ist eine von uns durchgeführte Single-shot-Paravertebralblockade zu sehen (◻ Abb. 11.14). Zur Steigerung der Übersichtlichkeit haben wir auf eine Abdeckung verzichtet. Die Ultraschalldarstellung des Paravertebralraums findet sich im entsprechenden Erwachsenenkapitel (▶ Kap. 27).

Literatur

Becke K (2007) Regionalanästhesie im Kindesalter. In: Kretz, FJ, Becke, K (Hrsg) Anästhesie und Intensivmedizin bei Kindern. Thieme, Stuttgart

Eichenberger U, Greher M, Kirchmaier L, Curatolo M, Moriggl B (2006) Ultrasound-
guided blocks of the ilioinguinal and iliohypogastric nerve: accuracy of a selective
new technique confirmed by anatomical dissection. BJA 97:238–243

Richardson J, Lönnquist PA, Naja Z (2011) Bilateral thoracic paravertebral block: potential and practice. Br J Anaesth 106: 164–71

Roberts S (2007) Chapter 7: Regional anaesthetic techniques: peripheral blocks. In:
Doyle E (Hrsg) Paediatric Anaesthesia, Oxford University Press

Suresh S, Chan V (2009) Ultrasound guided transversus abdominis plane block in
infants, children and adolescents: a simple procedural guidance for their perfor-
mance. Pediatric Anesthesia 19: 296–299

Tsui BCH, Suresh S (2010) Ultrasound imaging for regional anesthesia in infants,
children and adolescents. A review of current literature and its application in the
practice of extremity and trunk blocks. Anesthesiology 112:472–92

Willscke H, Marhofer P, Bösenberg A et al (2005) Ultrasonography for ilioinguinal/
iliohypogastric nerve blocks in children. BJA 95:226–230

Willscke H, Bösenberg A, Marhofer P et al (2006) Ultrasonographic-guided rectus
sheath block in pediatric anaesthesia: a new approach to an old technique. BJA
97: 244–249

Willschke H, Kettner S (2012) Pediatric regional anesthesia: abdominal wall blocks.
Pediatric Anesthesia, 22: 88–92

Sicherheitskonzept Regionalanästhesie

Jürgen Birnbaum, Edda Klotz, Friederike Kuhlmey

J. Birnbaum, R. Albrecht (Hrsg.), *Ultraschallgestützte Regionalanästhesie*,
DOI 10.1007/978-3-642-20167-7_12, © Springer-Verlag Berlin Heidelberg 2013

Die Sicherheit der Patienten steht bei jeder medizinischen Behandlung im Mittelpunkt. Dies wurde schon im Hippokratischen Eid im 1. Jahrhundert n. Chr. mit dem Grundsatz „Primum nil nocere" festgeschrieben.

12.1   Sicherheit in der Regionalanästhesie

Im Rahmen der Regionalanästhesie kann man zwischen der Sicherheit für den Patienten und der Sicherheit für den durchführenden Anästhesisten unterscheiden. Aus Patientensicht liegt der Fokus dabei auf möglichst risikoarmen Verfahren, einer suffizienten Analgesie und einem positiven Effekt des Verfahrens auf das klinische Outcome. Für den Anästhesisten stehen neben risikoarmen, etablierten Verfahren mit standardisiertem Vorgehen (Standard Operating Procedure) auch eine suffiziente Ausbildung und forensische Sicherheit im Vordergrund.

12.2   Sicherheitskonzept

Um die Sicherheit für Patienten und Anästhesisten zu erhöhen, sollte das Risiko für Komplikationen maximal reduziert werden. Die allgemeinen Komplikationen regionalanästhesiologischer Verfahren sind Nervenläsionen, Infektionen und Lokalanästhetikaintoxikationen. Diese sind bis auf leichte Infektionen sehr selten. Insofern ist es statistisch, aufgrund zu kleiner Fallzahlen, sehr schwierig Evidenz für die Überlegenheit bestimmter Verfahren hinsichtlich geringerer Komplikationsraten zu finden.

Mit dem Ziel die Sicherheit für die Patienten (und den Anästhesisten) zu erhöhen ist es sinnvoll, alle bekannten und möglichen sicherheitsrelevanten Punkte einem **Sicherheitskonzept** zu vereinen.

Dies umfasst die gesamte Betreuung des Patienten vom Prämedikationsgespräch über die Vorbereitung und Durchführung des regionalanästhesiologischen Verfahrens bis zur Überwachung im Akutschmerzdienst sowie die Ausbildung der beteiligten Ärzte und Pflegekräfte. Im Folgenden sollen einige relevante Punkte in diesem Zusammenhang näher beleuchtet werden.

12.2.1   Patientenauswahl

Bei der Auswahl des Patienten für ein regionalanästhesiologisches Verfahren steht die klare Indikationsstellung im Mittelpunkt. Dabei sollte eine sorgfältige Risiko-Nutzen-Analyse erfolgen. Außerdem sollte die Anlage eines Regionalanästhesieverfahrens mit dem Operateur bzw. dem unmittelbar behandelnden Arzt abgestimmt werden.

Des Weiteren ist bei der Patientenauswahl auf das individuelle Risikoprofil des Patienten zu achten. Dazu gehören die Gerinnungsanamnese und das Management einer eventuell notwendigen Antikoagulanzientherapie perioperativ.

Zusätzlich muss das jeweilige Infektionsrisiko beachtet und berücksichtigt werden. Dabei sollten die infrage kommenden Punktionsstellen inspiziert werden, um bereits vorbestehende Hautveränderungen zu identifizieren.

Auch den individuellen Vorerkrankungen des Patienten muss gründlich nachgegangen werden. Dabei ist unter anderem auf spezielle Kontraindikationen, vorbestehende neurologische Defizite und implantierte Fremdkörper (Port, Herzschrittmacher) zu achten. Vorbestehende Nervenschäden (nicht nur am zu blockierenden Nerv) stellen eine relative Kontraindikation für Nervenblockaden dar. Hier sollte abgewogen werden, was eine zusätzliche Nervenschädigung, die nie voll ausgeschlossen werden kann, für den Patienten im speziellen Fall bedeuten würde.

Nicht zuletzt ist die Patienten-Compliance ein bestimmender Faktor für die Eignung eines Patienten für ein Regionalanästhesieverfahren.

12.2.2 Aufklärung/Vorbereitung

Checkliste

Um die Patientensicherheit perioperativ zu erhöhen, ist es empfehlenswert, Checklisten zu nutzen, anhand derer für den Patienten sicherheitsrelevante Punkte unmittelbar vor dem Eingriff nochmals überprüft werden (z. B. Patientenidentität, Art und ggf. Seite des Eingriffs, Allergien, Aufklärung und Einwilligung, Antibiotikagabe usw.). Eine solche Checkliste wird von der WHO empfohlen (http://www.who.int/patientsafety/safesurgery/ss_checklist/en/index.html).

Patienteninformation und -mitarbeit

Im Bereich der Regionalanästhesie ist die umfassende Aufklärung des Patienten besonders relevant, da der informierte Patient durch Rückmeldung bestimmter Symptome (Parästhesien, Anzeichen einer Lokalanästhetikaintoxikation) unmittelbar zur Erhöhung der Sicherheit beitragen kann.

So sollte der Patient über Einzelheiten der Anlageprozedur (Lagerung, Nervenstimulation etc.) aufgeklärt sein. Ist ein Patient im Vorfeld über das mögliche Auftreten von Parästhesien und deren Charakter informiert, so kann er während der Anlage eines Regionalanästhesieverfahrens ggf. darauf aufmerksam machen und damit direkt zur Sicherheit beitragen.

Aus denselben Gründen ist eine Vorabinformation des Patienten über Frühanzeichen einer Lokalanästhetikaintoxikation (z. B. metallischer Geschmack, periorales Kribbeln etc.) sinnvoll. Auch sollte der Patient darüber informiert sein, was Zeichen einer Infektion an der Kathetereinstichstelle sind (Schmerzen etc.), damit er sich ggf. auch selbst beim Schmerzdienst meldet, wenn er derartige Zeichen bemerkt.

12.2.3 Durchführung

Um die Durchführung eines regionalanästhesiologischen Verfahrens so sicher wie möglich zu gestalten, müssen alle einwirkenden Bedingungen optimal gewählt werden.

Auswahl Zugangsweg und Verfahren (Katheter/ Single-shot)

Hinsichtlich des Zugangswegs und des gewählten Verfahrens sollte im Sinne der Sicherheit immer so risikoarm wie möglich gearbeitet werden. So sollte z. B. der axilläre Zugang zum Plexus brachialis dem infraklavikulären aufgrund von weniger Komplikationsmöglichkeiten (Pneumothorax) im Zweifel vorgezogen werden. Die Punktion sollte wegen des, wenn auch geringen, Risikos von Nervenschäden so distal wie möglich gewählt werden, um die Auswirkungen von bleibenden Nervenschäden damit zu reduzieren. Außerdem sollte ein Katheter nur dann angelegt werden, wenn er auf Grund der zu erwartenden postoperativen Schmerzen nötig erscheint und auch genutzt wird.

Hygiene

Bezüglich der hygienischen Bedingungen sollten die Richtlinien des Arbeitskreises Regionalanästhesie der DGAI unbedingt eingehalten werden. Diese beinhalten 15 Gebote und 9 weitere Kann-Empfehlungen.

Hervorgehoben sei die Empfehlung, in behaarten Körperregionen unmittelbar vor Anlage des Regionalanästhesieverfahrens eine Rasur vorzunehmen. Des Weiteren wird der Schwerpunkt auf die hygienische Händedesinfektion und eine Hautdesinfektion der Punktionsstelle mit einer Einwirkzeit von mindestens 10 min gelegt. Das Hautdesinfektionsmittel kann auch gleichzeitig als Ankopplungsmedium für den Ultraschall verwendet werden. Wird Ultraschallgel verwendet, muss dieses selbstverständlich steril sein (möglichst auch innerhalb des sterilen Schallkopfüberzuges). Dass mittels der Punktionsnadel an den Nerven verschlepptes Ultraschallgel klinisch relevante Nervenschäden verursacht, wurde bisher nicht nachgewiesen, ist aber Gegenstand weiterer Untersuchungen. Das Tragen eines sterilen Kittels wird bei der Katheteranlage empfohlen. Das großzügige sterile Abdecken des Punktionsfeldes ist geboten. Der steril angelegte Verband sollte nur, wenn dies erforderlich ist und nicht routinemäßig, gewechselt werden.

Zu denn Kann-Empfehlungen gehören: die Untertunnelung von Kathetern, das Nutzen von Kanülen- und Bakterienfiltern und die

Applikation der perioperativen Antibiose vor der Anlage des Regionalanästhesieverfahrens (siehe auch ► Kap. 8).

Lokalanästhetika

Die ausgewählten Lokalanästhetika sollten so niedrig dosiert, so wenig toxisch und so kurzwirksam wie möglich sein (siehe auch ► Kap. 6).

Ultraschall

Das Ziel beim Einsatz von Ultraschallverfahren ist es immer, Zielstrukturen, Punktionsweg, Nadel(spitze) und Lokalanästhetikum so gut wie möglich darzustellen. Um dies zu gewährleisten, sollten hochfrequente, hochauflösende Ultraschallgeräte mit Nadelerkennungssoftware zu Einsatz kommen (siehe auch ► Abschn. 1.6). Zusätzlich kann die Darstellung der Nadel im Bild mit der Verwendung spezieller Ultraschallkanülen verbessert werden (siehe auch ► Abschn. 3.3).

Protektive Nervenstimulation

Die Verwendung protektiver Nervenstimulation soll eine versehentliche Nervenpunktion und unter Umständen -läsion bei primär ultraschallgestützter Punktion vermeiden (► Kap. 4). Dabei wird ein konstanter, relativ hoher Strom (z. B. 1 mA bei 0,1 ms) an die Nadelelektrode angelegt. Kommt es unerwartet zu einer muskulären Antwort, kann die Nadel leicht zurück gezogen werden, wobei nach Erfahrung der Autoren so meist noch eine adäquate Injektion des Lokalanästhetikums an den Zielnerv erreicht werden kann.

Impedanzmessung

Um die Patientensicherheit weiter zu erhöhen, wird bei modernen Stimulatoren kontinuierlich eine Messung der Gewebeimpedanz vorgenommen. Bei intraneuraler, intravaskulärer oder intrathekaler Kanülenlage kommt es zu einem sprunghaften Anstieg der Impedanz. Dies wird zusätzlich zur digitalen Anzeige auch mittels eines Warnsignals gemeldet.

Druckbegrenzung

Es ist allgemein bekannt, dass es durch Druck auf einen Nerv zu Läsionen mit Paresen kommen kann. In der Regionalanästhesie wird ein solcher Druck unter Umständen durch die Applikation von Lokalanästhetikum ausgeübt. Um dies zu verhindern, gibt es industriell gefertigte Druckbegrenzer, die einen zu hohen Injektionsdruck verhindern. Diese sind auf dem europäischen Markt bisher wenig verbreitet. Für den klinischen Alltag sollte jedoch bei der Injektion des Lokalanästhetikums besonderes Augenmerk auf den Injektionswiderstand gelegt werden. Ist dieser besonders hoch, sollte die Nadelposition verändert werden.

Katheteranlage

Außerhalb der besonderen Hygienemaßnahmen bei der Anlage von Regionalanästhesiekathetern (Kittel, Schallkopfüberzug) sollten bei ul-

Abb. 12.1 Beispiel für die Etikettierung eines Ischiadikuskatheters

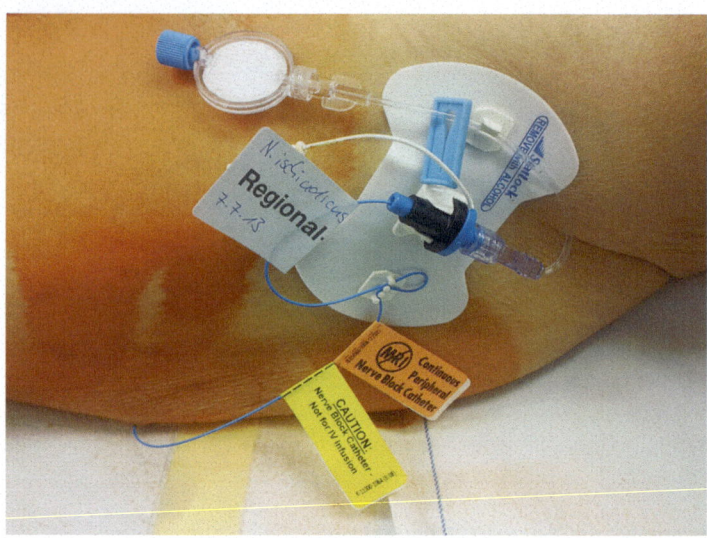

12

traschallgesteuerter Katheteranlage auch spezielle ultraschallsichtbare Katheter zum Einsatz kommen. Diese ermöglichen eine bessere Lagekontrolle des Katheters im Ultraschall. Des Weiteren sollte die korrekte Lage des Katheters durch Darstellung der Lokalanästhetikaapplikation und die korrekte Ausbreitung des Lokalanästhetikums um die Nervenstruktur kontrolliert werden. Beim Vorschieben des Katheters sind einerseits die mögliche Knotenbildung bei zu weitem Vorschub und andererseits die mögliche Dislokation beim Nadelrückzug bei zu wenig Vorschub des Katheters über die Nadelspitze zu beachten. Im Allgemeinen wird ein Vorschieben von 3–4 cm über die Nadelspitze bei „blinder" Technik als sinnvoll erachtet.

Patientenkontakt

Während der Anlageprozedur sollte ständiger verbaler Kontakt zum Patienten gehalten werden. Damit kann bei aufgeklärten Patienten eine Rückmeldung über eventuell auftretende Parästhesien, Frühzeichen einer Intoxikation oder anderer Komplikationen erreicht werden.

Etikettierung

Bei allen Regionalanästhesieverfahren sollte auf die sorgfältige Beschriftung aller verwendeten Materialien und Medikamente geachtet werden. Daraus sollten bei Kathetern der Lageort, ggf. die MRT-Inkompatibilität und der Anlagetag hervorgehen (■ Abb. 12.1). Das Lokalanästhetikumreservoir sollte ebenfalls mit Medikamentenname, Konzentration, Applikationsort und Anbruchsdatum sowie -uhrzeit gekennzeichnet sein.

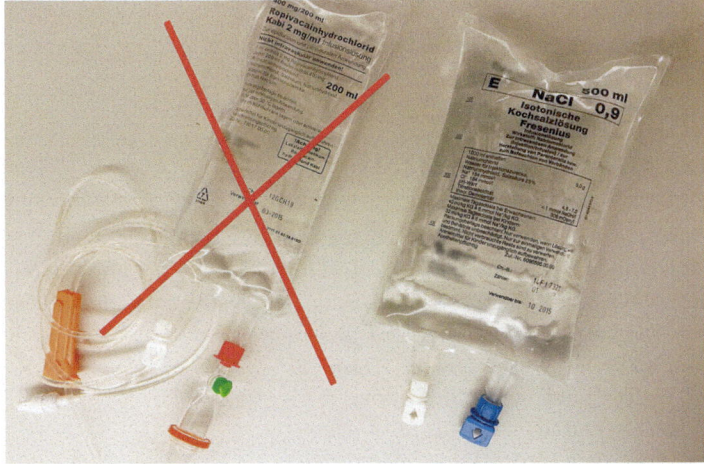

▪ **Abb. 12.2** Vorsicht: Lokalanästhetikabeutel und Infusionslösungen
können sich zum Verwechseln ähnlich
sehen

Fehlkonnektionsschutz

Die Verwendung konventioneller Luer-Lock-Anschlüsse im Rahmen aller Regionalanästhesieverfahren birgt nach wie vor die große Gefahr der Fehlkonnektion und akzidentiellen intravenösen Applikation von Lokalanästhetika mit entsprechender Intoxikationsgefahr (▪ Abb. 12.2). Zur Verhinderung derartiger kritischer Situationen wäre eine industrielle Abwandlung der Konnektoren an Regionalkathetern und entsprechenden Applikationssytemen für Lokalanästhetika wünschenswert. Derzeit sind solche Systeme in Vorbereitung.

Cave! Eine sehr hohe Gefahr von Intoxikationen besteht insbesondere dann, wenn Lokalanästhetikabeutel mit Infusionslösungen verwechselt und versehentlich intravenös infundiert werden (▪ Abb. 12.2)

Dokumentation

Eine umfassende Dokumentation der Anlageprozedur des Regionalanästhesieverfahrens ist hinsichtlich
− ausführlicher Informationen über das gewählte Verfahren (Lokalisation, Single-shot/Katheter, Ultraschall/Nervenstimulation, Medikation, Fixierung, Nadel-/Katheterfabrikat),
− Komplikationsdokumentation (Parästhesien, Blutung, Intoxikation, Schmerzen),
− Dokumentation der beteiligten Personen

(auch im Hinblick auf forensische Sicherheit) unumgänglich.

Komplikationsmanagement

Auch bei lege artis durchgeführten Regionalanästhesien sind Komplikationen nie völlig vermeidbar. Jedoch ist es extrem wichtig, diese Komplikationen schnell zu erkennen und dann entsprechend zu handeln.

Insbesondere bei Intoxikationen mit Lokalanästhetika sollte neben den Basismaßnahmen und ggf. der Reanimation eine Antidot-Therapie mit Lipidlösung durchgeführt werden (▶ Abschn. 6.2.5). Dazu empfiehlt es sich 20%ige Lipidlösung an einem zentralen Ort vorzuhalten, z. B. dort, wo auch andere anästhesierelevante Notfallmedikamente (Dantrolen, Sugammadex etc.) gelagert werden. Ein Flowchart für das Vorgehen bei Intoxikationen erleichtert das systematische Handeln.

12.2.4 Akutschmerzdienst

Patienten mit Katheterverfahren zur kontinuierlichen Schmerztherapie sollten 2-mal am Tag visitiert werden. Dabei muss im weiteren klinischen Verlauf jede Visite des Schmerzdienstes genau dokumentiert werden.

Hierbei sind insbesondere
- täglich neu gestellte Indikation,
- Schmerzgrad (VAS/NRS),
- Anzeichen für Infektion,
- Motorik (Kraftgrad nach Janda),
- Sensibilität,
- Medikation (Medikament, Dosierung, Bedarfsmedikation etc.),
- Notwendigkeit des Belassens des Katheters oder Entfernung des Katheters

zu beurteilen und zu dokumentieren. Diese Dokumentation kann dabei auf standardisierten Formblättern erfolgen.

Bei erfassten Komplikationen (Infektionen der Einstichstelle, Nervenläsionen etc.) sollte eine standardisierte Vorgehensweise etabliert sein (Information der operativen Kollegen, Hinzuziehen von Konsiliarien, genaue Dokumentation, Therapiestandards, Bildgebung, neurophysiologische Untersuchungen etc.), welche immer auf die besonderen Gegebenheiten des jeweiligen Hauses ausgerichtet sein sollte.

12.3 Ausbildungskonzept

Insbesondere bei der Neu-Etablierung von regionalanästhesiologischen Techniken, aber auch bei der Ausbildung von Ärzten ist ein Aus- und Weiterbildungskonzept unerlässlich. Dieses Konzept muss sich auf ebenfalls auf die speziellen Gegebenheiten des jeweiligen Hauses ausrichten. Es ist auch sehr von der Personalsituation und -fluktuation abhängig (Anteil von Fachärzten, Erfahrung in der Regionalanästhesie etc.).

Orientierung für die Anwendung des Ultraschalls in der Regionalanästhesie kann beispielsweise das Modul 3 Neurosonografie des Ausbildungscurriculums Anästhesiefokussierte Sonografie (AFS) des Wissenschaftlichen Arbeitskreises Ultraschall in der Anästhesiologie und Intensivmedizin der Deutschen Gesellschaft für Anästhesiologie und Intensivmedizin (DGAI) geben (http://www.ak-ultraschall.dgai. de/informationen-und-links/downloads/afs-seminarreihe.html).

Literatur

Walker IA, Reshamwalla S, Wilson IH (2012) Surgical safety checklists: do they improve outcomes? Br J Anaesth Jul;109(1):47–54

Wissenschaftlicher Arbeitskreis Regionalanästhesie (2011) Hygieneempfehlungen für die Anlage und weiterführende Versorgung von Regionalanästhesie-Verfahren – Die „15 Gebote" des Wissenschaftlichen Arbeitskreises Regionalanästhesie. http://www.dgai.de/eev/EEV_2011_S_153-162.pdf

Wissenschaftlicher Arbeitskreis Regionalanästhesie (2011) Nachtrag zu Hygieneempfehlungen für die Anlage und weiterführende Versorgung von Regionalanästhesie-Verfahren – Die „15 Gebote" des Wissenschaftlichen Arbeitskreises Regionalanästhesie. http://www.dgai.de/eev/EEV_2011_S_163-164.pdf

Organisatorische Aspekte

Jürgen Birnbaum

J. Birnbaum, R. Albrecht (Hrsg.), *Ultraschallgestützte Regionalanästhesie,*
DOI 10.1007/978-3-642-20167-7_13, © Springer-Verlag Berlin Heidelberg 2013

◻ **Abb. 13.1** Organisatorischer Teufels-
kreis der Regionalanästhesie

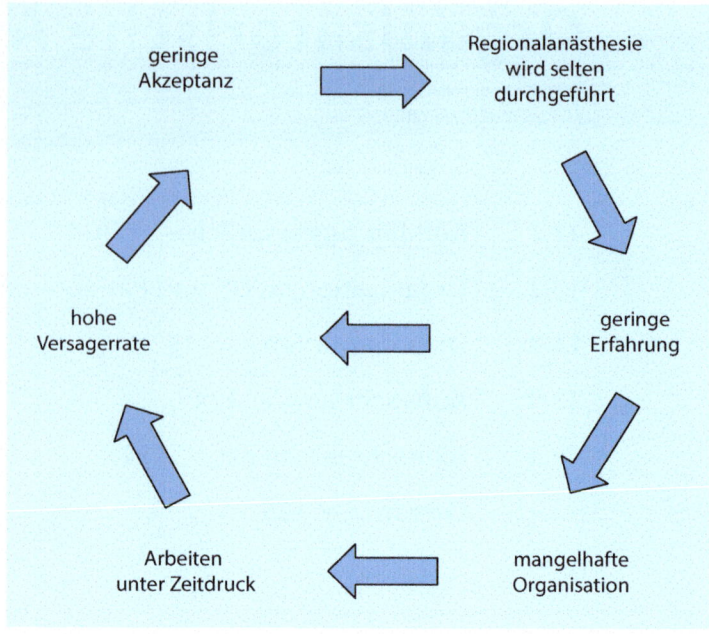

Der unter Umständen wichtigste Aspekt bei der Durchführung regi-
onaler Blockadetechniken ist die Organisation. Mit der Organisation
der innerklinischen Abläufe steht und fällt die Regionalanästhesie in
einem Krankenhaus. Die Akzeptanz der Methode bei Patienten, operativen Kollegen und auch bei den Anästhesisten selbst hängt wesentlich
von der Erfolgsrate ab. Eine hohe Erfolgsrate kann nur mit einiger
Erfahrung erzielt werden. Erfahrung kann man nur sammeln, wenn
häufig Regionalanästhesien durchgeführt werden, und diese können
nur durchgeführt werden, wenn der klinische Ablauf gut organisiert
ist und wenn die Methode allseits akzeptiert ist. Spätestens hier „beißt
sich die Katze in den Schwanz" (◻ Abb. 13.1).

Ein wichtiger Aspekt ist oft die ökonomische Effizienz der Regionalanästhesieverfahren. Der Zweifel daran führt oft dazu, dass diese
Verfahren in der klinischen Routine nicht eingesetzt oder nicht zum
Standardverfahren werden. Hier kommt es auf die Auswahl einerseits
geeigneter Patienten und andererseits der geeigneten Eingriffe an.

Tipp Die Regionalanästhesie kann
durch ihren, die einzelnen Be-
handlungsphasen übergreifenden
Nutzen, einen ganz erheblichen
Wertgenerator für das Krankenhaus darstellen. Dies muss man
jedoch erkennen und auch gezielt
ausnutzen.

Tipp Wenn der Operateur von
den Regionalanästhesieverfahren
überzeugt ist, wird er unter Umständen den Patienten in seinem
Aufklärungsgespräch ebenfalls
auf die Vorzüge dieser Methode
hinweisen. Nicht nur deshalb ist es
wichtig, die operativen Kollegen in
die Umsetzung dieser Techniken
mit einzubeziehen.

13.1   Aufklärungsgespräch

Dem Aufklärungsgespräch (◻ Abb. 13.2) zwischen dem Anästhesisten
und Patienten kommt eine wesentliche Bedeutung in Bezug auf die
Etablierung von Regionalanästhesietechniken in einem Krankenhaus
zu. Das Gespräch soll den Patienten umfassend über die geplanten
anästhesiologischen Maßnahmen informieren. Nur so kann ihm die
Möglichkeit gegeben werden, am Entscheidungsprozess teilzuhaben.
Der Anästhesist selbst muss natürlich alle alternativen Anästhesie-

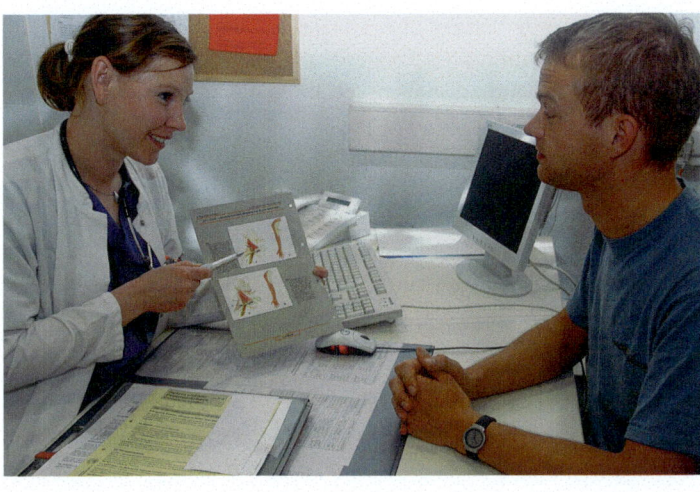

Abb. 13.2 Aufklärungsgespräch

techniken kennen. Die Einwilligung der Patienten wird er regelmäßig nur erlangen, wenn er selbst von der Effizienz der Techniken überzeugt ist.

13.1.1 Rechtliche Aspekte

Der Patient sollte im Gespräch über alle für den Eingriff infrage kommenden Anästhesieverfahren aufgeklärt werden. Nur so kann er an der Entscheidungsfindung beteiligt werden („shared decision making"). Dazu gehört z. B. bei Extremitätenoperationen neben der Allgemeinanästhesie fast immer auch die Regionalanästhesie. Üblicherweise wählt der Anästhesist das für den Patienten geeignete Verfahren aus und erklärt dem Patienten die Hintergründe dieser Auswahl. Dem Patienten sollte nicht allein die Auswahl des Verfahrens überlassen werden, da manche Patienten damit völlig überfordert sind. Andererseits darf der Patient nach dem Gespräch nicht den Eindruck haben, dass er zu einem bestimmten Verfahren aus ihm nicht nachvollziehbaren Gründen regelrecht überredet wurde.

Die Aufklärung sollte in der Regel spätestens am Vortag der Operation erfolgen, damit dem Patienten Zeit zur reiflichen Überlegung bleibt. Dabei muss der Patient auch auf mögliche Risiken des Verfahrens hingewiesen werden.

Über folgende **allgemeine Risiken der Regionalanästhesie** sollte der Patient aufgeklärt werden:
- Nervenschäden (auch bleibende),
- Infektion,
- Blutung,
- Verletzung von Nachbarorganen,
- toxische Medikamentenwirkungen,
- Versagen der Methode.

Tipp Insbesondere bei der Aufklärung über Risiken kommt es auf das Einfühlungsvermögen des Anästhesisten an. Der Patient kann meist die Wahrscheinlichkeit des Auftretens von Komplikationen nicht abschätzen. Wie wird er wohl die Frage „Möchten Sie eine Spinalanästhesie? Davon können Sie allerdings eine Querschnittslähmung bekommen! Oder möchten Sie lieber schlafen?" beantworten?

Tipp Das Wesentliche bei der Durchführung von regionalen Blockadetechniken ist das Vermeiden von Zeitdruck!

Cave! Kommt es im OP-Ablauf regelmäßig zu Verzögerungen wegen der Anwendung von Regionalanästhesieverfahren, ist dies nicht nur unökonomisch. Eine Akzeptanz seitens der operativen Kollegen wird so nur schwer zu erreichen sein!

Zusätzlich muss der Patient über **spezielle Risiken** des jeweiligen Zugangsweges in Kenntnis gesetzt werden (z. B. mögliche Querschnittslähmung bei rückenmarksnahen Verfahren, Pneumothorax bei infraklavikulärer Blockade etc.).

Die Aufklärung des Patienten und seine Einwilligungserklärung sollten grundsätzlich schriftlich fixiert werden.

Prinzipiell ist es auch möglich, dass der Patient nicht aufgeklärt werden möchte und auf eine Aufklärung verzichtet. Dies sollte ebenfalls schriftlich niedergelegt und vom Patienten unterschrieben werden.

13.2 Organisation im OP und Patientenfluss

Der Organisation des Ablaufs im Operationssaal kommt eine wesentliche Bedeutung zu. Ziel ist es, die Blockaden einerseits ohne Zeitdruck durchführen zu können, andererseits sollen durch die Anlage von Regionalanästhesieverfahren keine unnötigen Wartezeiten entstehen.

Entsprechend des Operationsplanes müssen Regionalanästhesieverfahren insbesondere dann, wenn diese Verfahren noch nicht zur täglichen Routine gehören, in der Organisation des Patientenflusses besondere Berücksichtigung finden. Folgende Aspekte müssen entsprechend den Gegebenheiten des jeweiligen Krankenhauses beachtet werden:

- Absprache mit den operativen Kollegen über das geplante Anästhesieverfahren
- Rechtzeitiges Bestellen des Patienten in den Einleitungsraum
- Rechtzeitige Bereitstellung von Personal für ggf. „überlappende" Einleitung
- Rechtzeitiges Vorbereiten der Utensilien für die Regionalanästhesie
- Rechtzeitiger Beginn der Durchführung der Blockade unter Einplanung einer ausreichenden Anschlagszeit

Die Organisation des Ablaufs im OP wird sehr von den Gegebenheiten des einzelnen Krankenhauses geprägt. Ein OP-Koordinator oder eine zentrale Einleitungseinheit können im optimalen Fall sehr hilfreich sein.

Die Anwendung des Ultraschalls kann in einer deutlichen Verkürzung der Zeitspanne resultieren, die insbesondere bei Single-shot-Techniken notwendig ist, um eine Nervenblockade durchzuführen. Berücksichtigt man die Zeit, welche für die Lagerung und das sterile Abwaschen des OP-Feldes benötigt wird, kann man bis zum Hautschnitt auch eine chirurgische Toleranz erwarten. Insbesondere das Beobachten der Ausbreitung des Lokalanästhetikums um die nervalen Zielstrukturen im Ultraschall erhöht das Vertrauen des Anästhesisten in den Blockadeerfolg wesentlich.

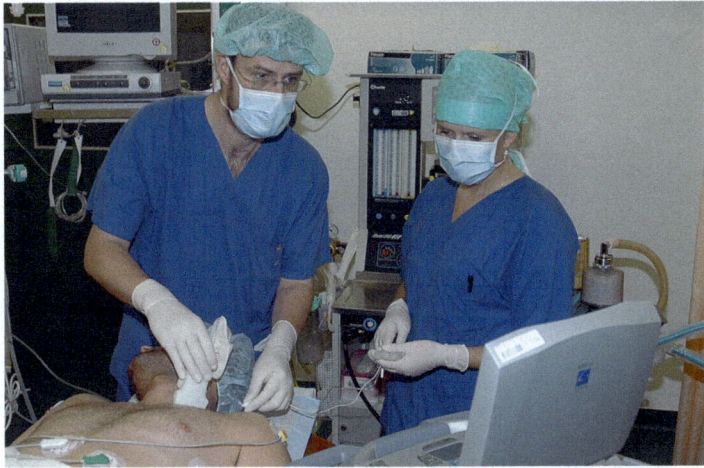

■ **Abb. 13.3** Beispiel für die räumliche Anordnung bei der Durchführung von ultraschallgestützten Nervenblockaden. Die Punktionsstelle und das Ultraschallgerät liegen gut im Blickfeld des Anästhesisten

13.2.1 Räumliche Ordnung im Einleitungsraum

Bei der Durchführung der Regionalanästhesie sollte für den Anästhesisten ein möglichst entspanntes Arbeiten möglich sein. Dazu ist es notwendig, eine relativ standardisierte räumliche Ordnung herzustellen. Die optimale Anordnung der Utensilien wird nicht immer zu erreichen sein, sollte aber zumindest angestrebt werden (■ Abb. 13.3). Wichtig ist, dass der Anästhesist während der Durchführung der ultraschallgestützten Blockade sowohl die Punktionsstelle als auch das Ultraschallbild gut im Blick hat, ohne z. B. den Kopf extrem wenden zu müssen. Auch die Position der assistierenden Schwester ist wichtig.

13.3 Dokumentation

Folgende Punkte sollten bei der Dokumentation **ultraschallgestützter Blockaden** Berücksichtigung finden:
– Arbeiten unter sterilen Kautelen, Hautdesinfektion
– Sichtbarkeit der anatomischen Strukturen im Ultraschall (z. B. Visibility-Score, ▶ Kap. 3)
– Lokalanästhesie der Punktionsstelle
– Nadelart
– Schmerzen, Parästhesien oder Blutung bei Punktion
– Visualisierung der Nadelspitze während der Punktion
– Beobachtung der Ausbreitung und Menge des Lokalanästhetikums
– Blockadeerfolg

Bei konventionellen **Blockaden mittels Nervenstimulation** sollte entsprechend zusätzlich dokumentiert werden:
– Schwelle des Stimulationsstromes (z. B. 0,4 mA)
– Impulsbreite (z. B. 0,1 ms)

◘ **Abb. 13.4** Patient mit Plexusblockade im Aufwachraum

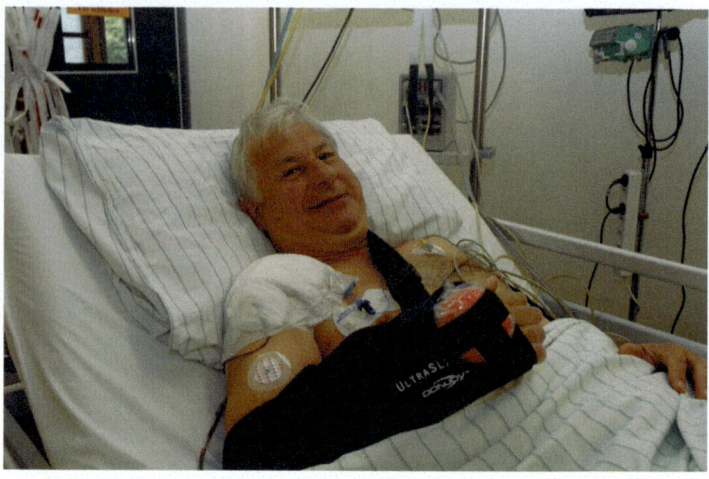

Cave! Plexuskatheter sollten auch als solche kenntlich gemacht (beschriftet) werden! Stimulierbare Plexuskatheter sind in der Regel nicht MRT-tauglich. Auch das sollte am Katheter kenntlich gemacht werden!

Bei **Katheteranlagen** sollte zusätzlich dokumentiert werden:
- Tiefe des Vorschiebens des Katheters über die Nadelspitze (üblicherweise ca. 3–4 cm)
- Tiefe der Einlage des Katheters ab Hautniveau
- Art der Katheterfixierung (Annaht, steriler, transparenter Verband, ggf. Tunnelung)

13.4   Aufwachraum

Entsprechend den Gegebenheiten des Krankenhauses kann der Patient in den Aufwachraum oder direkt auf die Station verlegt werden. Im Aufwachraum, jedoch spätestens bei Verlegung, sollten Schmerzgrad, sensible und motorische Blockadeausbreitung und das Fehlen von Intoxikationszeichen dokumentiert werden. Nach zusätzlicher Analgosedierung werden auch Wachheit und die Suffizienz der Spontanatmung dokumentiert.

Cave! Insbesondere nach sehr kurzen Eingriffen sollte der Patient im Zweifel noch einige Zeit postoperativ überwacht werden. Bei fast allen Blockaden kann das Lokalanästhetikum teilweise intramuskulär injiziert werden, was auch mit einiger Latenz noch zu toxischen Reaktionen führen kann!

Eine kontinuierliche Beschickung von Kathetern mit Lokalanästhetika kann bereits im Aufwachraum oder nach primärer Applikation von langwirksamen Substanzen auch später durch den Akutschmerzdienst begonnen werden. Da die Blockade bei Verlegung der Patienten meist noch anhält, ist auf eine entsprechende Lagerung der betreffenden Extremität zu achten! Wenn der Eingriff in reiner Regionalanästhesie durchgeführt wurde, kann der Patient unmittelbar nach Verlegung aus dem Aufwachraum auf eine periphere Station bei Wohlbefinden mit dem Essen und Trinken beginnen (◘ Abb. 13.4).

Cave! An kontinuierlich analgesierten Extremitäten oder Körperpartien besteht eine deutlich erhöhte Gefahr der Ausbildung von Druckulzera. Auf eine entsprechende Lagerung muss unbedingt geachtet werden!

13.5   Akutschmerzdienst

Optimalerweise sollten Patienten mit kontinuierlichen Analgesieverfahren 2-mal am Tag visitiert werden. Diese Visite kann durch einen

Anästhesisten oder eine entsprechend ausgebildete Schwester („pain nurse") durchgeführt werden. Zusätzlich muss das ärztliche und pflegerische Personal der Station mit der Problematik der kontinuierlichen Analgesieverfahren vertraut sein und mögliche Komplikationen kennen und erkennen.

Folgende Punkte sollten vom Akutschmerzdienst kontrolliert und dokumentiert werden:

- Schmerzgrad
- Sensibilität und Motorik
- Mögliche Nebenwirkungen der Lokalanästhetikaapplikation
- Pumpenlaufrate, ggf. Anpassung der Laufrate
- Gesamtverbrauch an Lokalanästhetika
- Zustand der Kathetereintrittsstelle
- Fixation des Katheters
- Patientenzufriedenheit

Tipp Es klingt banal, dass der Schmerzgrad erfasst werden sollte. Jedoch wird noch nicht immer der Schmerzgrad standardisiert erfragt und dokumentiert. Wie ist das an ihrem Haus?

Literatur

Brull R, McCartney CJ, Chan VW et al (2007) Disclosure of risks associated with regional anesthesia: a survey of academic regional anesthesiologists. Reg Anesth Pain Med 32: 7–11

Domino KB (2007) Informed consent for regional anesthesia: what is necessary? Reg Anesth Pain Med 32: 1–2

Friedman DM, Sokal SM, Chang Y, Berger DL (2006) Increasing operating room efficiency through parallel processing. Ann Surg 243: 10–14

Green DS, MacKenzie CR. (2007) Nuances of informed consent: the paradigm of regional anesthesia. HSS J. Feb;3(1):115–8

Heller AR, Bauer KR, Eberlein-Gonska M, Albrecht DM, Koch T (2009) Regionalanästhesie als Wettbewerbsvorteil im Krankenhaus. Strategische Umfeldanalyse. Anaesthesist. May; 58(5):459–68

Paci E, Barneschi MG, Miccinesi G et al (1999) Informed consent and patient participation in the medical encounter: a list of questions for an informed choice about the type of anaesthesia. Eur J Anaesthesiol 16: 160–165

Blockaden des Plexus brachialis

Plexus brachialis

Gottfried Bogusch

J. Birnbaum, R. Albrecht (Hrsg.), *Ultraschallgestützte Regionalanästhesie*,
DOI 10.1007/978-3-642-20167-7_14, © Springer-Verlag Berlin Heidelberg 2013

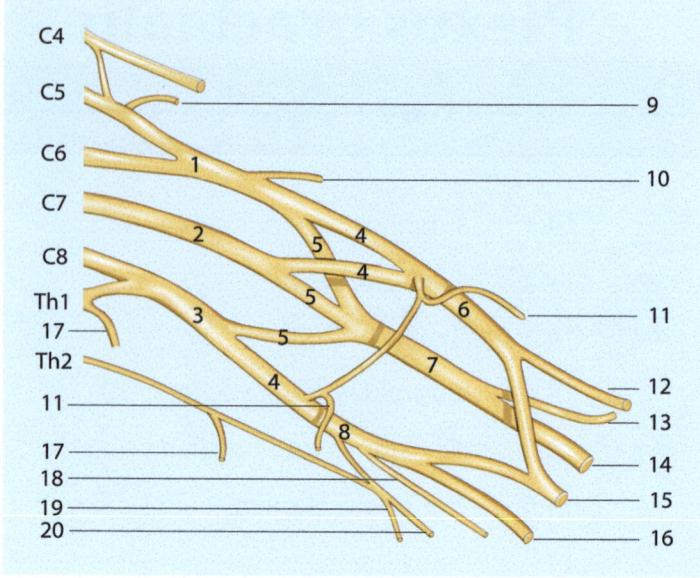

Abb. 14.1 Schema des Plexus brachialis: *1* Truncus superior, *2* Truncus medius, *3* Truncus inferior, *4* Divisiones anteriores, *5* Divisiones posteriores, *6* Fasciculus lateralis, *7* Fasciculus posterior, *8* Fasciculus medialis, *9* N. dorsalis scapulae, *10* N. suprascapularis, *11* Nn pectorales, *12* N. musculocutaneus, *13* N. axillaris, *14* N. radialis, *15* N. medianus, *16* N. ulnaris, *17* Nn. intercostales, *18* N. cutaneus antebrachii medialis, *19* N. intercostobrachialis, *20* N. cutaneus brachii medialis

14.1 Innervation des Arms

Bis auf die Haut der oberen Schulterregion (Innervation durch die Nn. supraclaviculares des Plexus cervicalis, vornehmlich aus C4) und die Haut der Achselhöhle (Innervation durch die lateralen Äste der Interkostalnerven 2 und 3) wird die gesamte obere Extremität vom Plexus brachialis versorgt. Er wird aus den ventralen Ästen der Spinalnerven C5–Th1 gebildet. Variabel erhält der Plexus Anteile aus C4 und Th2. Eine schematische Darstellung des Plexus brachialis findet sich in Abb. 14.1.

14.2 Skalenuslücke

Die Skalenuslücke zwischen M. scalenus anterior und M. scalenus medius definiert sich allein durch die A. subclavia mit dem Sulcus arteriae subclaviae auf der 1. Rippe. Die ventralen Äste von C5–Th1 verlaufen im Normalfall ebenfalls durch die Skalenuslücke. Zum Teil können sie aber auch durch den M. scalenus anterior oder den M. scalenus medius ziehen. Das gilt besonders für C5. Solche Variationen sind im Ultraschallbild oftmals gut sichtbar. Die Skalenusmuskulatur ist zusammen mit dem Plexus brachialis und der A. subclavia von der Lamina prävertebralis der Fascia cervicalis bedeckt. Im Bereich der Skalenuslücke geht sie auf den Plexus brachialis und die A. subclavia über und hüllt diese Strukturen in ein mehrgliedriges System von Bindegewebsscheiden ein. Das Durchdringen dieser Faszie mit der Punktionsnadel ist bei der Durchführung einer ultraschallgestützten Blockade praktisch regelmäßig im Ultraschallbild zu erkennen.

14.3 Trunci

Die ventralen Äste von C4 (mit unterschiedlich großen Anteilen), C5 und C6 vereinigen sich zum Truncus superior. Der ventrale Ast von C7 bildet den Truncus medius. Der Truncus inferior geht aus den ventralen Ästen von C8 und Th1 hervor. Er liegt auf der 1. Rippe hinter der A. subclavia und hat somit direkten Kontakt zu diesem Gefäß.

14.4 Supraklavikuläre Äste

Supraklavikulär gehen aus dem Plexus brachialis 4 motorische Nerven ab. Zu ihnen gehören der **N. dorsalis scapulae** und der **N. suprascapularis**.

Der **N. dorsalis scapulae** (Innervation des M. levator scapulae und der Mm. rhomboidei) durchbricht dorsal des Ramus ventralis des Spinalnerven C5 den M. scalenus medius. Anschließend überquert er die kraniale Partie des M. scalenus posterior und kommt unter den M. levator scapulae zu liegen.

Der **N. suprascapularis** (Innervation des M. supraspinatus und des M. infraspinatus) geht aus dem Truncus superior ab. Er zieht relativ frei durch das seitliche Halsdreieck zur Incisura scapulae.

14.5 Divisiones und Faszikel

Nach kurzer Verlaufsstrecke verzweigen sich die Trunci jeweils in eine **Divisio ventralis** und eine **Divisio dorsalis**. Die Divisiones ventrales des Truncus superior und medius bilden den **Fasciculus lateralis** und die Divisio ventralis des Truncus inferior den **Fasciculus medialis**. Die Divisiones dorsales aller 3 Trunci vereinigen sich zum **Fasciculus posterior**. Etwas kranial der Klavikula werden die Faszikel vom Venter inferior des M. omohyoideus überkreuzt. In Bezug auf die A. subclavia liegt der Fasciculus medialis dorsal und der Fasciculus posterior und lateralis kranial.

Zusammen mit der Arterie ziehen die Faszikel in engem räumlichen Kontakt etwa unter der Mitte der Klavikula zur Achselhöhle. Dabei befindet sich unmittelbar infraklavikulär der Fasciculus medialis mehr dorsolateral von der A. axillaris, der Fasciculus lateralis mehr ventrolateral und der Fasciculus posterior am weitesten lateral. Erst im mittleren Abschnitt der A. axillaris nehmen die Faszikel eine ihrer Bezeichnung entsprechende Position zur A. axillaris ein.

14.6 Periphere Nerven

Noch in der Achselhöhle teilt sich der Fasciculus posterior in den N. axillaris und in den N. radialis, der Fasciculus medialis in den

Tipp Interessant für die Praxis ist, dass es bei der mit Nervenstimulation durchgeführten Plexusanästhesie nach der Stimulation eines einzelnen Truncus und anschließender Gabe des Anästhetikums zu einer inkompletten Plexusanästhesie kommen kann.

■ **Abb. 14.2** Sensible Versorgung des Arms: *1* N. medianus, *2* N. ulnaris, *3* N. radialis, *4* N. cutaneus antebrachii lateralis (N. musculocutaneus), *5* N. cutaneus antebrachii medialis, *6* N. cutaneus brachii medialis, *7* N. axillaris

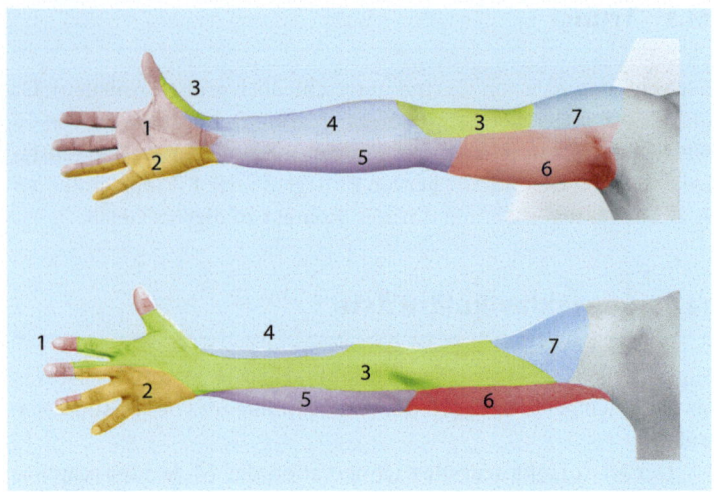

N. cutaneus brachii medialis, den N. cutaneus antebrachii medialis, den N. ulnaris und die mediale Wurzel des N. medianus und der Fasciculus lateralis in die laterale Wurzel des N. medianus und den N. musculocutaneus. Hin und wieder ist ein eigenständiger N. musculocutaneus nicht ausgebildet. In solchen Fällen zweigen aus dem N. medianus auf unterschiedlicher Höhe Nerven zur Versorgung der ventralen Oberarmmuskulatur und der Haut auf der radialen Seite des Unterarms ab.

14.7   Sensible Versorgung des Arms

Die sensible Versorgung des Arms und der Hand wird in ■ Abb. 14.2 dargestellt. Hingewiesen sei besonders auf die sensible Versorgung der Radialseite des Unterarms durch den N. cutaneus antebrachii lateralis (Ast des N. musculocutaneus).

14

Interskalenäre Blockade

Roland Albrecht, Jürgen Birnbaum

J. Birnbaum, R. Albrecht (Hrsg.), *Ultraschallgestützte Regionalanästhesie*,
DOI 10.1007/978-3-642-20167-7_15, © Springer-Verlag Berlin Heidelberg 2013

Die interskalenäre Blockade wurde erstmals von Winnie 1970 beschrieben. Der interskalenäre Zugang ermöglicht die am weitesten kraniale Blockade des Plexus brachialis und ist das Verfahren der Wahl bei Schulteroperationen. Eine gute Indikation stellen auch die Reposition bei Schulterluxation und die Schultermobilisation dar. Die interskalenäre Plexusblockade erfreut sich einer großen Beliebtheit im klinischen Alltag, da die Technik einfach ist, die oberflächlichen Landmarken problemlos zu identifizieren sind und die Blockade ungeachtet der Armposition durchgeführt werden kann. Dies ist v. a. ein wichtiges Kriterium bei Traumapatienten oder bei Patienten mit anderen schmerzhaften Prozessen an der Schulter oder am Oberarm. Da die tieferen Wurzeln C8 und Th1, aus denen der N. ulnaris hervorgeht, oft nicht anästhesiert werden, eignet sich diese Blockadetechnik weniger für Operationen an der Innenseite von Ober- und Unterarm.

15.1 Indikationen

- Anästhesie und Analgesie der Schulter, der lateralen Klavikula, des Oberarms und des radialen Anteils des Unterarms,
- Reposition bei Schulterluxation.

Ob für eine bevorstehende Schulteroperation eine alleinige interskalenäre Plexusblockade ausreicht, hängt im Wesentlichen von der Schnittführung ab. Der halbaxilläre oder der vordere axilläre Zugangsweg mit Schnittführung in der vorderen Achselfalte können problematisch sein, da dieses Hautareal vom N. intercostobrachialis (Th2) versorgt wird und daher eine zusätzliche Blockade der Interkostalnerven 1–3 notwendig wäre. Bei den arthroskopischen Eingriffen an der Schulter ist häufig der N. suprascapularis nicht ausreichend blockiert.

15.2 Spezielle Kontraindikationen

Cave! Vorsicht bei im Aufklärungsgespräch heiseren Patienten (möglicherweise bisher unbekannte Rekurrensparese)!

- Kontralaterale Phrenikusparese,
- kontralaterale Rekurrensparese,
- relative Kontraindikation: COPD mit deutlich eingeschränkter Lungenfunktion.

15.3 Spezielle Komplikationen und Nebenwirkungen

Auch bei der ultraschallgesteuerten interskalenären Blockade können die bekannten nachstehenden Komplikationen auftreten.
- **Horner-Syndrom:** Entsteht durch eine Blockade des in der Nähe liegenden Ganglion stellatum, v. a. nach Applikation einer grö-

ßeren Menge eines Lokalanästhetikums. Zur Trias des Horner-Syndroms gehören die Miosis, die Ptosis und der Enophthalmus. Das Horner-Syndrom kann den Patienten irritieren, verläuft aber in der Regel harmlos.

▬ **Konjunktivale Injektion:** Diese kann als Bindehautentzündung fehlinterpretiert werden.

▬ **Phrenikusparese:** Durch den Verlauf des N. phrenicus über den Vorderrand des M. scalenus anterior kann es zu einer spontan reversiblen, meist symptomlosen Parese des ipsilateralen Diaphragmas kommen.

▬ **Rekurrensparese:** Auch der N. recurrens kann noch von einer relevanten Menge des Lokalanästhetikums erreicht werden.

▬ **Bronchospasmus:** Die glatte Muskulatur der Bronchien wird aus den sympathischen Thorakalganglien versorgt. Die durch die interskalenäre Blockade verursachte Sympathikolyse kann in seltenen Fällen zu einem Bronchospasmus führen.

▬ **Hörverlust:** Auch hier ist eine Sympathikolyse der Grund für diesen reversiblen Hörverlust.

▬ **Bezold-Jarisch-Reflex:** Die interskalenäre Blockade ist die Methode der Wahl für eine Schulteroperation. Dazu werden die Patienten in die so genannte „Beach Chair Position" gebracht. Ca. 10 % der Patienten reagieren dabei mit Bradykardie und Hypotonie. Der Zeitpunkt dieses Ereignisses wird in der Regel erst ca. 60 min nach erfolgter Blockade beobachtet und kann in seinem schwersten Verlauf bis zu einem reanimationspflichtigen Herz-Kreislaufstillstand führen.

15.4 Anatomie

Der Plexus brachialis wird im Wesentlichen aus den ventralen Wurzeln der Spinalnerven von C5 bis Th1 gebildet (geringe Anteile auch aus C4 und Th2). In Höhe des lateralen Randes des M. scalenus medius vereinigen sich der 5. und 6. Zervikalnerv und bilden den Truncus superior. Aus dem 7. Zervikalnerv geht der Truncus medius hervor. Hinter dem M. scalenus anterior wird der Truncus inferior aus dem 8. Zervikal- und dem 1. Thorakalnerv gebildet. Die Skalenuslücke, durch welche der Plexus brachialis zieht, wird begrenzt durch den M. scalenus anterior und den M. scalenus medius (◻ Abb. 15.1). Sie lässt sich relativ einfach hinter dem Hinterrand des M. sternocleidomastoideus palpieren. Kaudal des Plexus brachialis zieht die A. subclavia durch die Skalenuslücke. Der Punktionsort liegt in der Skalenuslücke in Höhe von C6, dies entspricht in etwa der Höhe des Ringknorpels. Oft kreuzt auch die V. jugularis externa in Höhe C6 die Skalenuslücke.

Wichtige oberflächliche Landmarken (◻ Abb. 15.2) sind der Ringknorpel und der M. sternocleidomastoideus mit der dahinter liegenden Skalenuslücke.

◨ **Abb. 15.1** Anatomie der Skalenuslücke: *1* N. accessorius, *2* Plexus cervicalis, *3* M. scalenus medius, *4* N. phrenicus, *5* Plexus brachialis, *6* A. und V. cervicalis superficialis, *7* M. scalenus anterior, *8* V. subclavia, *9* M. sternocleidomastoideus, teilweise gefenstert, *10* N. accessorius, *11* M. levator scapulae, *12* N. dorsalis scapulae, *13* M. scalenus posterior, *14* M. trapezius, *15* N. suprascapularis, *16* M. omohyoideus, *17* A. subclavia, *18* Klavikula

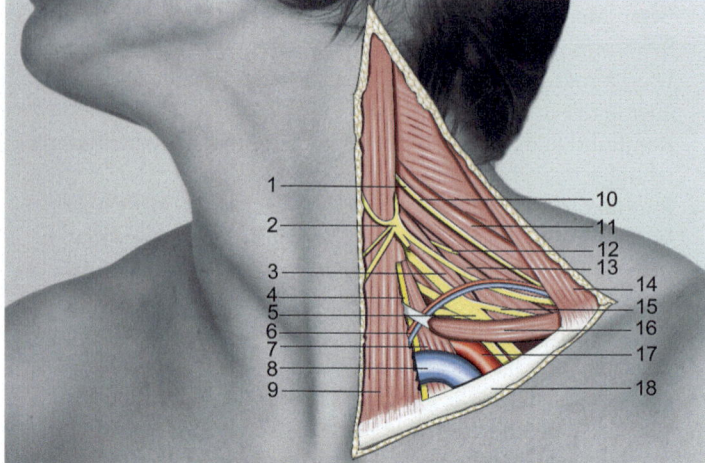

◨ **Abb. 15.2** Landmarken interskalenärer Zugang links: *1* M. sternocleidomastoideus, *2* Jugulum *3* M. levator scapulae, *4* M. trapezius, *5* M. scalenus medius, *6* Klavikula

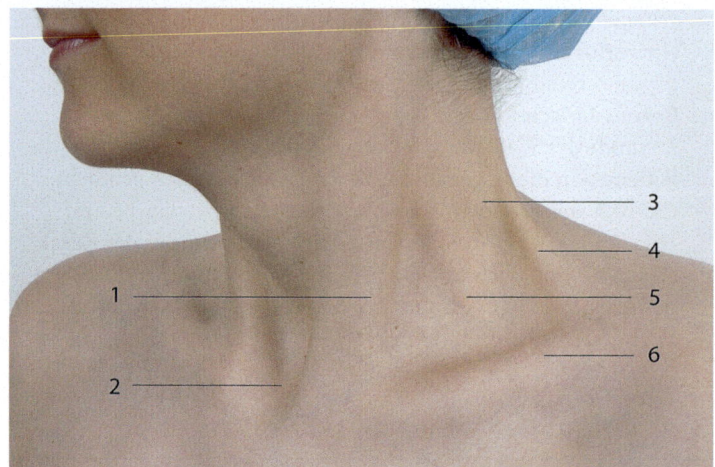

◨ **Abb. 15.3** Beispiel für Schallkopf- und Nadelhaltung beim interskalenären Zugang links

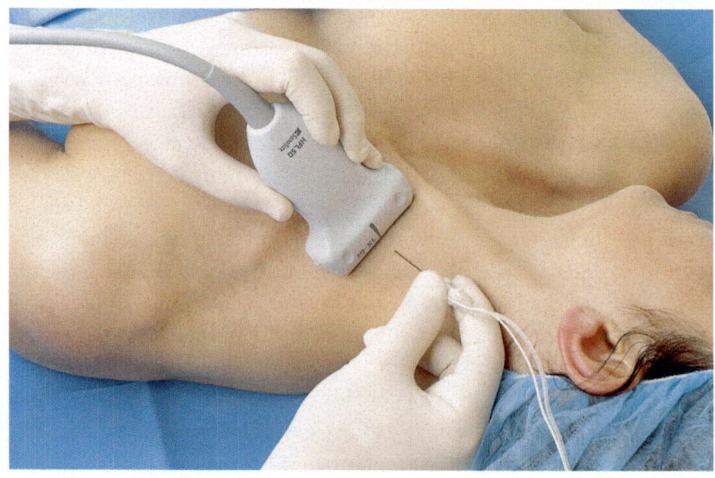

15.5 Lagerung

- Rückenlage.
- Den Kopf leicht zur Gegenseite drehen (nicht zu stark, damit die Mm. scaleni nicht zu sehr angespannt werden).
- Den Arm seitlich dem Körper anlegen.

15.6 Sonographische Darstellung

Der Anästhesist steht am Kopfende des Patienten. Die Identifikation der Skalenuslücke kann auf 2 verschiedene Arten erfolgen (◘ Abb. 15.3, ◘ Abb. 15.4, ◘ Abb. 15.5, ◘ Abb. 15.6):

1. Bei der 1. Methode wird der Schallkopf unmittelbar supraklavikulär parallel zum Schlüsselbein aufgesetzt und die A. subclavia in der Fossa supraclavicularis als pulsierende hypoechogene runde, scharf begrenzte Struktur identifiziert, die unmittelbar auf der hyperechogenen 1. Rippe aufliegt. Die Darstellung der Nervenbündel des Plexus brachialis supraklavkulär erfolgt durch leichtes Schieben, Kippen und Drehen des Schallkopfes. Der Plexus brachialis befindet sich im Schallbild lateral von der A. subclavia und stellt sich als eine Anhäufung von hypoechogenen Knötchen dar (vergleichbar mit einer Traube). Durch Verschieben des Schallkopfes nach kranial lassen sich die Nervenbündel ohne Mühe bis in die Skalenuslücke verfolgen. Die 3 Trunci (superior, medius, inferior) stellen sich zwischen den Mm. scaleni anterior und medius als rundliche bis ovale, hypoechogene Strukturen dar, welche meist übereinander liegend in einer Linie („Ampel") angeordnet sind.

2. Eine andere Möglichkeit, die Skalenuslücke aufzufinden, ergibt sich durch Aufsetzen des Schallkopfes in Höhe des Krikoids in der Halsmitte. Zunächst identifiziert man die großen Halsgefäße, wobei die A. carotis leicht als pulsierende, runde, hypoechogene Struktur zu erkennen ist. Die V. jugularis interna liegt in der Regel leicht lateral von der Arterie. Ihre Darstellung hängt vom Venenfüllungszustand und dem mittels des Schallkopfes ausgeübten Kompressionsdrucks ab. Verschiebt man den Schallkopf nun nach lateral, so lässt sich an der Oberfläche der M. sternocleidomastoideus, welcher sich nach lateral zunehmend verjüngt, und unter ihm der Muskelbauch des M. scalenus anterior erkennen. Durch optimale Einstellung der Schallebene in Bezug auf den Verlauf der Nervenbündel in der Skalenuslücke (bei einem Winkel von etwa 90° zur Schallebene stellen sich die Trunci am besten dar) können die 3 Trunci zwischen den Mm. scaleni anterior und medius zur Darstellung gebracht werden.

Abb. 15.4 Querschnitt durch die Skalenuslücke links mit Blick von kranial auf die Schnittebene: *1* M. scalenus medius; *2* Plexus brachialis; *3* V. jugularis interna; *4* M. scalenus anterior; *5* A. carotis; *6* M. sternocleidomastoideus

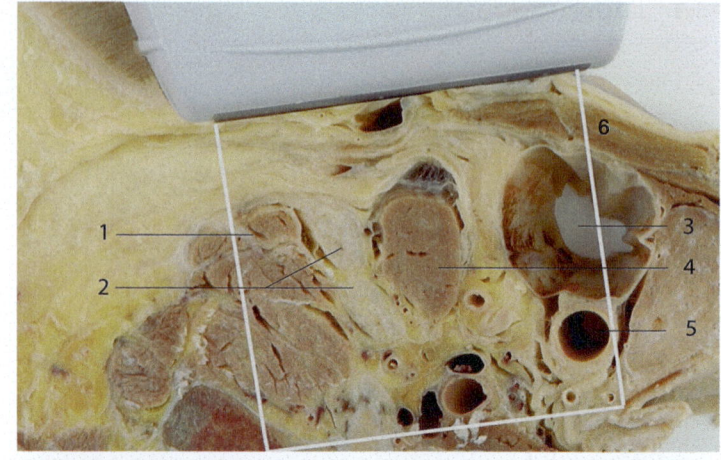

Abb. 15.5 Ultraschallbild des interskalenären Zugangs links mit Blick von kranial auf die Schallebene (■ Abb. 15.3, ■ Abb. 15.4)

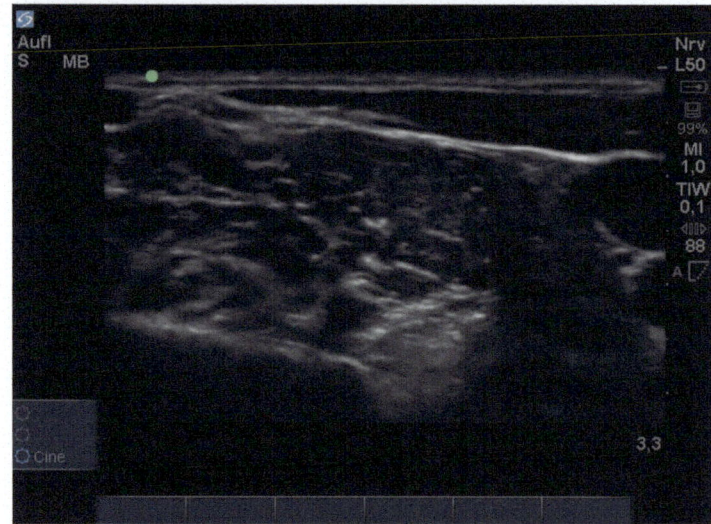

Abb. 15.6 Schema des Ultraschallbildes interskalenär: *1* M. scalenus medius; *2* Plexus brachialis; *3* V. jugularis interna; *4* M. scalenus anterior; *5* A. carotis; *6* M. sternocleidomastoideus

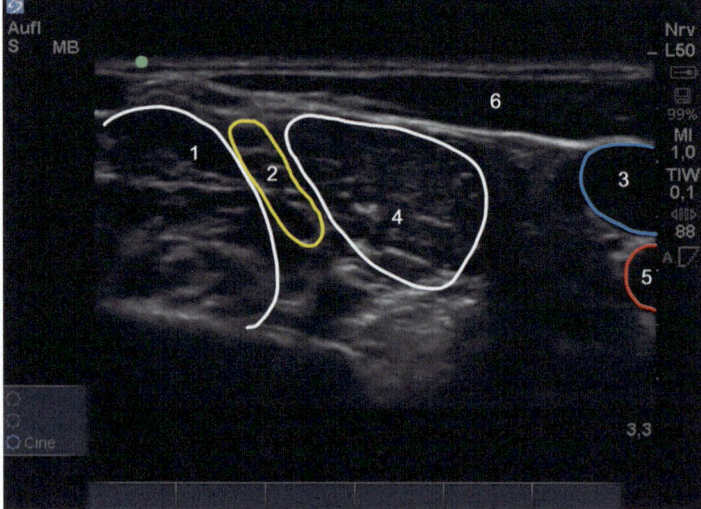

15.7 Ultraschallgestützte Punktion

15.7.1 Out-of-plane-Technik

Bei der Punktion quer zur Schallebene (Out-of-plane-Technik) orientiert man sich anhand von indirekten Zeichen wie Gewebeverschiebung oder -verdrängung. Ein oval bis runder hyperechogener Reflex (weißer Punkt) mit Schallschatten zeigt den Schnittpunkt der Schallebene mit der Punktionskanüle, dies muss aber nicht unbedingt die Nadelspitze sein. Die Punktionsstelle liegt 2–3 cm oberhalb des quer über die Skalenuslücke aufgesetzten Schallkopfes. Die Punktion erfolgt nach medial und kaudal. Die Stichrichtung bei dieser Technik entspricht der Stichrichtung der Technik nach Meier (Punktion in Richtung der Skalenuslücke).

15.7.2 In-plane-Technik

Die Punktionstechnik in der Schallebene (In-plane-Technik) mit Stichrichtung von dorsolateral nach anteriomedial (entspricht der konventionellen Technik nach Boezaart, ▶ Abschn. 15.9.2) hat den Vorteil, dass damit die Nadelposition zu jeder Zeit genau lokalisiert werden kann und dadurch Verletzungen von komplikationsträchtigen Strukturen vermieden werden können. Falls die Kontrolle über die Nadelspitze verloren geht, darf die Punktionskanüle nicht mehr weiter vorgeschoben werden. Es empfiehlt sich, die Nadel etwas zurückzuziehen und unter Sicht einen neuen Versuch zu unternehmen.

Meistens kann die Nadelspitze beim ersten Versuch so gut im Bereich des Truncus inferior am lateralen Rand der Skalenuslücke platziert werden, dass sich unter langsamer Injektion eine vollständige Ausbreitung des Lokalanästhetikums innerhalb der Skalenuslücke erreichen lässt und deshalb eine Korrektur der Nadelspitze nicht nötig ist.

15.8 Klinisches Beispiel

In ◘ Abb. 15.7 ist ein Querschnitt des Plexus brachialis des linken Arms in Höhe C6 (Krikoid) mit Blick von kranial auf die Schallebene dargestellt (Untersucher hinter dem Kopf). Die Punktion erfolgt in der Schallebene (In-plane-Technik) von lateral nach medial. Die Nadelspitze ist auf den Truncus medius gerichtet. Die Aufnahme zeigt die Situation nach Einspritzen von wenigen Millilitern eines Lokalanästhetikums (◘ Abb. 15.8).

Cave! Insbesondere bei der interskalenären Punktion in In-plane-Technik sollte gleichzeitig die elektrische Nervenstimulation verwendet werden, um die Verletzung von nicht im Ultraschall erkannten Nerven zu vermeiden (N. accessorius in unmittelbarer Nähe der Punktionsstelle)!

Tipp Aufgrund der kompakten Anordnung der Trunci interskalenär genügt schon eine Menge von 15–20 ml eines Lokalanästhetikums, um eine ausreichende Blockade zu erzielen. Hinweise für eine erfolgreiche Blockade sind das „deltoid sign" (Abduktion des Arms ist nicht mehr möglich) und das „money sign" (Daumen und Mittelfinger können nicht mehr aneinander gerieben werden).

◘ **Abb. 15.7** Klinisches Beispiel einer linksseitigen interskalenären Blockade des Plexus brachialis mit beginnender Ausbreitung des Lokalanästhetikums. Blick von kranial auf die Schallebene

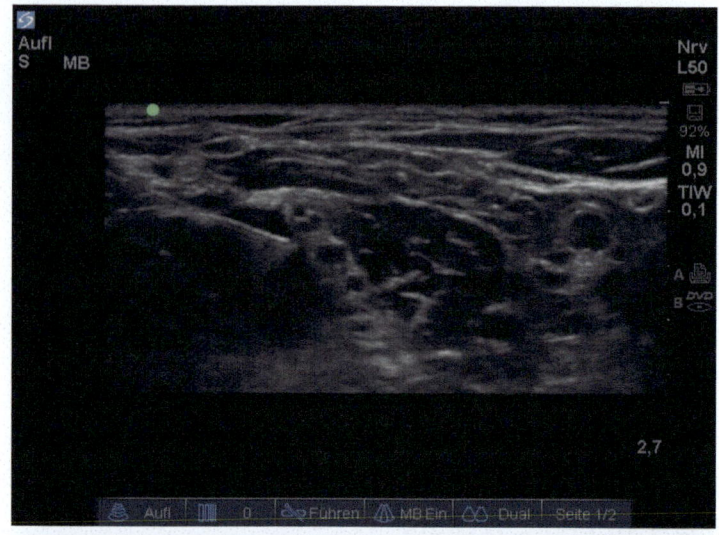

◘ **Abb. 15.8** Schema des Ultraschall-bildes: *1* M. sternocleidomastoideus, *2* Punktionsnadel, *3* Lokalanästhetikum, *4* Plexus brachialis, *5* M. scalenus anterior

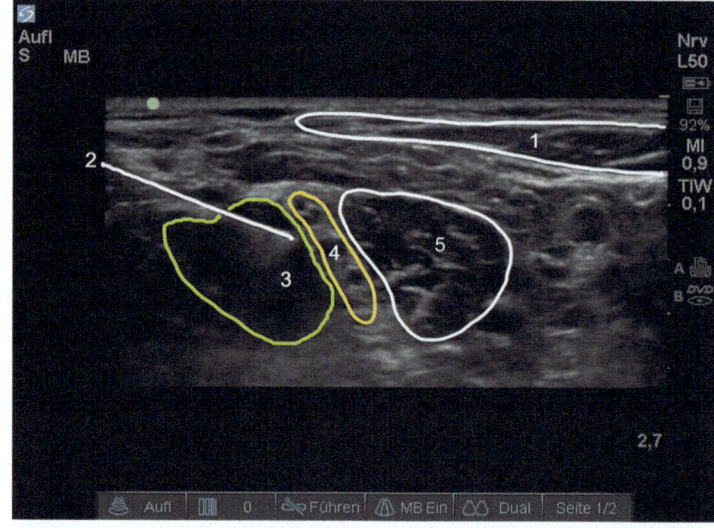

◘ **Abb. 15.9** Nadelhaltung bei konventionellem interskalenären Zugang links nach Meier

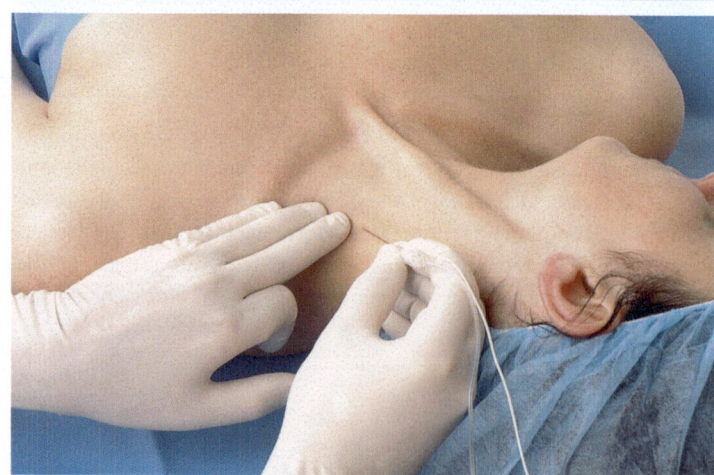

15.9 Konventioneller Zugang

Bei der interskalenären Blockade wird zwischen einem anterioren und einem posterioren Zugang unterschieden. Der anteriore Zugang mit der klassischen Technik nach Winnie wurde 1997 mit der modifizierten Technik nach Meier erweitert (◘ Abb. 15.9).

15.9.1 Anteriore interskalenäre Blockade nach Meier

- Lagerung wie bei der sonographiegesteuerten Punktion.
- Punktion entspricht der Out-of-plane-Technik.
- Leitstrukturen: Hinterrand des M. sternocleidomastoideus und das distale mediale Ende der Skalenuslücke, d. h. unmittelbar lateral der A. subclavia.
- Anheben des leicht zur Gegenseite gedrehten Kopfes lässt den M. sternocleidomastoideus deutlicher hervortreten. Die Skalenusmuskeln sind Atemhilfsmuskeln, entsprechend verdicken sie sich bei tiefer Inspiration. Dadurch lässt sich die Skalenuslücke deutlich besser palpieren, bei schlanken Patienten ist sie evtl. sogar sichtbar.
- Gleiten die palpierenden Finger vom Hinterrand des M. sternocleidomastoideus weiter nach dorsal, so kommen sie auf dem M. scalenus anterior zu liegen.
- Die A. subclavia markiert das kaudale Ende der Skalenuslücke.
- Die Einstichstelle befindet sich ca. 2 cm höher als bei der klassischen Technik nach Winnie in Höhe der Incisura thyroidea hinter dem Hinterrand des M. sternocleidomastoideus in der Skalenuslücke.
- Der Stichwinkel beträgt ca. 30° zur Hautoberfläche, die Stichrichtung entspricht dem Verlauf der Skalenuslücke nach kaudal.
- Bei Durchstechen der Fascia cervicalis superficialis wird oft ein deutlicher Klick verspürt. In der Regel wird der Plexus brachialis nach 3–4 cm erreicht.
- Eine motorische Antwort aus dem M. deltoideus oder dem M. biceps brachii zeigt eine Stimulation des Truncus superior an und ist ausreichend für eine erfolgreiche Blockade für Schultereingriffe.

Tipp Bei einer Stimulation des N. phrenicus (Zwerchfellzuckungen) liegt die Nadel zu weit ventral. Bei einer Außenrotation und Abduktion in der Schulter oder bei einem „Klopfen" im Schulterblatt durch eine Stimulation des N. suprascapularis (M. supra- und infraspinatus) liegt die Kanüle zu dorsal. Auch bei einem Anheben der Schulter (N. dorsalis scapulae, M. levator scapulae) oder gar beim Nach-hinten-Ziehen der Schulter (N. accessorius, M. trapezius) muss die Nadel nach ventral korrigiert werden.

Auch bei korrekter Durchführung obiger Techniken ist eine inkomplette Anästhesie im Innervationsgebiet des N. ulnaris möglich, da der Truncus inferior, aus dem der N. ulnaris hervorgeht, nicht immer mitblockiert wird.

15.9.2 **Dorsolateraler Zugang nach Boezaart**

— Die Punktion entspricht in etwa der ultraschallgestützten In-plane-Technik (▶ Abschn. 15.7.2).

— Punktion in Seitenlage, zu anästhesierende Seite oben.

— Der dorsolaterale Zugang orientiert sich an dem vom M. trapezius und M. levator scapulae gebildeten „V", dessen Spitze die Punktionsstelle markiert.

— Punktion erfolgt in Richtung Jugulum.

— Nach etwa 5 cm wird der Plexus erreicht.

— Bei Knochenkontakt (Querfortsatz C6) nach lateral korrigieren.

— Gefäße (A. carotis, V. jugularis interna) liegen lateral und Myelon medial der Punktionsstrecke.

Literatur

Boezaart AP, De Beer JF, Nell ML (2003) Early experience with continuous cervical paravertebral block using a stimulating catheter. Reg Anesth Pain Med 28: 406–413

Chan VW (2002) Nerve localization–seek but not so easy to find? Reg Anesth Pain Med 27: 245–248

Chan VW (2003) Applying ultrasound imaging to interscalene brachial plexus block. Reg Anesth Pain Med 28: 340–343

Kapral S, Greher M, Huber G, Willschke H, Kettner S, Kdolsky R, Marhofer P (2008) Ultrasonographic guidance improves the success rate of interscalene brachial plexus blockade. Reg Anesth Pain Med 33:253–8

Meier G, Bauereis C, Maurer H, Meier T (2001) Interscalene plexus block. Anatomic requirements–anesthesiologic and operative aspects. Anaesthesist 50: 333–341

Moayeri N, Bigeleisen PE, Groen GJ (2008) Quantitative architecture of the brachial plexus and surrounding compartments, and their possible significance for plexus blocks. Anesthesiology 108:299–304

Peterson MK, Millar FA, Sheppard DG (2002) Ultrasound-guided nerve blocks. Br J Anaesth 88: 621–624

Tsui BCH (2008) Atlas of ultrasound-and nerve stimulation-guided regional anesthesia. Springer, Heidelberg

15

Supraklavikuläre Blockade

Roland Albrecht, Jürgen Birnbaum

J. Birnbaum, R. Albrecht (Hrsg.), *Ultraschallgestützte Regionalanästhesie,*
DOI 10.1007/978-3-642-20167-7_16, © Springer-Verlag Berlin Heidelberg 2013

Die konventionelle supraklavikuläre Blockadetechnik, erstmals durch Kulenkampff 1911 beschrieben, wird heute wegen der relativen Häufigkeit von Komplikationen, insbesondere der Möglichkeit eines Pneumothorax, nur noch selten durchgeführt und teilweise als obsolet bezeichnet. Mehrere Autoren haben Variationen von der klassischen supraklavikulären Blockade nach Kulenkampff beschrieben, mit der Hoffnung, dieses Risiko reduzieren zu können.

Mit Hilfe des Ultraschalls können die Größe, die Tiefe und die exakte Lokalisation des Plexus brachialis und der benachbarten Strukturen genau bestimmt werden, so dass man nicht mehr auf oberflächliche „Landmarks" angewiesen ist. Die Punktionsnadel lässt sich unter Umgehung der komplikationsträchtigen Strukturen (Pleurakuppel, A. subclavia) unter Sicht genau an die Zielnerven heranführen, womit das Komplikationsrisiko möglicherweise deutlich vermindert werden kann. Aus diesem Grund findet der ultraschallgeführte, supraklavikuläre Zugang zum Plexus brachialis wieder vermehrt im klinischen Alltag Verwendung.

Aufgrund der kompakten Anordnung der 3 Trunci des Plexus brachialis auf Höhe der 1. Rippe ist der supraklavikuläre Zugang sehr effizient. Bereits eine kleinere Menge eines Lokalanästhetikums führt zu einer raschen und tiefen Blockade, mit welcher operative Eingriffe am Oberarm, am Ellbogen, am Unterarm und an der Hand durchgeführt werden können.

Ein weiterer großer Vorteil der supraklavikulären Blockadetechnik besteht darin, dass die Nervenstrukturen relativ nah unter der Hautoberfläche liegen und deren Nähe zur A. subclavia praktisch bei allen Patienten eine schnelle sonographische Orientierung erlaubt.

16.1 Indikationen

Anästhesie und Analgesie des Oberarms, des Unterarms und der Hand.

16.2 Spezielle Kontraindikationen

Cave! Vorsicht bei im Aufklärungsgespräch mit heiseren Patienten (möglicherweise bisher unbekannte Rekurrensparese)!

- Kontralaterale Phrenikusparese,
- kontralaterale Rekurrensparese,
- relative Kontraindikationen: COPD und Eingriffe bei ambulanten Patienten.

16.3 Spezielle Komplikationen und Nebenwirkungen

Auch bei der ultraschallgezielten supraklavikulären Blockade können die bekannten nachstehenden speziellen Komplikationen und Nebenwirkungen auftreten:

- **Pneumothorax:** Eine typische Komplikation der supraklavikulären Plexusblockade ohne Verwendung des Ultraschalls. Die
  Häufigkeit wird mit 0,5–6 % angegeben. Gefährdet sind v. a.
  junge, asthenische Patienten sowie Emphysematiker, da bei
  ihnen die Pleurakuppel proportional weiter nach kranial reicht.
  Dadurch kann mit der Nadelspitze leichter die Pleura visceralis
  und das Lungenparenchym verletzt werden. Klinisch werden
  diese Pneumothoraces nicht immer manifest, können aber bei
  einer unvollständigen Blockade mit der Notwendigkeit einer
  Allgemeinanästhesie und Beatmung zu einem Spannungspneumothorax führen.
- **Horner-Syndrom:** Entsteht durch eine Blockade des in der Nähe
  liegenden Ganglion stellatum, insbesondere nach Applikation
  einer größeren Menge eines Lokalanästhetikums. Zur Trias des
  Horner-Syndroms gehören die Miosis, die Ptosis und der Enophthalmus. Das Horner-Syndrom kann den Patienten irritieren,
  verläuft aber in der Regel harmlos.
- **Phrenikusparese:** Durch den Verlauf des N. phrenicus über den
  Vorderrand des M. scalenus anterior kann es zu einer spontan
  reversiblen, meist symptomlosen Parese des Diaphragmas kommen.
- **Rekurrensparese:** Auch der N. recurrens kann noch von einer
  relevanten Menge des Lokalanästhetikums erreicht werden.

16.4 Anatomie

Von Interesse bei der supraklavikulären Blockade ist die Beziehung
zwischen dem Plexus brachialis, der 1. Rippe, der A. subclavia und
der Pleurakuppel (◘ Abb. 16.1). Der Plexus brachialis zieht ungefähr
medioklavikulär zwischen Klavikula und der 1. Rippe nach peripher
in Richtung Axilla. Die 3 Trunci des Plexus brachialis durchqueren die Skalenuslücke zwischen dem M. scalenus anterior und dem
M. scalenus medius zusammen mit der A. subclavia. In Bezug auf die
A. subclavia sind die 3 Trunci lateral angeordnet. Die Lungenspitze
liegt hinter der A. subclavia. Der Plexus brachialis ist von einer bindegewebigen Hülle umgeben, in der die A. subclavia als Gefäß-Nerven-
Scheide mit in die Axilla zieht.

Die A. subclavia als wichtigste Landmarke (◘ Abb. 16.2) lässt
sich oft einfach supraklavikulär am unteren Ende der Skalenuslücke
tasten.

16.5 Lagerung

- Rückenlage.
- Der gestreckte Arm liegt dem Körper an.
- Der Kopf ist leicht zur Gegenseite gedreht.

◨ **Abb. 16.1** Topographie des Plexus brachialis klavikulanah: *1* M. sternoclei-domastoideus, *2* A. subclavia, *3* M. pec-toralis major, *4* M. intercostalis externus, *5* V. axillaris, *6* M. trapezius, *7* Klavikula, *8* M. deltoideus, *9* Fasciculus posterior, *10* N. musculocutaneus, *11* Fasciculus lateralis, *12* Fasciculus medialis, *13* V. ce-phalica, *14* A. axillaris, *15* A. thoracoac-romialis, Ramus pectoralis, *16* N. pecto-ralis medialis, *17* N. pectoralis lateralis, *18* M. pectoralis major, *19* V. cephalica

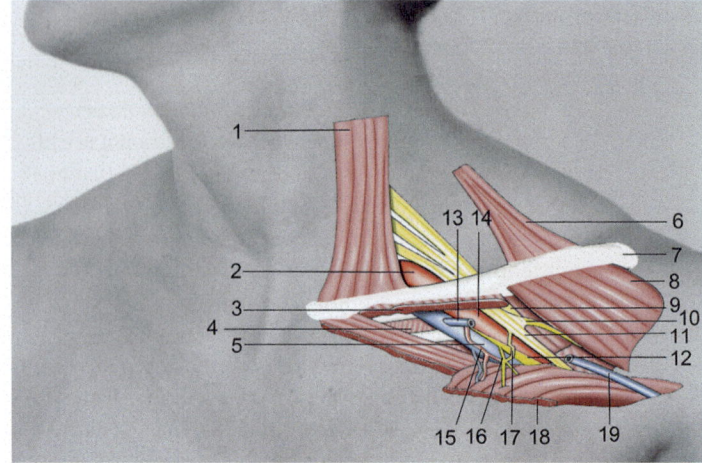

◨ **Abb. 16.2** Landmarken für den supraklavikulären Zugang: *1* Pulsation der A. subclavia am unteren Ende der Skalenuslücke, *2* Hinterrand des M. sternocleidomastoideus

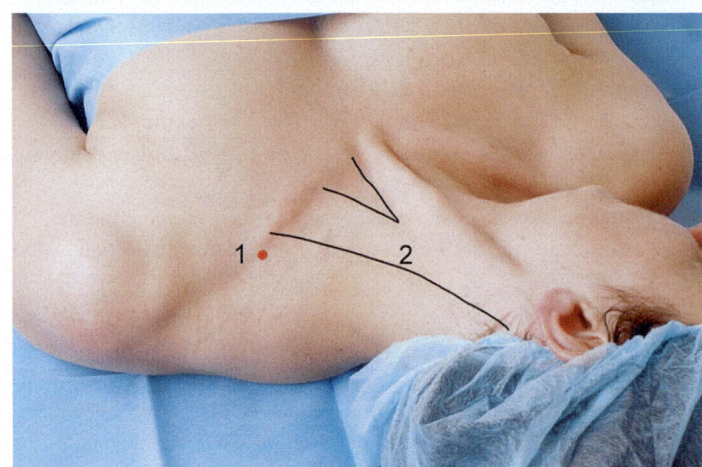

◨ **Abb. 16.3** Beispiel für Schallkopf- und Nadelhaltung beim supraklavikulä-ren Zugang links

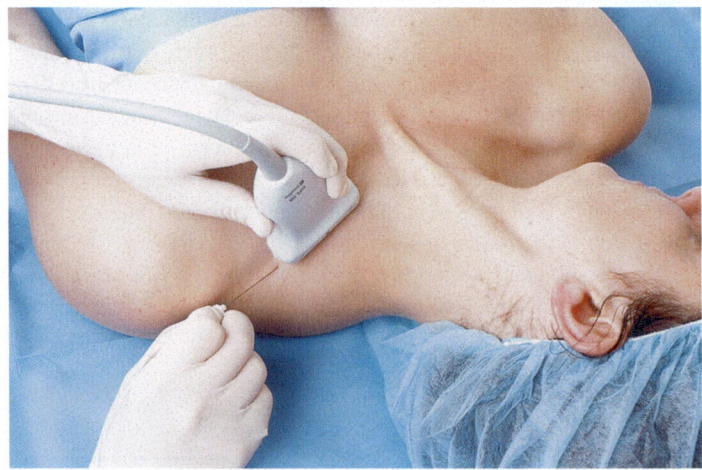

16

16.6 Sonographische Darstellung

— Der Anästhesist steht am Kopfende des Patienten.
— Aufsetzen des Schallkopfes unmittelbar supraklavikulär parallel zum Schlüsselbein.
— Identifikation der A. subclavia in der Fossa supraclavicularis als pulsierende, hypoechogene, runde, scharf begrenzte Struktur.
— Die A. subclavia liegt unmittelbar auf der hyperechogenen 1. Rippe.
— Die V. subclavia ist häufig nicht gut sichtbar, da sie von der Klavikula verdeckt ist.
— Unmittelbar unter der 1. Rippe (gut zu erkennen an der hyperechogenen Kortikalis, „dünner weißer Strich") kann man nach Kippen des Schallkopfes auch die Pleurakuppel als helle, weiße Linie erkennen. Eine atemsynchrone Bewegung der Pleura ist zu erkennen.
— Optimale Darstellung der Nervenbündel durch leichtes Schieben, Kippen und Drehen des Schallkopfes. Der Plexus brachialis befindet sich im Schallbild lateral der A. subclavia und stellt sich als eine Anhäufung von hypoechogenen Knötchen dar (vergleichbar mit einer Traube).
— Durch Verschieben des Schallkopfes kopfwärts lassen sich die Nervenbündel ohne Mühe bis in die Skalenuslücke verfolgen.

Um eine gute Übersicht zu erhalten, sollte der Schallkopf zunächst etwas medial von der Klavikulamitte platziert werden. Damit die A. subclavia gut als rundliche, pulsierende, scharf begrenzte hypoechogene Struktur dargestellt werden kann, empfiehlt es sich, den Schallkopf unmittelbar hinter der Klavikula leicht „in den Thorax hineinzudrücken". Die V. subclavia ist meistens nicht gut darstellbar, da sie vor (anterior) der A. subclavia liegt und zudem noch durch den Ansatz des M. scalenus anterior an der 1. Rippe von jener getrennt ist. Des Weiteren liegt die V. subclavia mehrheitlich unter der Klavikula, so dass der Schallkopf mehr abgewinkelt werden muss, um sie zur Darstellung zu bringen. Entlasten des Schallkopfes kann ebenfalls zur Darstellung des vorher komprimierten Gefäßes führen.

16.7 Ultraschallgestützte Punktion

Die Punktion wird von den Autoren in der Schallebene (In-plane-Technik) in Stichrichtung von lateral nach medial empfohlen, damit die Nadelposition zu jeder Zeit genau lokalisiert werden kann und dadurch Verletzungen von komplikationsträchtigen Strukturen vermieden werden können (◘ Abb. 16.3, ◘ Abb. 16.4, ◘ Abb. 16.5, ◘ Abb. 16.6). Auf dieser Abbildung steht der Anästhesist zur besseren Übersicht fußwärts des Patienten. Der Leser blickt jedoch,

Cave! Die Anwendung der In-plane-Technik bei der infraklavikulären Blockade ist wegen der Punktionsrichtung mit der Gefahr einer versehentlichen Pleurapunktion verbunden, wenn die Nadelspitze nicht genau visualisiert wird!

Abb. 16.4 Querschnitt supraklavikulär rechts mit Blick von kranial auf die Schnittebene: *1* A. subclavia, *2* 1. Rippe, *3* Plexus brachialis, *4* Pleura mit darunter liegender Lunge

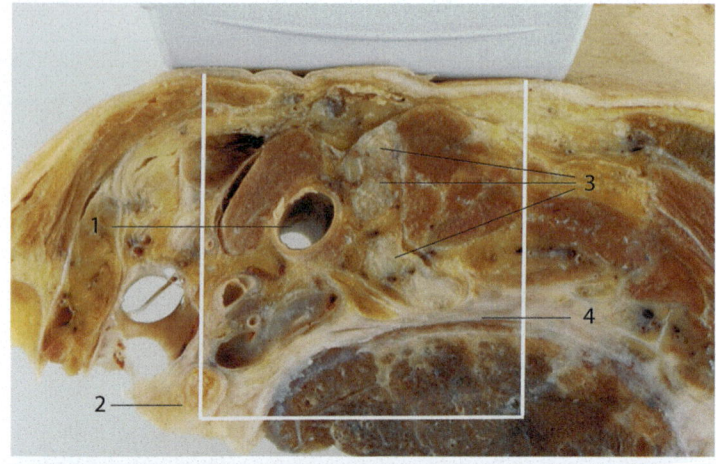

Abb. 16.5 Ultraschallbild des supraklavikulären Zugangs rechts mit Blick von kranial auf die Schallebene (**Abb.** 16.3, **Abb.** 16.4)

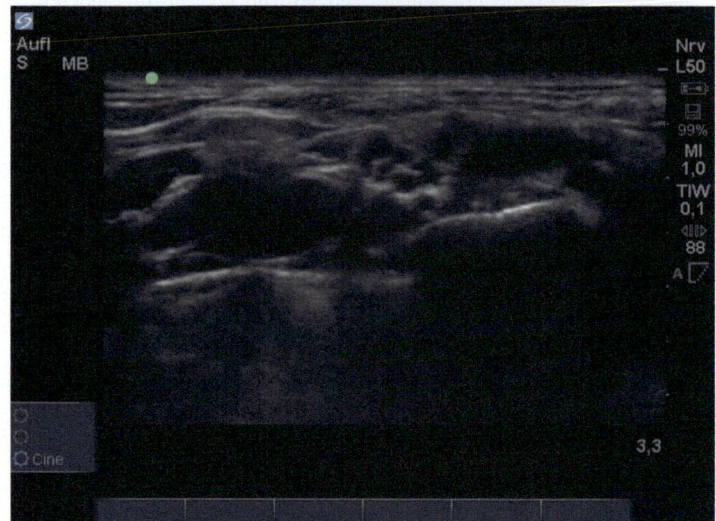

Abb. 16.6 Schema des Ultraschallbildes: *1* Plexus brachialis, *2* A. subclavia, *3* Pleura

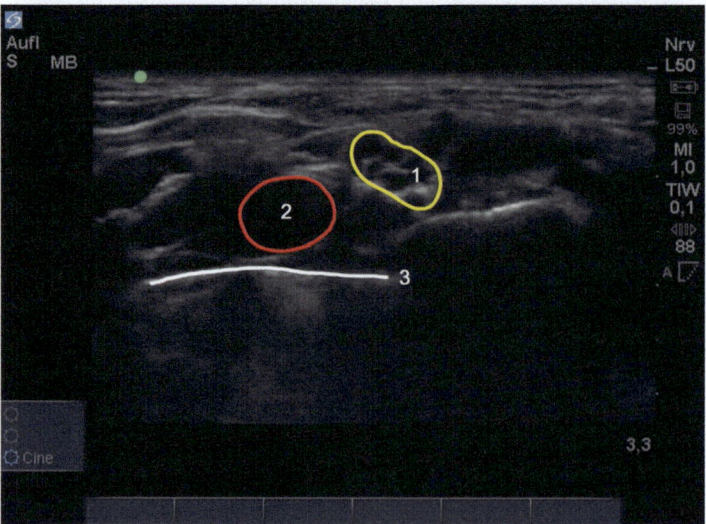

entsprechend den folgenden Ultraschallbildern, von kranial auf die Schnittebene.

Falls die Kontrolle über die Nadelspitze verloren geht, darf die Punktionskanüle nicht mehr weiter vorgeschoben werden. Es empfiehlt sich, die Nadel etwas zurückzuziehen und unter Sicht einen neuen Versuch zu unternehmen.

Meistens kann die Nadelspitze beim ersten Versuch so gut am Plexus brachialis platziert werden, dass sich unter langsamer Injektion eine gute Ausbreitung des Lokalanästhetikums erreichen lässt, so dass eine Korrektur der Nadelspitze oft nicht nötig ist. Aufgrund der kompakten Anordnung der Trunci supraklavikulär genügt schon eine Menge von 15–20 ml eines Lokalanästhetikums, um eine ausreichende Blockade zu erzielen.

Oft ist es jedoch notwendig, die bindegewebige Hülle um den Plexus zu durchstoßen, damit sich das Lokalanästhetikum zwischen den Anteilen des Plexus ausbreitet. Dabei sollte eine direkte Punktion in eines der (echoarmen) Faserbündel vermieden werden. Hier hilft die gleichzeitige Verwendung der (protektiven) Nervenstimulation (▶ Abschn. 4.3.6).

Tipp Die Lungenspitze liegt gewöhnlich hinter der Punktionsebene und ist somit nicht einsehbar, kann aber vor der Punktion durch Kippen der Schallebene dargestellt werden.

16.8 Klinisches Beispiel

Dargestellt ist ein supraklavikulärer Querschnitt des Plexus brachialis des rechten Arms (◨ Abb. 16.7, ◨ Abb. 16.8) mit Blick von kranial auf die Schallebene. Die Punktion erfolgt in der Schallebene (In-plane-Technik) von lateral nach medial. Die Nadelspitze liegt dem Plexus brachialis an. Die Aufnahme erfolgte nach Einspritzen von wenigen Millilitern eines Lokalanästhetikums.

16.9 Konventioneller Zugang

Die supraklavikuläre Blockade nach Kulenkampff wird in der Literatur wegen des hohen Risikos für einen Pneumothorax als obsolet betrachtet. Deshalb wird hier nicht auf diese im klinischen Alltag verlassene Technik eingegangen.

16.9.1 Perivaskuläre supraklavikuläre Blockade nach Winnie und Collins

- Die Lagerung erfolgt wie bei der sonographiegesteuerten Punktion. Als Leitstruktur dient das distale Ende der Skalenuslücke.
- Die A. subclavia ist oft gut unmittelbar über der Klavikula zu palpieren. Bei schwieriger Palpation der A. subclavia liegt der Punktionsort in Klavikulamitte, 1,5–2 cm lateral des klavikulä-

Abb. 16.7 Klinisches Beispiel einer rechtsseitigen supraklavikulären Blockade des Plexus brachialis mit Ausbreitung des Lokalanästhetikums, Blick von kranial auf die Schallebene

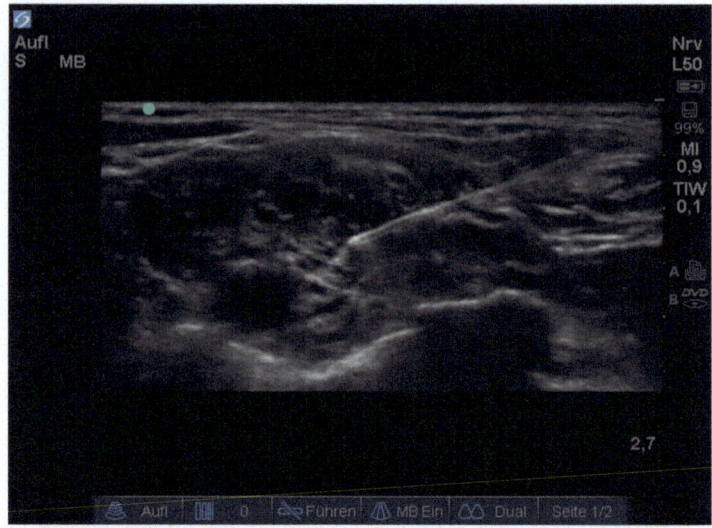

Abb. 16.8 Schema des Ultraschallbildes: *1* Lokalanästhetikum, *2* A. subclavia, *3* Punktionsnadel, *4* Plexus brachialis, *5* Pleura, *6* Rippe

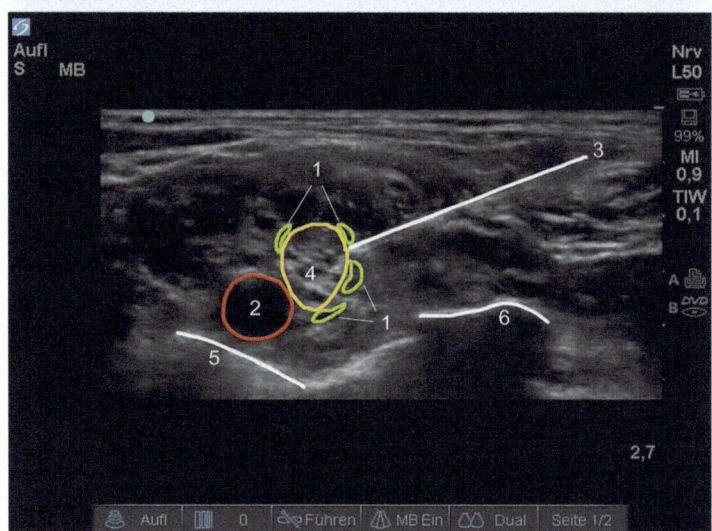

Abb. 16.9 Nadelhaltung beim konventionellen supraklavikulären Zugang links nach Winnie und Collins. Punktion kranial und leicht lateral des die A. subclavia palpierenden Fingers

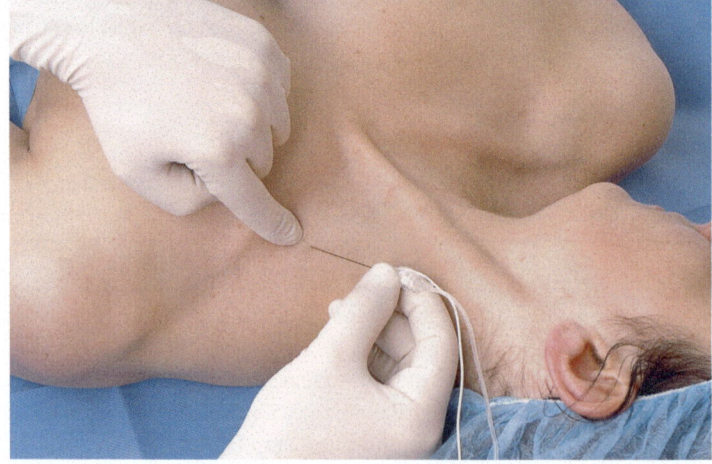

ren Ansatzes des M. sternocleidomastoideus sowie 2 cm oberhalb der Klavikula.
━ Die Punktion erfolgt kranial und leicht lateral des palpierenden
Fingers (◨ Abb. 16.9), die Stichrichtung folgt dem Verlauf der
Skalenusmuskulatur, d. h. in kaudaler und leicht lateraler Richtung (eine mediale Stichrichtung ist zu vermeiden). Bei Punktion der A. subclavia muss die Punktionsrichtung leicht nach
dorsal und lateral korrigiert werden.
━ Da der Plexus brachialis supraklavikulär mit einer Faszienhülle
umgeben ist, kann evtl. bei deren Durchdringen ein „Klick"
verspürt werden.
━ Eine zu starke Drehung des Kopfes zur Gegenseite sollte vermieden werden, da sonst das Aufsuchen der Skalenuslücke erschwert
wird.
━ Die A. subclavia kann auch leicht mit einem Gefäßdoppler identifiziert werden.

Cave! Wegen der Pneumothoraxgefahr sollte bei fehlender
Möglichkeit der Ultraschallführung
anderen Zugangswegen zum Plexus brachialis der Vorzug gegeben
werden.

Literatur

Brown DL, Cahill DR, Bridenbaugh LD (1993) Supraclavicular nerve block: anatomic
analysis of a method to prevent pneumothorax. Anesth Analg 76: 530–534
Chan VW, Perlas A, Rawson R, Odukoya O (2003) Ultrasound-guided supraclavicular
brachial plexus block. Anesth Analg 97: 1514–1517
De Andres J, Sala-Blanch X (2002) Ultrasound in the practice of brachial plexus anesthesia. Reg Anesth Pain Med 27: 77–89
Fanelli G, Casati A, Garancini P, Torri G (1999) Nerve stimulator and multiple injection
technique for upper and lower limb blockade: failure rate, patient acceptance,
and neurologic complications. Study Group on Regional Anesthesia. Anesth An-
alg 88: 847–852
Kapral S, Krafft P, Eibenberger K et al (1994) Ultrasound-guided supraclavicular ap-
proach for regional anesthesia of the brachial plexus. Anesth Analg 78: 507–513
Moorthy SS, Schmidt SI, Dierdorf SF, Rosenfeld SH, Anagnostou JM (1991) A Supraclavicular Lateral Paravascular Approach for Brachial-Plexus Regional Anesthesia.
Anesthesia and Analgesia 72: 241–244
Peterson MK, Millar FA, Sheppard DG (2002) Ultrasound-guided nerve blocks. Br J
Anaesth 88: 621–624
Plunkett AR et al (2006) Supraclavicular continuous peripheral nerve block in a woun-
ded soldier: when ultrasound is the only option. BJA 2006;97:715–7
Tran de QH, Russo G, Muñoz L, Zaouter C, Finlayson RJ (2009) A prospective, randomized comparison between ultrasound-guided supraclavicular, infraclavicular,
and axillary brachial plexus blocks. Med Jul-Aug;34(4):366–71.
Vermeylen K, Engelen S, Sermeus L, Soetens F, Van de Velde M (2012) Supraclavicular brachial plexus blocks: review and current practice. Acta Anaesthesiol Belg
63(1):15–21. Review.
Williams SR, Chouinard P, Arcand G et al. (2003) Ultrasound guidance speeds execution and improves the quality of supraclavicular block. Anesthesia Analgesia 97:
1518–1523
Yang WT, Chui PT, Metreweli C (1998) Anatomy of the normal brachial plexus revealed
by sonography and the role of sonographic guidance in anesthesia of the brachial
plexus. AJR Am J Roentgenol 171: 1631–1636

Infraklavikuläre Blockade

Roland Albrecht, Jürgen Birnbaum

J. Birnbaum, R. Albrecht (Hrsg.), *Ultraschallgestützte Regionalanästhesie*,
DOI 10.1007/978-3-642-20167-7_17, © Springer-Verlag Berlin Heidelberg 2013

Die vertikal-infraklavikuläre Plexusblockade (VIP) nach Kilka, Geiger und Mehrkens und die Technik nach Raj, modifiziert nach Borgeat, haben sich im klinischen Alltag als Zugangswege zum Plexus brachialis infraklavikulär etabliert. Beide Verfahren zeichnen sich durch eindeutige Leitstrukturen und einfache Punktionstechniken aus. Die infraklavikuläre Blockadetechnik eignet sich für Anästhesien des distalen Oberarms und des gesamten Unterarms inklusive der Hand. Weniger geeignet ist die infraklavikuläre Blockade für Anästhesien im Schulterbereich, da sich die entsprechenden Zielnerven (N. axillaris, N. suprascapularis) in diesem Bereich bereits vom restlichen Plexus brachialis getrennt haben können.

Vorteilhaft bei dieser Blockade ist, dass der Arm nicht in der Schulter abduziert werden muss, was Patienten mit vorbestehenden Gelenkbeschwerden oder komplexen Armverletzungen Schwierigkeiten bereiten kann. Auch nach Mammachirurgie mit axillärer Lymphknotenausräumung bietet sich ein infraklavikulärer Zugang anstelle einer axillären Blockade als gute Alternative an.

Nachteilig an der infraklavikulären Blockade, insbesondere bei der streng vertikalen Punktion, ist das Risiko eines Pneumothorax, welches bei allen klavikulanahen Verfahren besteht. Durch Darstellung der Pleura und exakte Verfolgung der Nadelspitze während der Punktion kann dieses Risiko minimiert werden.

17.1   Indikationen

Anästhesie und Analgesie vom distalen Oberarm bis zur Hand.

17.2   Spezielle Kontraindikationen

- Beidseitige Punktion, kontralateraler Pneumothorax,
- Z. n. kontralateraler Pneumonektomie,
- kontralaterale Phrenikusparese,
- kontralaterale Rekurrensparese,
- relative Kontraindikationen: schwere COPD und Eingriffe bei ambulanten Patienten.

Cave! Vorsicht bei im Aufklärungsgespräch heiseren Patienten (möglicherweise bisher unbekannte Rekurrensparese)!

17.3   Spezielle Komplikationen und Nebenwirkungen

Auch bei der ultraschallgesteuerten infraklavikulären Blockade treten die bekannten klavikulanahen nachstehenden speziellen Komplikationen und Nebenwirkungen auf:
- **Pneumothorax:** Eine mögliche Komplikation der infraklavikulären Plexusblockade. Die Häufigkeit wird mit 0,5–6 % bei konventionellen Techniken angegeben. Gefährdet sind vor allem junge, asthenische Patienten sowie Emphysematiker, da bei ihnen die Pleurakuppel proportional weiter nach kranial reicht.

Dadurch können mit der Nadelspitze leichter die Pleura visceralis und das Lungenparenchym verletzt werden. Klinisch werden diese Pneumothoraces häufig nicht manifest, können aber bei einer unvollständigen Blockade mit der Notwendigkeit einer Allgemeinanästhesie zu einem Spannungspneumothorax führen.

- **Horner-Syndrom:** Entsteht durch eine Blockade des in der Nähe liegenden Ganglion stellatum, v. a. nach Applikation einer größeren Menge Lokalanästhetikum. Zur Trias des Horner-Syndroms gehören die Miosis, die Ptosis und der Enophthalmus. Das Horner-Syndrom kann den Patienten irritieren, verläuft aber in der Regel harmlos.
- **Phrenikusparese:** Gegenüber dem interskalenären oder supraklavikulären Zugang scheint die Häufigkeit einer Phrenikusparese bei infraklavikulärer Blockadetechnik geringer zu sein.
- **Rekurrensparese:** Auch der N. laryngeus recurrens kann noch von einer relevanten Menge des Lokalanästhetikums erreicht werden, so dass die Patienten über Heiserkeit und Fremdkörpergefühl im Hals klagen. Die Beschwerden klingen in der Regel vor der infraklavikulären Blockade ab.

17.4 Anatomie

Der Plexus brachialis zieht ungefähr medioklavikulär zwischen Klavikula und der 1. Rippe nach peripher in Richtung Axilla. Die 3 Trunci des Plexus brachialis ziehen zusammen mit der A. subclavia durch die Skalenuslücke. Die Trunci teilen sich oberhalb der Klavikula in einen vorderen und hinteren Anteil, wobei sich die 3 hinteren Anteile zum posterioren Faszikel vereinen. Der laterale Faszikel bildet sich aus den vorderen Anteilen des Truncus superior und medius. Der Truncus inferior geht über in den medialen Faszikel. Unmittelbar infraklavikulär liegen die 3 Faszikel sehr nahe beisammen und lateral der A. axillaris (◘ Abb. 17.1, ◘ Abb. 17.2). Der laterale Faszikel liegt dabei am oberflächlichsten, unter ihm und etwas lateral befindet sich der posteriore Faszikel und am tiefsten gelegen ist der mediale Faszikel, welcher aber in dieser Höhe unmittelbar infraklavikulär immer noch lateral der A. axillaris liegt! Die korrekten anatomischen Bezeichnungen (medial, lateral und dorsal) der Faszikel haben erst weiter distal ihre Berechtigung.

Der Plexus brachialis ist von einer Faszienhülle umgeben. Innerhalb dieser Gefäß-Nerven-Scheide zieht er mit der A. axillaris in die Axilla. Diese Faszienhülle ist wiederum durch Septen unterteilt, welche mitverantwortlich für eine lückenhafte oder unzureichende Anästhesieausbreitung sein können.

■ **Abb. 17.1** Topographie des Plexus brachialis klavikulanah: *1* M. sternocleidomastoideus, *2* A. subclavia, *3* M. pectoralis major, *4* M. intercostalis externus, *5* V. axillaris, *6* M. trapezius, *7* Klavikula, *8* M. deltoideus, *9* Fasciculus posterior, *10* N. musculocutaneus, *11* Fasciculus lateralis, *12* Fasciculus medialis, *13* V. cephalica, *14* A. axillaris, *15* A. thoracoacromialis, Ramus pectoralis, *16* N. pectoralis medialis, *17* N. pectoralis lateralis, *18* M. pectoralis major, *19* V. cephalica

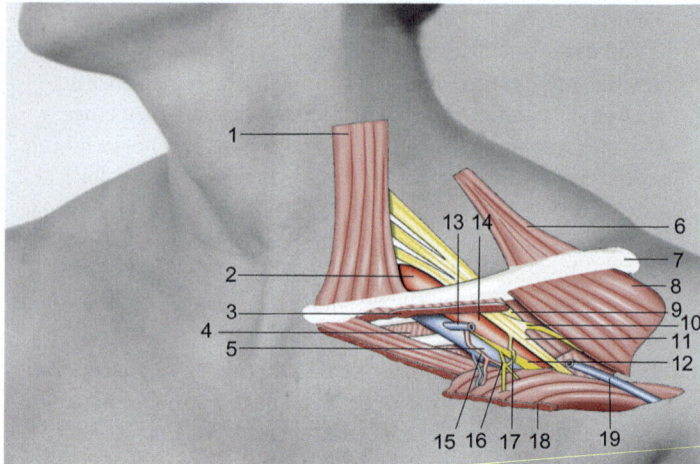

■ **Abb. 17.2** Landmarken für den infraklavikulären Zugang links: *1* Jugulum, *2* Punktionsstelle am Unterrand der Klavikula unmittelbar unterhalb des kaudalen Endes der Skalenuslücke auf der Mitte zwischen Jugulum und ventralem Akromion, *3* ventrales Akromion

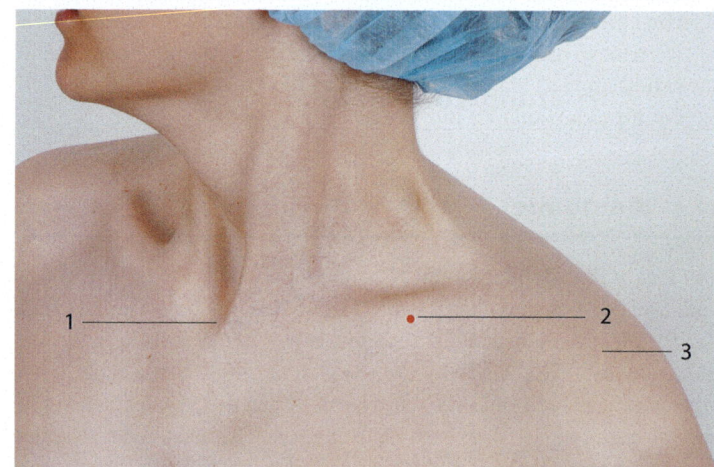

■ **Abb. 17.3** Beispiel für Schallkopf- und Nadelhaltung, Zugang links; hier Out-of-plane-Technik

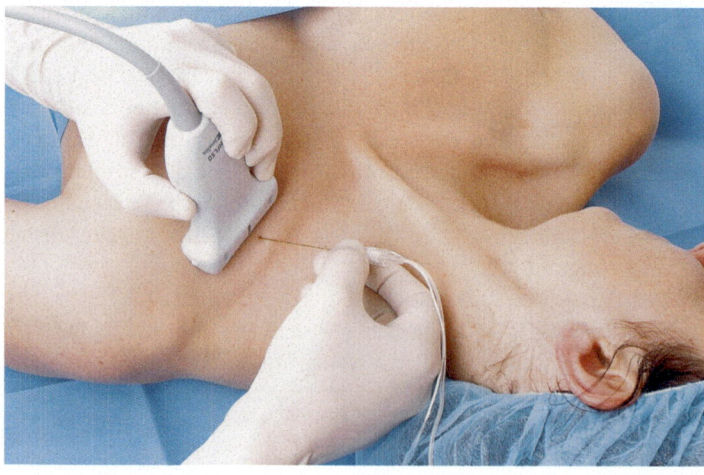

17

17.5 Lagerung

- Rückenlage.
- Spezielle Lagerung des Arms ist nicht erforderlich.

17.6 Sonographische Darstellung

- Der Schallkopf wird unmittelbar am Schlüsselbein quer zum vermuteten Verlauf des Plexus aufgesetzt.
- In einer Tiefe von etwa 3 cm zeigt sich die A. axillaris als hypoechogene, runde, pulsierende Struktur.
- Unmittelbar medial davon kann die V. axillaris dargestellt werden, oft erst durch Entlastung des Schallkopfes oder wenn der Patient nach Aufforderung „presst".
- Unmittelbar lateral findet sich der Plexus brachialis als „Traube" mit hyper- und hypoechogener Binnenstruktur, oft lassen sich auch die einzelnen Faszikel abgrenzen, die hier noch sehr eng beieinander liegen.

17.7 Ultraschallgestützte Punktion

Es existieren in der Literatur mehrere ultraschallgesteuerte Zugangsmöglichkeiten zur infraklavikulären Blockade des Plexus brachialis. Wir gehen nachstehend auf eine klavikulanahe Technik, welche dem supraklavikulären Zugang sehr ähnlich ist, ein.

- Bei der klavikulanahen Technik wird der Schallkopf etwa in Klavikulamitte (Mohrenheim-Grube) parallel zur Klavikula aufgesetzt (◘ Abb. 17.3, ◘ Abb. 17.4, ◘ Abb. 17.5, ◘ Abb. 17.6).
- Identifizieren der A. axillaris.
- Medial der Arterie befindet sich die komprimierbare V. axillaris. Lateral der A. axillaris kann man nun die 3 Faszikel mit ihren hyperechogenen Reflexen gut erkennen.
- In dieser Höhe des Plexus brachialis liegen die 3 Faszikel noch lateral der A. axillaris. Dabei liegt der laterale Faszikel am oberflächlichsten, unter ihm und etwas lateral befindet sich der posteriore Faszikel und am tiefsten gelegen ist der mediale Faszikel.
- Die Punktionsnadel wird nun von lateral (In-plane-Technik) meistens durch den medialen Anteil des M. deltoideus, danach durch den M. pectoralis major und minor zum Fasciculus posterior vorgeschoben.
- Injektion des Lokalanästhetikums unter Sicht unterhalb des Plexus. Dabei fließt das Lokalanästhetikum oft von unten U-förmig um alle Faszikel.

Die Kontrolle der Nadelspitze bereitet in der Regel wegen der geringen Tiefe der Strukturen keine Probleme.

Tipp Versager kann es dann geben, wenn der Schallkopf zu weit entfernt von der Klavikula aufgesetzt und ein bereits weiter medial liegender Faszikel übersehen wird.

Cave! Bei dieser Punktionstechnik muss die Nadelspitze im Schallbild unbedingt genau verfolgt werden, da sonst eine akzidentielle Punktion der Gefäße oder der Lunge erfolgen kann!

◻ **Abb. 17.4** Querschnitt infraklavikulär links mit Blick von kranial auf die Schnittebene: *1* Plexus brachialis (alle Faszikel gut erkennbar), *2* V. axillaris, *3* A. axillaris, *4* Pleura mit darunter liegender Lunge, *5* 1. Rippe

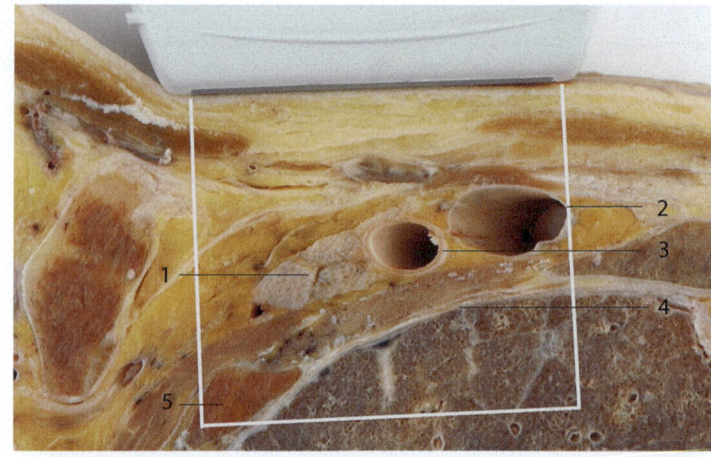

◻ **Abb. 17.5** Ultraschallbild des infraklavikulären Zugangs links mit Blick von kranial auf die Schallebene (◻ Abb. 17.3, ◻ Abb. 17.4)

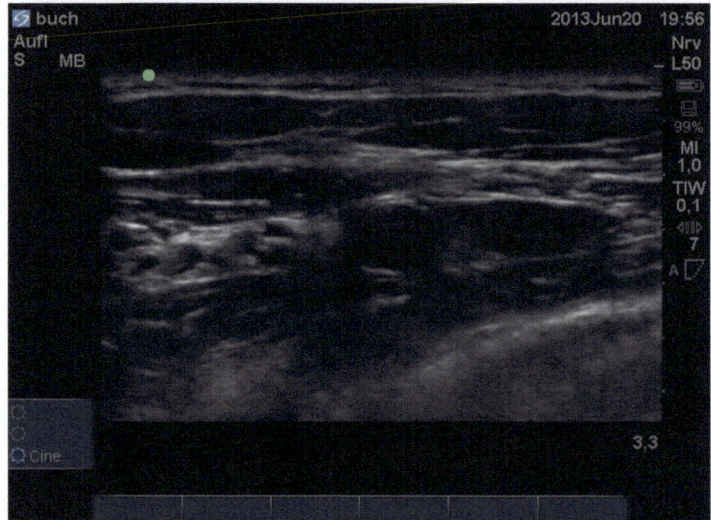

◻ **Abb. 17.6** Schema des Ultraschallbildes: *1* V. axillaris, *2* A. axillaris, *3* Plexus brachialis, *4* Pleura

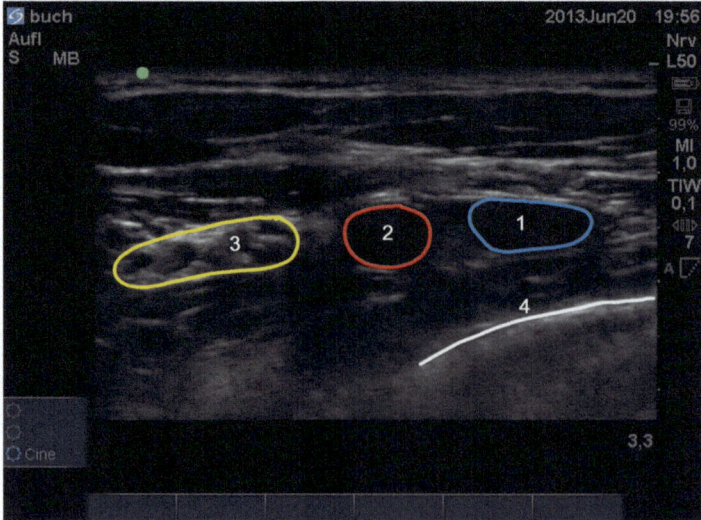

Für Katheteranlagen ist auch ein Aufsetzen des Schallkopfs einige Zentimeter entfernt vom Schlüsselbein (bis parakorakoidal) möglich. Die Punktion erfolgt nun in Out-of-plane-Technik von kranial unmittelbar unterhalb des Schlüsselbeins in Richtung der im Schallfenster sichtbaren A. axillaris und in Richtung des lateralen Faszikels. Abhängig von der Entfernung vom Schlüsselbein liegen die Faszikel auch schon unterhalb der Arterie (dorsaler Faszikel) und zwischen Arterie und Vene (medialer Faszikel).

17.8 Klinisches Beispiel

Dargestellt ist eine linksseitige infraklavikuläre Blockade mit Blick von kranial auf die Schallebene. Der Plexus ist bereits von Lokalanästhetikum umgeben. Die V. subclavia ist hier etwas komprimiert, sie kann auch atemabhängig kollabieren (◘ Abb. 17.7, ◘ Abb. 17.8).

17.9 Konventioneller Zugang

Die infraklavikuläre Blockade wird traditionell als vertikale infraklavikuläre Plexusblockade (VIP) nach Kilka, Geiger und Mehrkens oder als infraklavikuläre Plexusanästhesie nach Raj mit diversen Modifikationen beschrieben. Hier wird auf die infraklavikuläre Plexusanästhesie nach Raj, modifiziert nach Borgeat eingegangen. Durch die modifizierte Stichrichtung ist die Gefahr eines Pneumothorax eher gering.

17.9.1 Infraklavikuläre Plexusanästhesie nach Raj, modifiziert nach Borgeat

- Die Lagerung erfolgt wie bei der sonographiegesteuerten Punktion. Als Leitstruktur dient die Klavikula.
- Ermittlung des Punktionsortes bei anliegendem Arm, Markierung setzen, dann zur Punktion Abduktion des Arms um 90°.
- Die Punktion erfolgt 1 cm kaudal der Klavikulamitte (Mitte zwischen ventralem Ende Akromion und Jugulum), 45° zur Haut, in Richtung des proximalsten Punktes, an dem die A. axillaris noch palpiert werden kann (◘ Abb. 17.9).
- Nach 3–8 cm Vorschieben Stimulationsantwort im Bereich der Hand/Finger.

Cave! Wegen der Pneumothoraxgefahr sollte ohne Verwendung des Ultraschalls anderen Zugangswegen zum Plexus brachialis der Vorzug gegeben werden.

◨ **Abb. 17.7** Klinisches Beispiel einer linksseitigen infraklavikulären Blockade des Plexus brachialis mit Ausbreitung des Lokalanästhetikums

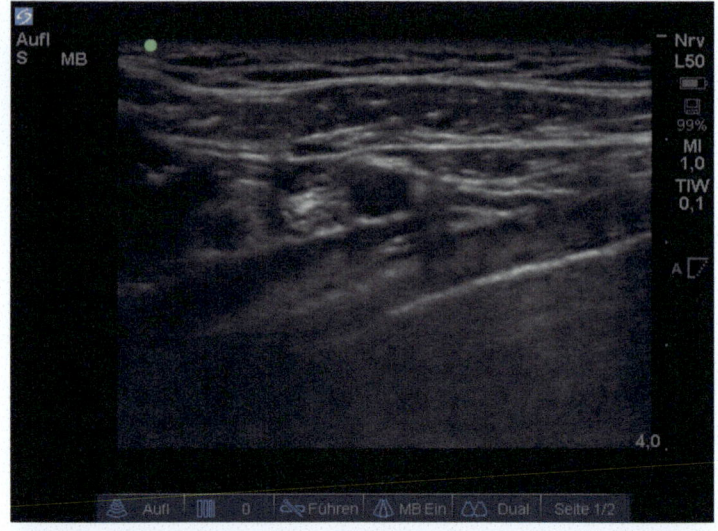

◨ **Abb. 17.8** Schema des Ultraschallbildes: *1* Lokalanästhetikum, *2* Plexus brachialis, *3* A. axillaris, *4* V. axillaris, *5* Pleura

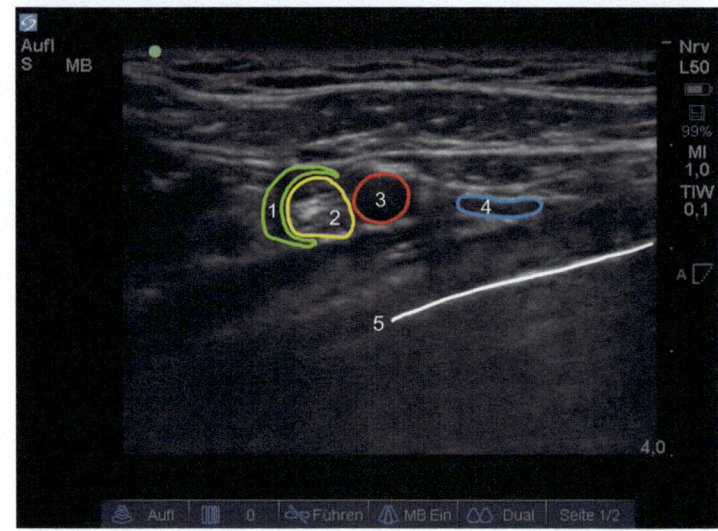

◨ **Abb. 17.9** Nadelhaltung beim konventionellen infraklavikulären Zugang links: Punktion unmittelbar unterhalb der Klavikula in der Mitte zwischen Jugulum und Akromion (unterhalb der Skalenuslücke) in Richtung der möglichst hoch in der Achselhöhle zu tastenden A. axillaris

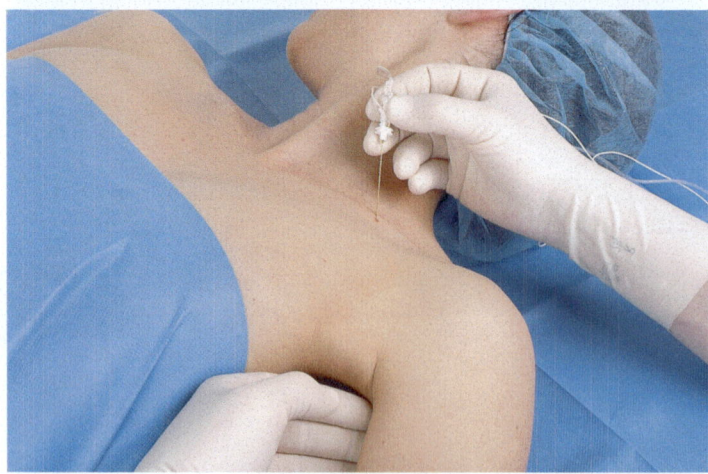

Literatur

Arcand G, Williams SR, Chouinard P et al. (2005) Ultrasound-guided infraclavicular versus supraclavicular block. Anesth Analg 101: 886–890

Bloc S, Garnier T, Komly B et al. (2007) Spread of injectate associated with radial or median nerve-type motor response during infraclavicular brachial-plexus block: an ultrasound evaluation. Reg Anesth Pain Med 32: 130–135

Borgeat A, Ekatodramis G, Dumont C (2001) An evaluation of the infraclavicular block via a modified approach of the Raj technique. Anesth Analg 93: 436–441

Chan VW, Perlas A, Rawson R, Odukoya O (2003) Ultrasound-guided supraclavicular brachial plexus block. Anesth Analg 97: 1514–1517

Chin KJ, Singh M, Velayutham V, Chee V (2010) Infraclavicular brachial plexus block for regional anaesthesia of the lower arm. Anesth Analg Oct;111(4):1072. Review

Deleuze A, Gentili ME, Marret E, Lamonerie L, Bonnet F (2003) A comparison of a single-stimulation lateral infraclavicular plexus block with a triple-stimulation axillary block. Reg Anesth Pain Med 28: 89–94

Dingemans E, Williams SR, Arcand G et al. (2007) Neurostimulation in ultrasound-guided infraclavicular block: a prospective randomized trial. Anesth Analg 104: 1275–1280

Gaertner E, Estebe JP, Zamfir A, Cuby C, Macaire P (2002) Infraclavicular plexus block: multiple injection versus single injection. Reg Anesth Pain Med 27: 590–594

Greher M, Retzl G, Niel P et al. (2002) Ultrasonographic assessment of topographic anatomy in volunteers suggests a modification of the infraclavicular vertical brachial plexus block. Br J Anaesth 88: 621–624

Kapral S, Jandrasits O, Schabernig C et al. (1999) Lateral infraclavicular plexus block vs. axillary block for hand and forearm surgery. Acta Anaesthesiol Scand 43: 1047–1052

Kapral S, Krafft P, Eibenberger K et al. (1994) Ultrasound-guided supraclavicular approach for regional anesthesia of the brachial plexus. Anesth Analg 78: 507–513

Marhofer P, Sitzwohl C, Greher M, Kapral S (2004) Ultrasound guidance for infraclavicular brachial plexus anaesthesia in children. Anaesthesia 59(7):642–646

Miller RD (2005) Miller's anaesthesia. Elsevier, Philadelphia

Nadig M, Ekatodramis G, Borgeat A (2003) Ultrasound-guided infraclavicular brachial plexus block. Br J Anaesth 90: 107–108

Ootaki C, Hayashi H, Amano M (2000) Ultrasound-guided infraclavicular brachial plexus block: an alternative technique to anatomical landmark-guided approaches. Reg Anesth Pain Med 25: 600–604

Porter JM, McCartney CJ, Chan VW (2005) Needle placement and injection posterior to the axillary artery may predict successful infraclavicular brachial plexus block: a report of three cases. Can J Anaesth 52: 69–73

Rodriguez J, Barcena M, Lagunilla J, Alvarez J (2004) Increased success rate with infraclavicular brachial plexus block using a dual-injection technique. J Clin Anesth 16: 251–256

Sandhu NS, Bahniwal CS, Capan LM (2006) Feasibility of an infraclavicular block with a reduced volume of lidocaine with sonographic guidance. J Ultrasound Med 25:51–6

Sandhu NS, Capan LM (2002) Ultrasound-guided infraclavicular brachial plexus block. Br J Anaesth 89: 254–259

Williams SR, Chouinard P, Arcand G et al. (2003) Ultrasound guidance speeds execution and improves the quality of supraclavicular block. Anesthesia and Analgesia 97: 1518–1523

Axilläre Blockade

Roland Albrecht, Jürgen Birnbaum

J. Birnbaum, R. Albrecht (Hrsg.), *Ultraschallgestützte Regionalanästhesie*,
DOI 10.1007/978-3-642-20167-7_18, © Springer-Verlag Berlin Heidelberg 2013

Die axilläre Plexusanästhesie ist eine in der Klinik häufig durchgeführte Nervenblockade. Es erstaunt deshalb nicht sonderlich, dass dieser Zugang gewählt wurde, als Ting 1989 bei 10 Patienten erstmals versuchte, mit Hilfe der Sonographie eine Blockade des Plexus brachialis durchzuführen. Obwohl sich die einzelnen Nerven und Gefäße beim axillären Zugang sonographisch gut darstellen und auch im Verlauf gut verfolgen lassen, ist bekannt, dass es viele Variationen der topographischen Beziehung der Nerven und Gefäße zueinander gibt. Die individuell unterschiedlich ausgebildeten Bindegewebshüllen, welche eine Gefäß-Nerven-Scheide im Bereich der Achselhöhle formen, geben immer wieder Anlass zu Diskussionen und gelten als eine mögliche Ursache für eine unvollständige Ausbreitung der Plexusanästhesie bei einer einzelnen Bolusinjektion. Die Sonographie vereinfacht gerade beim axillären Zugang die Blockade des Plexus brachialis, weil jeder einzelne Nerv selbst bei schwierigeren Verhältnissen (Adipositas) meist gut identifiziert und mit Lokalanästhetikum umspült werden kann.

18.1   Indikationen

Anästhesie und Analgesie ab dem distalen Oberarm über den Ellbogen bis zur Hand.

18.2   Spezielle Kontraindikationen

Keine speziellen, sich nur aus diesem Zugangsweg ergebende Kontraindikationen.

18.3   Spezielle Komplikationen und Nebenwirkungen

Tipp Da es bei der axillären Blockade keine speziellen Komplikationen und Nebenwirkungen gibt und die Indikationen denen der klavikulanahen Blockaden entsprechen, sollte dieser Blockadetechnik im Zweifel der Vorzug gegeben werden, insbesondere wenn kein Ultraschall verwendet wird.

Keine speziellen Komplikationen und Nebenwirkungen.

18.4   Anatomie

In Höhe der Axilla haben sich die Faszikel bereits aufgeteilt, und es liegen einzelne periphere Nerven vor, die sich in unmittelbarer Nähe der A. axillaris (unterhalb der Achselhöhle dann A. brachialis genannt) finden (◘ Abb. 18.1). Die Nerven sind zusammen mit den Gefäßen von einer mehr oder weniger septierten Gefäß-Nerven-Scheide umgeben.

Orientierend finden sich am zur Punktion um 90° abduzierten Arm beim liegenden Patienten häufig folgende Lagebeziehungen:
- N. medianus oberhalb der Arterie.
- N. ulnaris medial der Arterie.
- N. radialis unterhalb der Arterie.

- Der N. musculocutaneus hat bereits in variabler Höhe in der Achselhöhle die Gefäß-Nerven-Scheide verlassen und verläuft im M. coracobrachialis.
- Die A. axillaris als wichtigste Landmarke lässt sich einfach (möglichst hoch) in der Achselhöhle tasten (◘ Abb. 18.2).

Als anatomische Variante findet sich bei einigen Patienten kein einzelner N. musculocutaneus. Hier ziehen einzelne kleinere Nerven vom medialen Faszikel zum M. biceps brachii.

18.5 Lagerung

- Rückenlage,
- 90°-Armabduktion,
- 90°-Beugung im Ellbogengelenk.

18.6 Sonographische Darstellung

- Identifikation der A. axillaris im Querschnitt möglichst proximal in der Achselhöhle (◘ Abb. 18.3),
- Blickrichtung von distal nach proximal auf die Schallebene,
- optimale Darstellung der einzelnen Nerven durch leichtes Schieben, Kippen und Drehen des Schallkopfes.

Der axilläre Plexus zeichnet sich durch eine große anatomische Variabilität aus, welche zusätzlich durch Lagerungsänderungen des Arms und/oder durch Lageänderung des Schallkopfes sowie Druck mit dem Schallkopf verstärkt werden kann. Durch Drücken und Entlasten des Schallkopfes können die gut komprimierbaren venösen Gefäße besser dargestellt und gegenüber der A. axillaris abgegrenzt werden (Cave: intravasale Injektion). Die Venen erscheinen im anatomischen Schnittbild (◘ Abb. 18.4) mit einem relativ großen Lumen, werden aber in der Praxis durch den Druck des Schallkopfs fast immer komprimiert. Durch Schieben des Schallkopfes von proximal nach distal „wandert" der N. musculocutaneus im Ultraschallbild scheinbar nach außen (im M. coracobrachialis) und ist so leichter erkennbar. Durch ein „Wandern mit der Schallebene um die A. axillaris herum" können sich deutliche Änderungen der Lage der Nerven in Bezug zur Arterie ergeben. Dieses Phänomen kann man sich auch bei der Differenzierung der einzelnen Nerven zu Nutze machen. Eine Abduktion des Arms über 90° ist unter Umständen für den Patienten unangenehm und kann zur Dehnung und Kompression des Gefäß-Nerven-Bündels führen (Verschlechterung der Darstellbarkeit).

■ Abb. 18.1 Schematische Darstellung der Anatomie der Achselhöhle links: *1* Fasciculus lateralis, *2* A. axillaris, *3* Fasciculus medialis, *4* Ramus lateralis nervi intercostalis II, *5* N. cutaneus antebrachii medialis, *6* N. ulnaris, *7* N. axillaris, *8* N. musculocutaneus, *9* N. medianus, *10* N. radialis

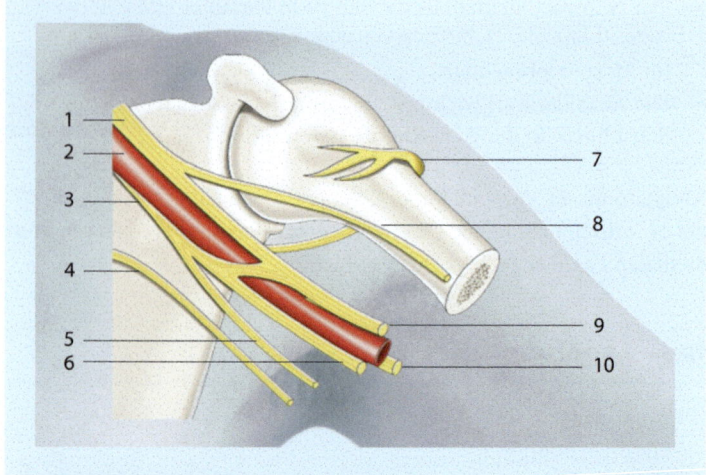

■ Abb. 18.2 Landmarken für den axillären Zugang links: *1* M. pectoralis major; *2* Punktionsstelle um die hoch in der Axilla tastbare A. axillaris; *3* M. biceps brachii

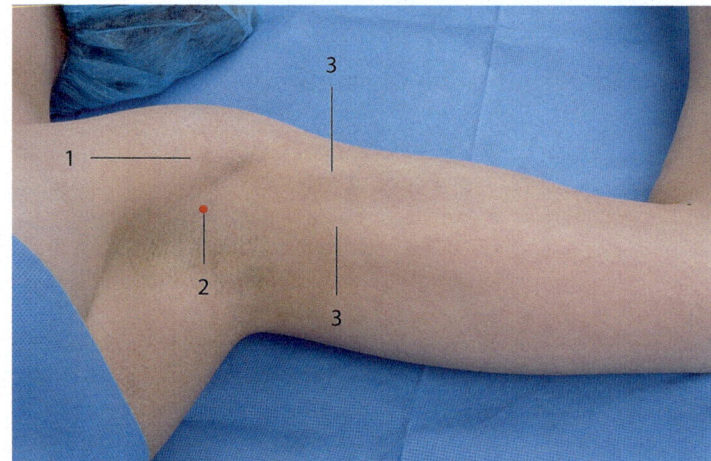

■ Abb. 18.3 Beispiel für Schallkopf- und Nadelhaltung beim axillären Zugang links, hier Out-of-plane-Punktion. Auch eine In-plane-Punktion ist eine gute Alternative

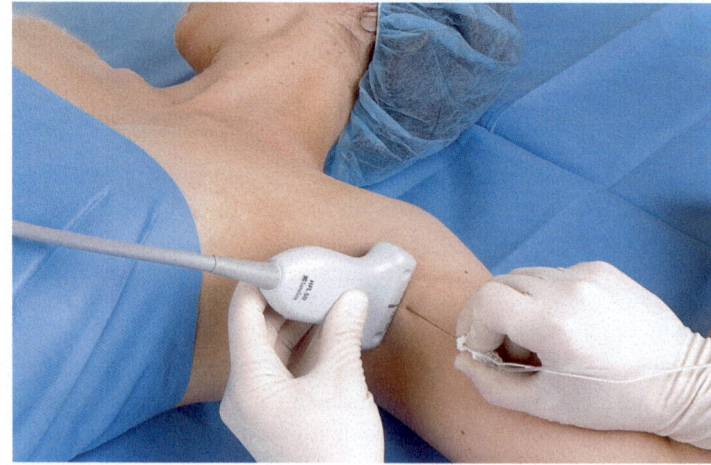

18

18.7 Ultraschallgestützte Punktion

Die Punktion ist sowohl in der Schallebene als auch quer zur Schallebene möglich. Obwohl eine komplette Blockade aller genannten Nerven auch durch eine einfache Injektion in die Gefäß-Nerven-Scheide erreicht werden könnte, bietet gerade hier der Ultraschall den Vorteil, dass jeder einzelne Nerv (inkl. N. musculocutaneus) einzeln aufgesucht und gezielt mit Lokalanästhetikum umspült werden kann (◘ Abb. 18.5, ◘ Abb. 18.6).

Vorschlag für das Vorgehen:
— Position des Untersuchers auf Brusthöhe des Patienten,
— Punktion in der Schallebene (bei 90° abduziertem Arm von lateral nach medial) oder auch quer zur Schallebene (von distal nach proximal),
— Aufsuchen des N. musculocutaneus, Injektion von 5 ml Lokalanästhetikum,
— Aufsuchen des N. radialis, des N. medianus und (falls noch nicht mit umspült) des N. ulnaris, Injektion von jeweils 5–10 ml Lokalanästhetikum.

18.8 Klinisches Beispiel

In ◘ Abb. 18.7 und ◘ Abb. 18.8 ist ein Querschnitt des Plexus brachialis in der Achselhöhle des rechten Arms dargestellt, Blickrichtung von distal nach proximal.

18.9 Konventioneller Zugang

— Palpation der A. axillaris möglichst proximal in der Achselhöhle,
— Punktion unmittelbar oberhalb der Arterie nach proximal parallel zur Arterie im Winkel von etwa 30–45° zur Hautoberfläche (◘ Abb. 18.9),
— bei adäquater Nervenstimulation (meist N. medianus, aber auch N. radialis oder N. ulnaris möglich) Injektion von 30–40 ml Lokalanästhetikum.

Auch eine Multistimulationstechnik (Aufsuchen jedes einzelnen Nervens und Injektion von jeweils 5–10 ml Lokalanästhetikum) ist möglich, dazu erfolgt eine Punktion oberhalb und unterhalb der Arterie von der gleichen Einstichstelle aus. Diese Technik ist jedoch nicht unumstritten (potenzielle Gefahr von Nervenschäden durch Punktion in möglicherweise schon teilanästhesierte Nerven).

Das Aufsuchen des N. musculocutaneus erfolgt durch eine Punktion von oberhalb der Arterie nach kranial in Richtung M. coracobrachialis bis zum Auslösen einer adäquaten Nervenstimulation.

Tipp Sollten sich die einzelnen Nerven nicht gut im Schall darstellen lassen, scheint auch eine einfache perivaskuläre Injektion im Schallbild unter die A. axillaris (6-Uhr-Position) erfolgversprechend zu sein.

Abb. 18.4 Querschnitt durch den linken Oberarm unmittelbar unterhalb der Achselhöhle mit Blick von distal auf die Schnittebene: *1* V. brachialis (axillaris); *2* N. ulnaris; *3* N. radialis; *4* N. medianus; *5* A. brachialis (axillaris); *6* N. musculocutaneus; *7* Humerus

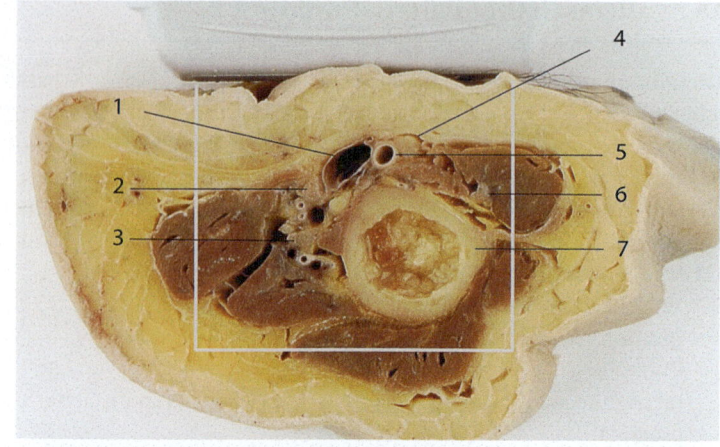

Abb. 18.5 Ultraschallbild des axillären Zugangs links mit Blick von distal auf die Schallebene (◘ Abb. 18.3, ◘ Abb. 18.4)

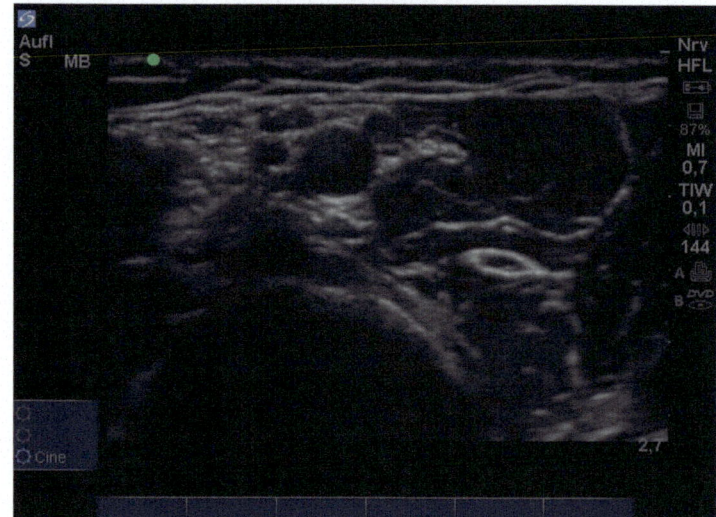

Abb. 18.6 Schema des Ultraschallbildes des axillären Zugangs: *1* A. axillaris; *2* N. musculocutaneus, *3* N. medianus; *4* N. ulnaris; *5* N. radialis; *6* Humerus. Die Venen sind durch den Druck des Schallkopfes komprimiert

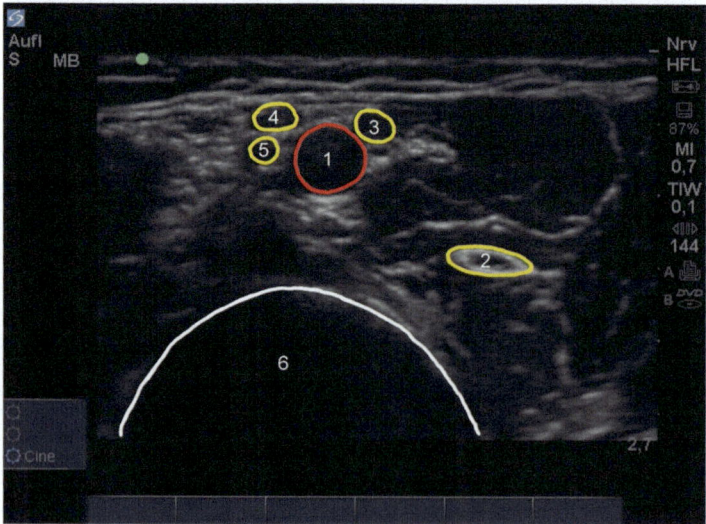

18

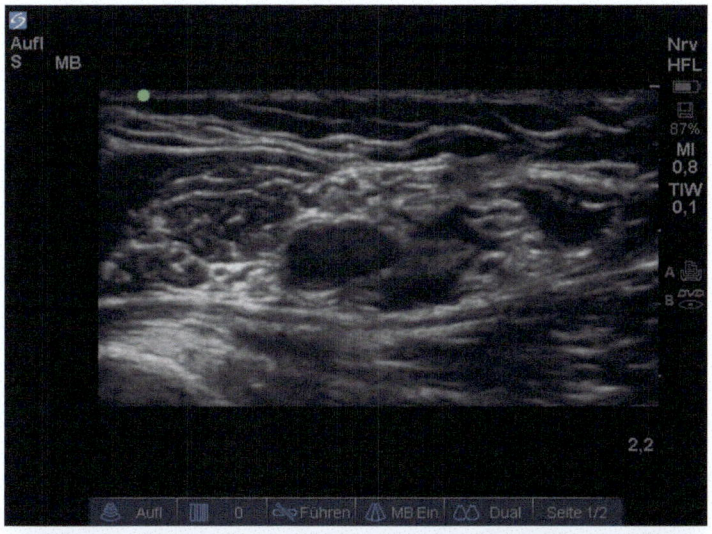

◘ **Abb. 18.7** Klinisches Beispiel einer axillären Plexusblockade rechts mit Blick von distal auf die Schallebene

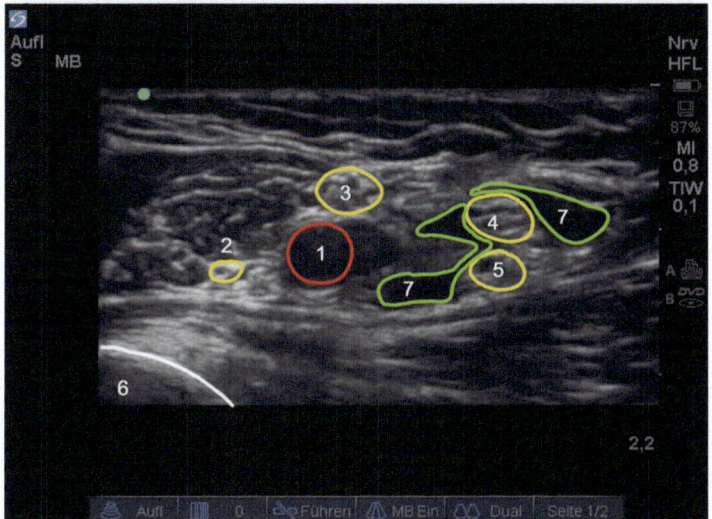

◘ **Abb. 18.8** Schema des Ultraschallbildes, insbesondere um den N. ulnaris ist die Ausbreitung des (echoarmen) Lokalanästhetikums zu erkennen: *1* A. axillaris, *2* N. musculocutaneus, *3* N. medianus, *4* N. ulnaris, *5* N. radialis, *6* Humerus, *7* Lokalanästhetikum

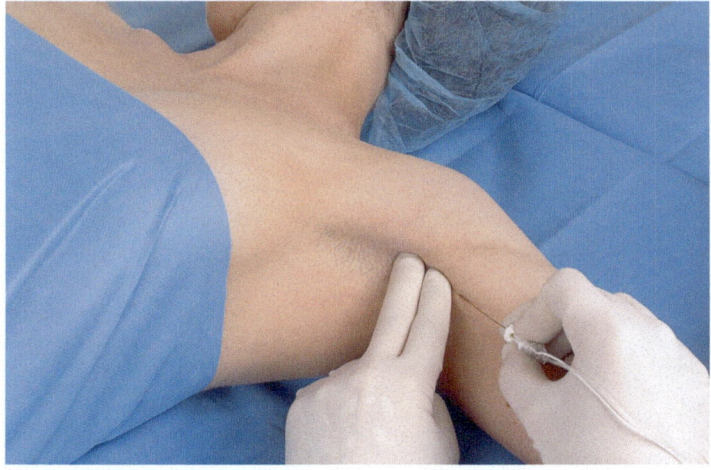

◘ **Abb. 18.9** Nadelhaltung bei konventionellem Zugang einer axillären Plexusblockade links

Stimulationserfolge der einzelnen Nerven:
- **N. medianus:** Flexion der Finger, Flexion im Handgelenk.
- **N. ulnaris:** Flexion der Finger, Adduktion des Daumens.
- **N. radialis:** Extension der Finger, Dorsalflexion im Handgelenk oder Streckung im Ellbogengelenk („einziger Strecker").
- **N. musculocutaneus:** Beugung im Ellbogengelenk.

Literatur

Bernucci F, Gonzalez AP, Finlayson RJ, Tran de QH (2012) A prospective, randomized comparison between perivascular and perineural ultrasound-guided axillary brachial plexus block. Reg Anesth Pain Med Sep–Oct;37(5):473–7

Bloc S, Garnier T, Komly B et al. (2007) Spread of injectate associated with radial or median nerve-type motor response during infraclavicular brachial-plexus block: an ultrasound evaluation. Reg Anesth Pain Med 32: 130–135

Chan VW, Perlas A, McCartney CJ et al. (2007) Ultrasound guidance improves success rate of axillary brachial plexus block. Can J Anaesth 54: 176–182

Guzeldemir ME, Ustunsoz B (1995) Ultrasonographic guidance in placing a catheter for continuous axillary brachial plexus block. Anesth Analg 81: 882–883

Kefalianakis F, Spohner F (2005) Ultraschallgestützte Blockade des axillären Plexus brachialis in der Handchirurgie. Handchir Mikrochir Plast Chir 37: 344–348

Liu FC, Liou JT, Tsai YF et al. (2005) Efficacy of ultrasound-guided axillary brachial plexus block: a comparative study with nerve stimulator-guided method. Chang Gung Med J 28: 396–402

Retzl G, Kapral S, Greher M, Mauritz W (2001) Ultrasonographic findings of the axillary part of the brachial plexus. Anesth Analg 92: 1271–1275

Schwemmer U, Markus CK, Greim CA, Brederlau J, Roewer N (2005) Ultrasound-guided anaesthesia of the axillary brachial plexus: efficacy of multiple injection approach. Ultraschall Med 26: 114–119

Schwemmer U, Schleppers A, Markus C et al. (2006) Prozessmanagement bei axillären Plexusblockaden : Vergleich von Ultraschall und Nervenstimulation. Anaesthesist 55: 451–456

Sites BD, Beach ML, Spence BC et al. (2006) Ultrasound guidance improves the success rate of a perivascular axillary plexus block. Acta Anaesthesiol Scand 50: 678–684

Ting PL, Sivagnanaratnam V (1989) Ultrasonographic study of the spread of local anaesthetic during axillary brachial plexus block. Br J Anaesth 63: 326–329

18

Blockade einzelner Nerven in der Ellenbeuge

Roland Albrecht, Jürgen Birnbaum

J. Birnbaum, R. Albrecht (Hrsg.), *Ultraschallgestützte Regionalanästhesie*,
DOI 10.1007/978-3-642-20167-7_19, © Springer-Verlag Berlin Heidelberg 2013

Eine Plexus-brachialis-Blockade (interskalenär, supraklavikulär, infraklavikulär oder axillär) kann zu einer inkompletten Anästhesie an Unterarm und Hand führen. Zur Komplettierung einer solchen ungenügenden Blockade kann jeder der 3 großen terminalen Nerven des Plexus brachialis einzeln im Ellenbeugenbereich nachblockiert werden. Außerdem können für kleinere Eingriffe im Versorgungsgebiet der einzelnen Nerven diese selektiv blockiert werden.

19.1   N.-radialis-Blockade

Eine N.-radialis-Blockade eignet sich als alleiniges Verfahren für Eingriffe am Daumen. Meist wird diese aber, wie alle Blockaden in der Ellenbeuge, wegen der häufig eingesetzten Blutsperre zur Supplementierung inkompletter Plexusanästhesien durchgeführt. Eine radiale Lücke tritt zuweilen bei der axillären Plexusanästhesie auf, wenn der N. radialis nicht vom Lokalanästhetikum erreicht wird. Davon abzugrenzen ist eine erhaltene Sensibilität im Bereich der Haut des lateralen Unterarms über dem M. brachioradialis. Dieses Gebiet liegt im Versorgungsbereich des N. cutaneus antebrachii lateralis als Ast des N. musculocutaneus.

19.1.1 Indikationen

- Ergänzung einer inkompletten Plexus-brachialis-Blockade.
- Selektive Blockade im Innervationsgebiet des N. radialis, beispielsweise für kleine Eingriffe an der Dorsalseite des Daumens.

19.1.2 Spezielle Kontraindikationen

Keine speziellen Kontraindikationen.

19.1.3 Spezielle Komplikationen und Nebenwirkungen

Keine speziellen Komplikationen und Nebenwirkungen.

19.1.4 Anatomie

Der aus dem Fasciculus posterior stammende N. radialis verläuft zusammen mit der A. profunda brachii im Sulcus n. radialis um die Rückseite des Humerus. Nach seinem Durchtritt durch das Septum intermusculare laterale, ca. 10 cm proximal der Ellenbeuge, zieht der N. radialis weiter nach distal auf die Außenseite des Oberarms.

Im Bereich der Ellenbeuge liegt er lateral der Bizepssehne zwischen M. brachialis und M. brachioradialis („Radialistunnel", ◘ Abb. 19.1). Danach erfolgt die Aufteilung in einen oberflächlichen, sensiblen Ramus superficialis und einen tiefen, vorwiegend motorischen Ramus profundus. In enger Nachbarschaft, aber deutlich oberflächlicher gelegen, befindet sich der N. cutaneus antebrachii lateralis, der sensible Endast des N. musculocutaneus.

Als Landmarken zum Auffinden des N. radialis im Bereich der Ellenbeuge dienen vorwiegend der laterale Rand des M. biceps brachii und der M. brachioradialis (◘ Abb. 19.2). Teilweise ist im Sulcus zwischen diesen Muskeln auch der schmale Rand des M. brachialis tastbar.

19.1.5 Lagerung

— Rückenlage.
— Arm gestreckt, ausgelagert, außenrotiert und im Unterarm supiniert.

19.1.6 Sonographische Darstellung

Die Identifikation des N. radialis wird durch den charakteristischen Verlauf um den Humerus herum mit anschließendem Verlauf nach distal auf die Oberarmaußenseite zwischen M. brachialis und M. brachioradialis erleichtert. Somit lässt sich der N. radialis in Oberarmmitte gut als hyperechogene, ovale Struktur, welche dem Oberarmknochen eng anliegt, erkennen. Durch Verschiebung des Schallkopfes nach distal kann man den hyperechogenen Reflex des N. radialis sehr gut verfolgen. Dabei entfernt er sich zunehmend vom Oberarmknochen und wird gut zwischen den Muskelbäuchen des M. brachialis und des M. brachioradialis im sog. **Radialistunnel** sichtbar.

19.1.7 Ultraschallgestützte Punktion

Um einen Überblick zu erhalten, wird der Schallkopf etwas proximal von der interkondylären Linie quer zur Verlaufsrichtung des N. radialis an der Oberarmaußenseite aufgesetzt. Als Leitstrukturen dienen der M. brachialis und lateral der M. brachioradialis. Dazwischen befindet sich im sog. Radialistunnel der N. radialis. Bei der Punktionstechnik in der Schallebene (**In-plane-Technik**) mit Stichrichtung von lateral nach medial durchdringt die Kanüle zuerst den M. brachioradialis und danach den lateralen Anteil des M. brachialis.

Im Normalfall kann die Nadelspitze problemlos unmittelbar dorsal des N. radialis positioniert werden. Falls nach Injektion von 2–4 ml eines Lokalanästhetikums der N. radialis noch nicht konzentrisch umflossen wird, empfiehlt es sich die Punktionskanüle etwas zurück-

■ **Abb. 19.1** Lage des N. radialis in der rechten Ellenbeuge: *1* M. brachioradialis, *2* N. radialis, *3* M. biceps brachii, *4* M. brachialis

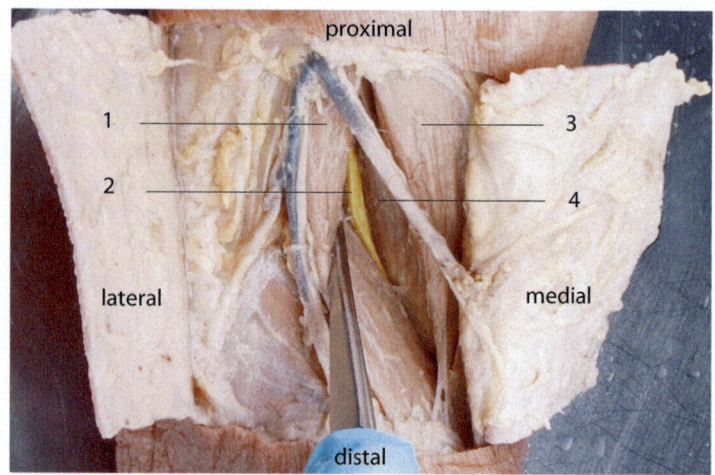

■ **Abb. 19.2** Landmarken zum Auffinden des N. radialis in der rechten Ellenbeuge: *1* M. brachioradialis, *2* lateraler Rand des M. biceps brachii

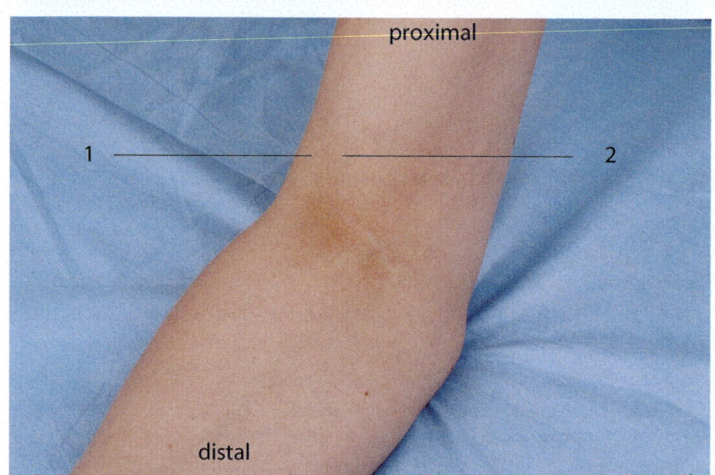

■ **Abb. 19.3** Beispiel für Schallkopf- und Nadelhaltung bei der rechtsseitigen Blockade des N. radialis (Out-of-plane-Technik)

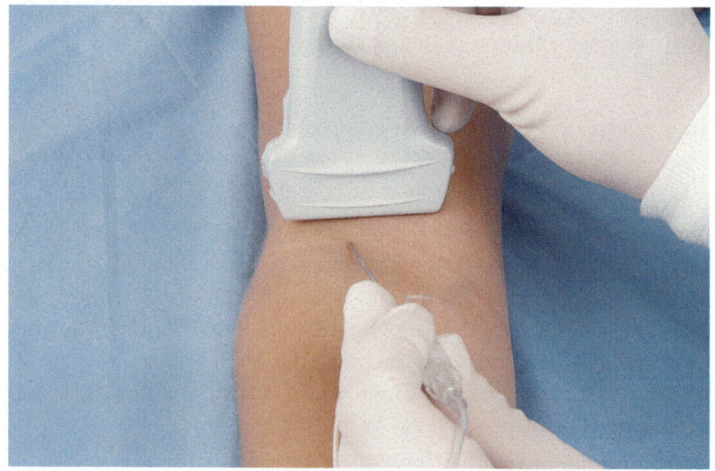

19

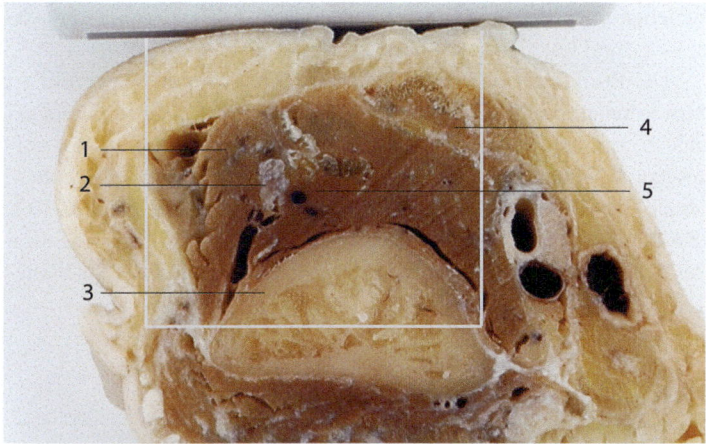

■ **Abb. 19.4** Lage des N. radialis proximal der Ellenbeuge (Querschnitt des rechten Arms mit Blick von distal auf die Schnittebene): *1* M. brachioradialis, *2* N. radialis, *3* Humerus, *4* M. biceps brachii, *5* M. brachialis

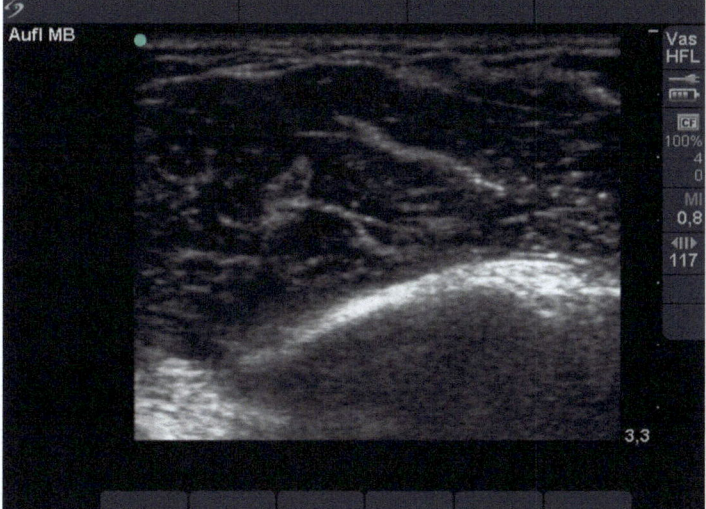

■ **Abb. 19.5** Ultraschallbild einer rechtsseitigen Blockade des N. radialis mit Blick von distal auf die Schallebene (■ Abb. 19.3, ■ Abb. 19.4)

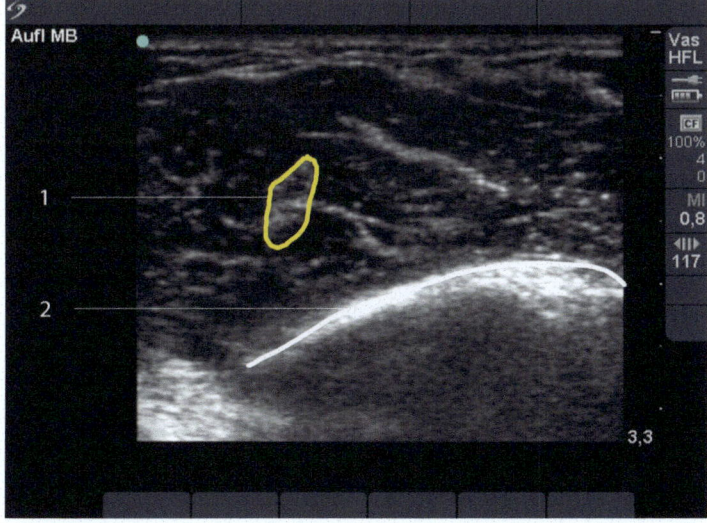

■ **Abb. 19.6** Schema des Ultraschallbildes: *1* N. radialis, *2* Humerus

Tipp Als zusätzliche Orientierungshilfe kann der Ramus anterior der
A. profunda brachii dienen, welche
ebenfalls zusammen mit dem
N. radialis um den Humerus herum
zieht und als pulsierende, runde,
hypoechogene Struktur identifiziert werden kann.

zuziehen und die Spitze nun vor dem Nerven zu platzieren und nochmals 2–3 ml Lokalanästhetikum zu injizieren.

Die Punktion quer zur Schallebene (**Out-of-plane-Technik**) ist
dem konventionellen Zugang sehr ähnlich. Wird der Schallkopf einige Zentimeter proximal der interkondylären Verbindungslinie aufgesetzt, so wird die Nadel durch den M. biceps brachii vorgeschoben,
bis sie den Radialistunnel mit dem N. radialis erreicht (◘ Abb. 19.3,
◘ Abb. 19.4, ◘ Abb. 19.5, ◘ Abb. 19.6). Die Kriterien für die Injektion
des Lokalanästhetikums bleiben die gleichen, wie bei der In-Plane-
Technik.

19.1.8 Klinisches Beispiel

Dargestellt ist ein Querschnitt der Ellenbeuge des linken Arms mit
Blickrichtung von distal nach proximal auf die Schallebene. Die Punktion erfolgt in der Schallebene (**In-plane-Technik**) von lateral nach medial. Die Nadelspitze liegt am oberen Rand des N. radialis (◘ Abb. 19.7,
◘ Abb. 19.8).

19.1.9 Konventioneller Zugang

- Die Lagerung erfolgt wie bei der sonographiegesteuerten Punk-
tion.
- Einstichstelle: 1–2 cm radial der gut palpablen Bizepssehne in
Höhe der interkondylären Linie in der Lücke zwischen M. bra-
chialis und M. brachioradialis (◘ Abb. 19.9).
- Stichrichtung: 30–45° zur Haut nach proximal und lateral in
Richtung des Epicondylus humeri lateralis.
- Eine motorische Reizantwort in Form einer Streckung im Hand-
gelenk oder der Finger zeigt eine korrekte Lage der Stimulations-
kanüle an.

19.2 N.-medianus-Blockade

Eine selektive Nachblockade des N. medianus kann z. B. zur Neurolyse
bei einem Karpaltunnel-Syndrom notwendig werden.

19.2.1 Indikationen

- Ergänzung einer inkompletten Plexus-brachialis-Blockade.
- Eingriffe an Mittel- und Zeigefinger distal der proximalen Inter-
phalangealgelenke.

19

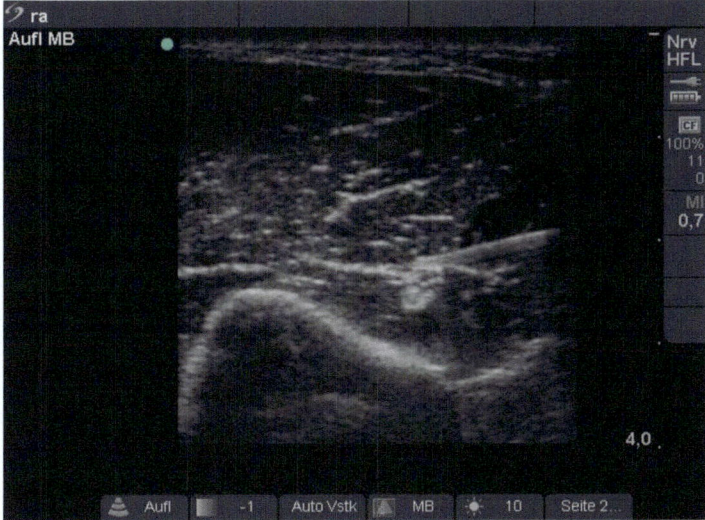

□ Abb. 19.7 Klinisches Beispiel einer linksseitigen Blockade des N. radialis mit Blick von distal auf die Schallebene (In-plane-Technik)

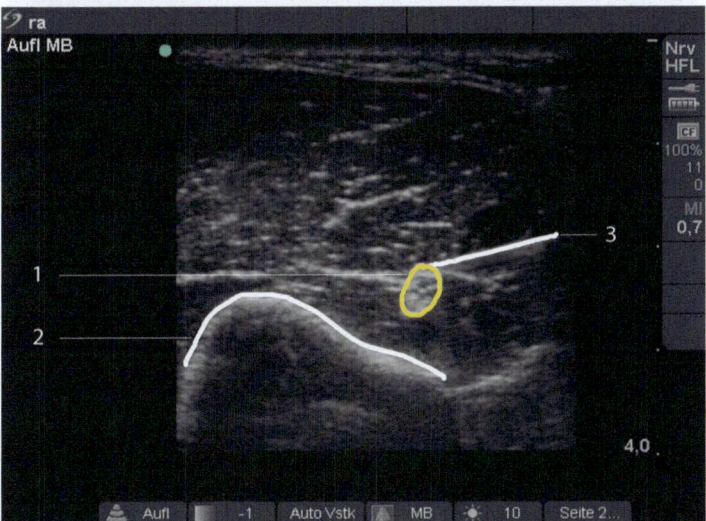

□ Abb. 19.8 Schema des Ultraschallbildes: *1* N. radialis, *2* Humerus, *3* Punktionskanüle

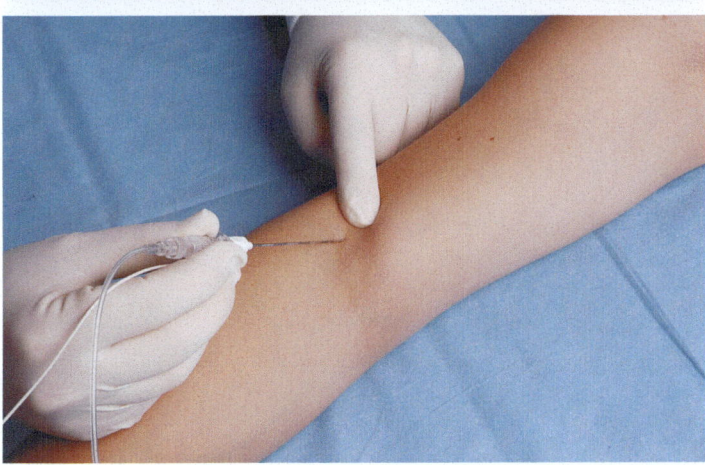

□ Abb. 19.9 Nadelhaltung bei konventioneller rechtsseitiger Blockade des N. radialis: Palpation des Sulcus zwischen M. biceps brachii und M. brachioradialis

◨ **Abb. 19.10** Lage des N. medianus in der rechten Ellenbeuge: *1* A. brachialis, *2* N. medianus

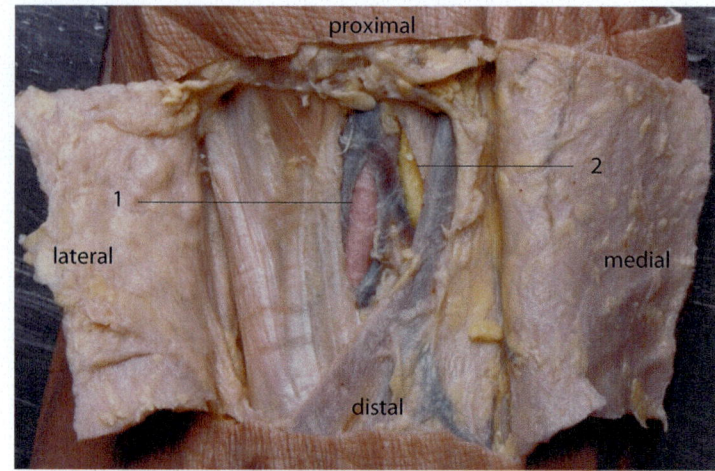

◨ **Abb. 19.11** Landmarke zum Auffinden des N. medianus in der rechten Ellenbeuge: *1* Puls der A. brachialis

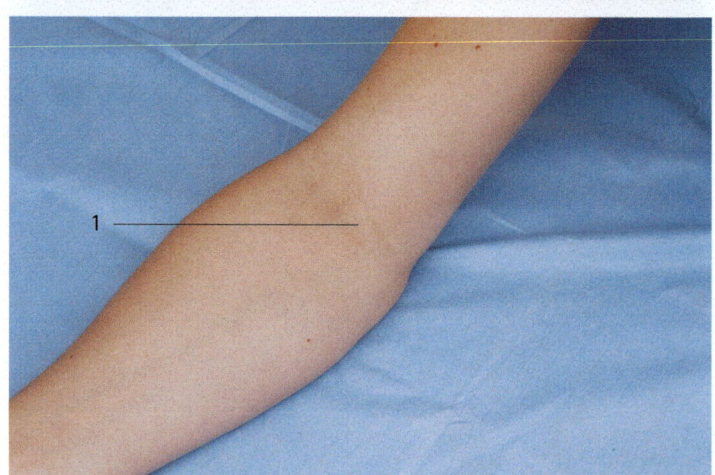

◨ **Abb. 19.12** Beispiel für die Schallkopf- und Nadelhaltung bei der rechtsseitigen Blockade des N. medianus

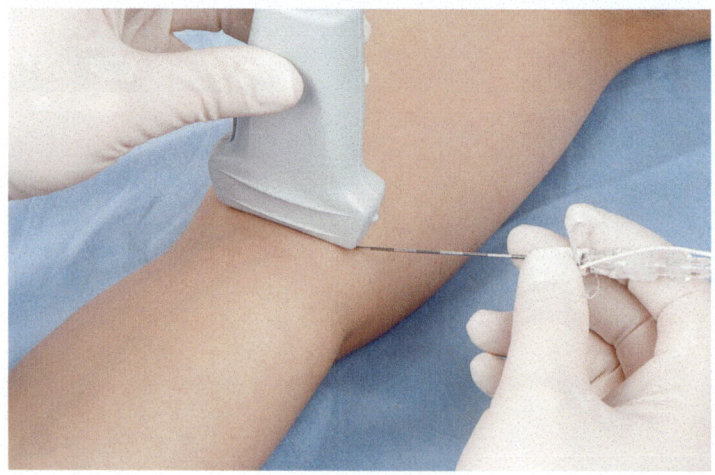

19

19.2.2 Spezielle Kontraindikationen

Keine speziellen Kontraindikationen.

19.2.3 Spezielle Komplikationen und Nebenwirkungen

Keine speziellen Komplikationen oder Nebenwirkungen.

19.2.4 Anatomie

Der N. medianus verläuft von der Axilla bis zur Ellenbeuge zusammen mit der A. brachialis oberflächlich unter der Faszie. In seinem Verlauf legt sich der N. medianus leicht spiralförmig um die A. brachialis, so dass er in der Ellenbeuge medial (ulnar) der Arterie zwischen der Aponeurosis bicipitalis und dem M. brachialis zu liegen kommt (◘ Abb. 19.10).

Als Landmarke zum Auffinden des N. medianus im Bereich der Ellenbeuge dient vornehmlich die A. brachialis, deren Pulsation gut palpabel ist (◘ Abb. 19.11).

19.2.5 Lagerung

— Rückenlage.
— Arm gestreckt, ausgelagert, außenrotiert und im Unterarm supiniert.

19.2.6 Sonographische Darstellung

Zur Identifikation des N. medianus wird der Schallkopf proximal der interkondylären Linie aufgesetzt und als Leitstruktur die A. brachialis als pulsierende, hypoechogene, runde, scharf begrenzte Struktur verifiziert. Unmittelbar medial (ulnar) der A. brachialis kommt der hyperechogene, runde bis ovale N. medianus zur Darstellung. Das Gefäß-Nerven-Bündel liegt dem M. brachialis auf. Lateral liegt der M. biceps brachii. Medial (ulnar) liegt der M. brachialis und proximal des Epicondylus medialis der M. triceps brachii. Durch Verschieben des Schallkopfes nach proximal in Richtung Axilla entlang der Oberarminnenseite lässt sich der hyperechogene, rundliche bis ovale Reflex des N. medianus gut in seinem Verlauf verfolgen.

◘ **Abb. 19.13** Lage des N. medianus im Bereich der Ellenbeuge (Querschnitt des rechten Arms mit Blick von distal auf die Schnittebene): *1* N. medianus, *2* A. brachialis, *3* V. basilica, *4* V. brachialis, *5* M. brachialis, *6* Humerus

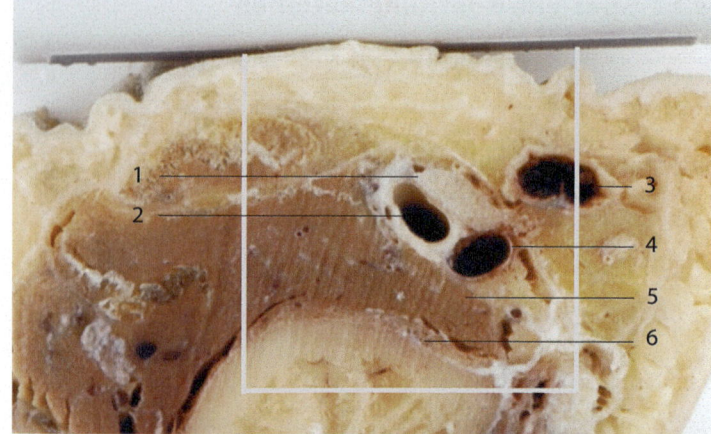

◘ **Abb. 19.14** Ultraschallbild einer rechtsseitigen Blockade des N. medianus mit Blick von distal auf die Schallebene (◘ Abb. 19.12, ◘ Abb. 19.13)

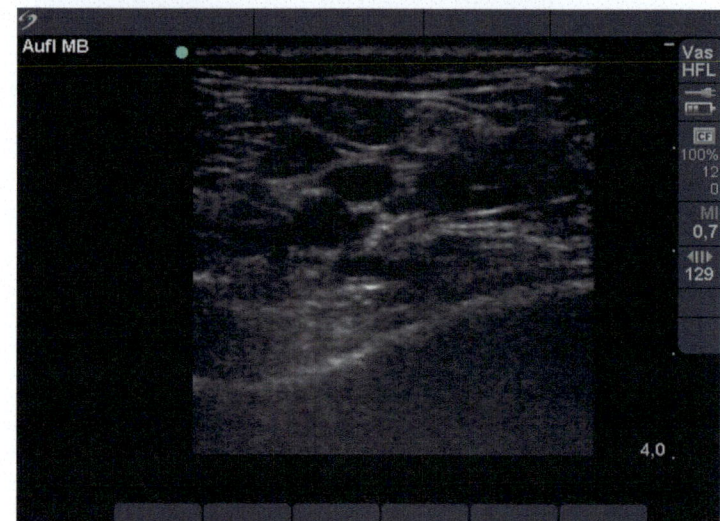

◘ **Abb. 19.15** Schema des Ultraschallbildes: *1* N. medianus, *2* Venen, *3* A. brachialis, *4* Humerus

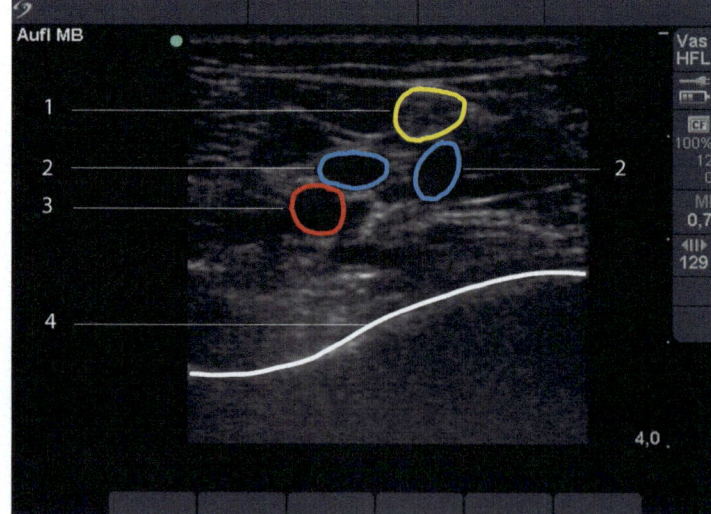

19.2.7 Ultraschallgestützte Punktion

Bei der Punktion innerhalb der Schallebene (**In-plane-Technik**) mit Stichrichtung von ulnar nach radial wird die Punktionskanüle unter Sicht auf kurzer Strecke durch den ventralen Anteil des M. triceps brachii bis an den Unterrand des N. medianus vorgeschoben (◘ Abb. 19.12, ◘ Abb. 19.13, ◘ Abb. 19.14, ◘ Abb. 19.15). Dies gelingt in der Regel problemlos. Beim Einspritzen des Lokalanästhetikums zeigt sich meist eine typische konzentrische Verteilung um den N. medianus herum.

Bei der Punktion quer zur Schallebene (**Out-of-plane-Technik**) orientiert man sich ebenfalls an der A. brachialis als Leitstruktur. Die Punktionskanüle wird ähnlich der konventionellen Technik medial der Arterie parallel zu ihr nach proximal vorgeschoben. Idealerweise lässt sich die Nadelspitze unmittelbar neben dem N. medianus darstellen.

19.2.8 Klinisches Beispiel

Dargestellt ist ein Querschnitt unmittelbar oberhalb der Ellenbeuge des rechten Arms mit Blickrichtung von distal nach proximal. Die Punktion erfolgt in der Schallebene (**In-plane-Technik**) mit Stichrichtung von ulnar nach radial. Die Nadelspitze liegt am medialen Rand des N. medianus. Die sonographische Darstellung erfolgte nach Einspritzen von wenigen Millilitern eines Lokalanästhetikums mit beginnender Verteilung konzentrisch um den N. medianus (◘ Abb. 19.16, ◘ Abb. 19.17).

19.2.9 Konventioneller Zugang

- Die Lagerung erfolgt wie bei der sonographiegesteuerten Punktion.
- Einstichstelle: unmittelbar ulnar der gut palpablen A. brachialis in Höhe der interkondylären Linie (◘ Abb. 19.18)
- Stichrichtung: In einem Winkel von 45° zur Haut parallel zur A. brachialis oder leicht nach medial wird die Kanüle nach proximal vorgeschoben.
- Eine motorische Reizantwort in Form einer Volarflexion der Hand, Daumenbeugung, Beugung im distalen Interphalangealgelenk Dig. II und III sowie einer Pronation des Unterarms zeigt eine erfolgversprechende Lage der Stimulationskanüle an.

◻ **Abb. 19.16** Klinisches Beispiel einer rechtsseitigen Blockade des N. medianus mit Ausbreitung des Lokalanästhetikums

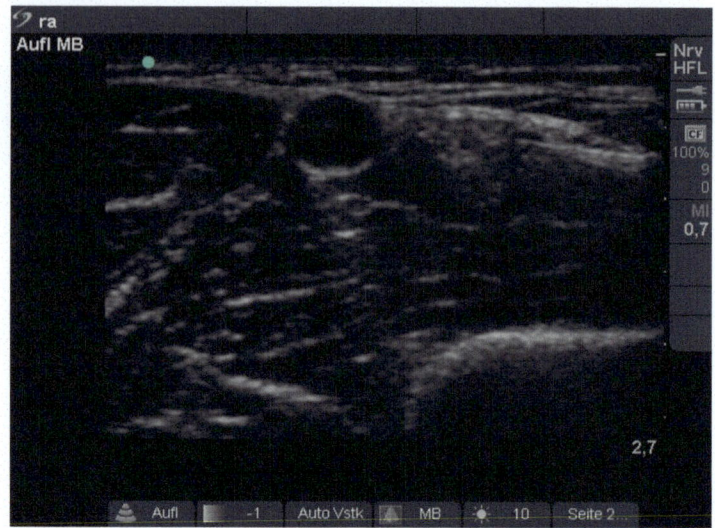

◻ **Abb. 19.17** Schema des Ultraschallbildes: *1* A. brachialis, *2* Lokalanästhetikum, *3* Humerus, *4* N. medianus, *5* Punktionskanüle

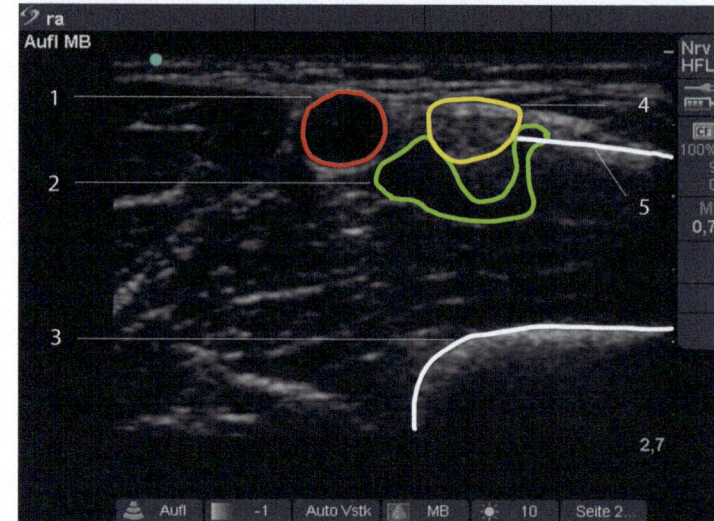

◻ **Abb. 19.18** Nadelhaltung bei konventioneller rechtsseitiger Blockade des N. medianus; die Punktion erfolgt unmittelbar medial der A. brachialis

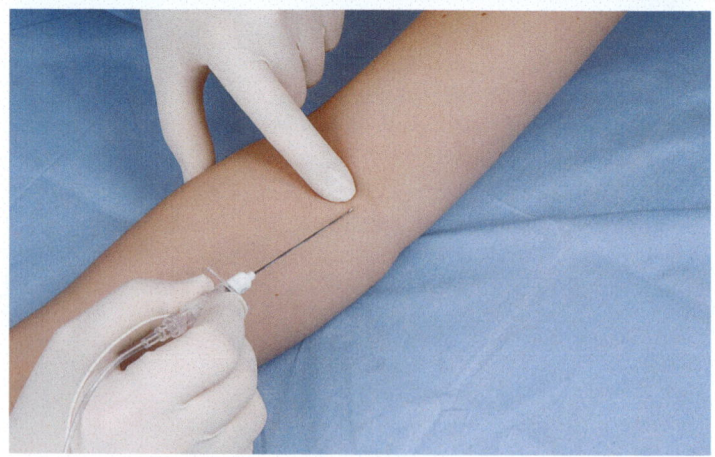

19

19.3 N.-ulnaris-Blockade

Eine N.-ulnaris-Blockade kann gut für Eingriffe am kleinen Finger eingesetzt werden.

19.3.1 Indikationen

- Ergänzung einer inkompletten Plexus-brachialis-Anästhesie.
- Eingriffe am kleinen Finger.

19.3.2 Spezielle Kontraindikationen

Keine speziellen Kontraindikationen.

19.3.3 Spezielle Komplikationen und Nebenwirkungen

Keine speziellen Komplikationen oder Nebenwirkungen.

19.3.4 Anatomie

Im Bereich des Ellbogengelenks verläuft der N. ulnaris sehr oberflächlich durch den Sulcus nervi ulnaris zwischen dem Epicondylus medialis humeri und dem Olecranon (◘ Abb. 19.19). In diesem Bereich ist der Nerv gut palpabel und es können dabei Parästhesien im kleinen Finger ausgelöst werden (◘ Abb. 19.20). Der N. ulnaris ist im Sulcus von einer derben Bindegewebshülle umschlossen.

19.3.5 Lagerung

- Rückenlage.
- Der Arm ist abduziert, außenrotiert und im Ellenbogengelenk gebeugt.

19.3.6 Sonographische Darstellung

Die Identifikation des N. ulnaris wird durch den charakteristischen Verlauf im Sulcus ulnaris zwischen dem Olecranon und dem Epicondylus medialis humeri erleichtert. Die Identifikation im Sulcus ulnaris und proximal davon als hyperechogene, rundlich bis ovale Struktur bereitet in der Regel keine Schwierigkeiten. Verschiebt man den Schallkopf vom Sulcus ulnaris nach proximal, so kann man gut

◼ **Abb. 19.19** Lage des rechtsseitigen N. ulnaris proximal des Sulcus nervi ulnaris: *1* Epicondylus medialis humeri, *2* N. ulnaris, *3* Olecranon

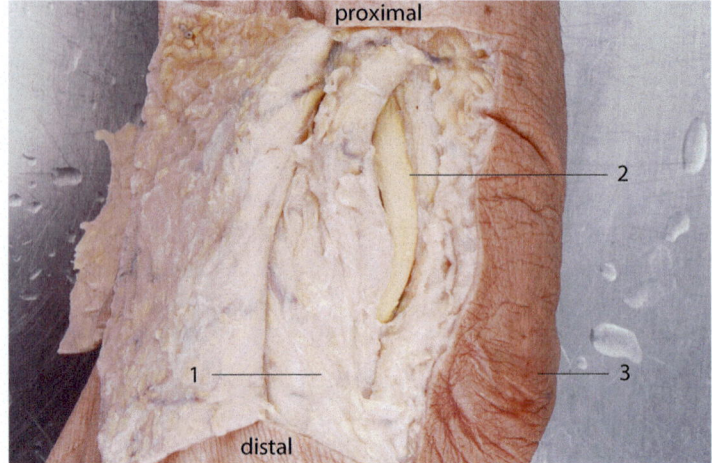

◼ **Abb. 19.20** Landmarken zum Auffinden des rechtsseitigen N. ulnaris: *1* Olecranon, *2* Epicondylus medialis humeri

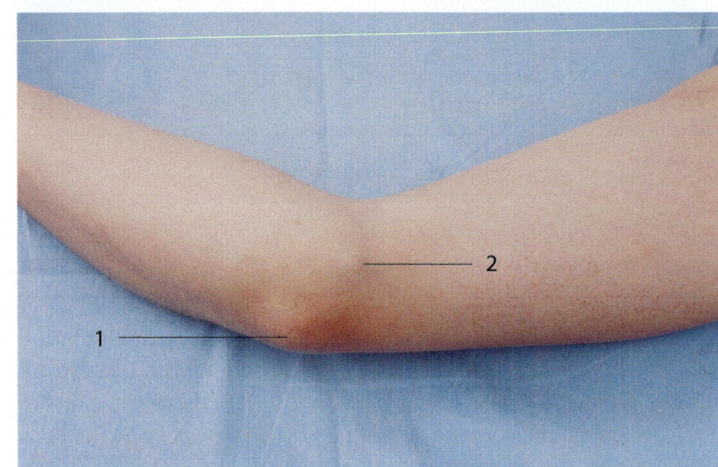

◼ **Abb. 19.21** Beispiel für Schallkopf- und Nadelhaltung bei einer rechtsseitigen Blockade des N. ulnaris

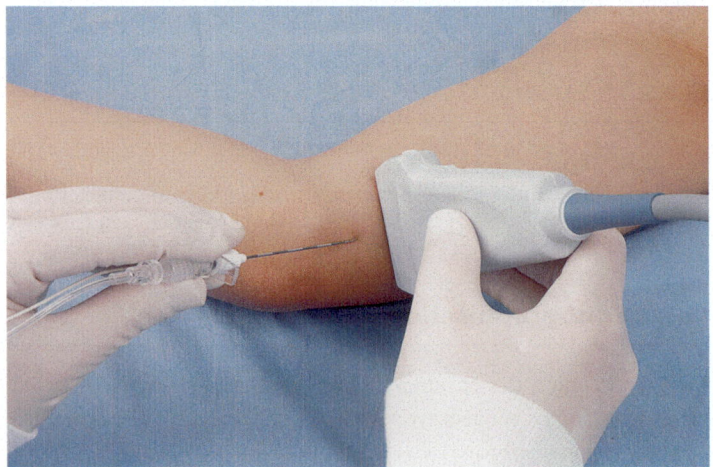

erkennen, wie der N. ulnaris zwischen den Mm. brachialis (radial) und triceps brachii, caput mediale (ulnar) zu liegen kommt.

19.3.7 Ultraschallgestützte Punktion

Die Blockade des N. ulnaris sollte proximal des Sulcus ulnaris erfolgen. Aufgrund der sehr oberflächlichen Lage des Nervs bietet sich die Punktion quer zur Schallebene wie bei der konventionellen Technik als einfaches Verfahren an (◻ Abb. 19.21, ◻ Abb. 19.22, ◻ Abb. 19.23, ◻ Abb. 19.24).

Andererseits kann der N. ulnaris durch die sehr oberflächliche Lage sehr schön im Längsverlauf abgebildet werden. Die Punktionsnadel kann nun in einem sehr flachen Winkel zur Haut in der In-plane-Technik tangential an den N. ulnaris herangeführt werden. Bei der Injektion des Lokalanästhetikums sieht man, wie sich im Idealfall ventral und dorsal des Nervs ein hypoechogener Saum als Zeichen der konzentrischen Verteilung des Lokalanästhetikums ausbildet.

Tipp Die A. collateralis ulnaris superior und weiter distal auch die A. collateralis inferior verlaufen ganz in der Nähe des N. ulnaris und mit diesem nach distal zur Ellenbeuge. Als zusätzliche Orientierungshilfe können sie als pulsierende, runde, hypoechogene Strukturen medial bzw. lateral des Nervs dargestellt werden.

19.3.8 Klinisches Beispiel

Dargestellt ist ein Querschnitt der Ellenbeuge proximal des Sulcus ulnaris des linken Arms mit Blickrichtung von distal nach proximal. Die Punktion erfolgt in der Schallebene (**In-plane-Technik**). Die Nadelspitze liegt neben dem N. ulnaris. Die Darstellung erfolgte nach Einspritzen von wenigen Millilitern des Lokalanästhetikums (◻ Abb. 19.25, ◻ Abb. 19.26).

Cave! Da der N. ulnaris sehr empfindlich auf Irritationen reagiert, sollte die Punktionskanüle sehr vorsichtig und nur unter Sicht vorgeschoben werden. Wegen der derben Faszie, welche den N. ulnaris im Sulcus bedeckt, sollte die Injektion etwas oberhalb des Sulcus erfolgen.

19.3.9 Konventioneller Zugang

- Die Lagerung erfolgt wie bei der sonographiegesteuerten Punktion.
- Einstichstelle: Punktion 90° zur Haut ca. 4 cm proximal einer Verbindungslinie von Olecranon und Epicondylus medialis humeri.
- Stichrichtung: Die Stimulationskanüle sollte tangential nach proximal an den N. ulnaris herangeführt werden (◻ Abb. 19.27).
- Eine motorische Reizantwort in Form von Ulnarflexion des Handgelenks, einer Adduktion des Daumens oder eine Flexion in den proximalen Interphalangealgelenken Dig. III bis V zeigt eine erfolgversprechende Lage der Stimulationskanüle an.

■ **Abb. 19.22** Lage des N. ulnaris proximal der Ellenbeuge (Querschnitt des rechten Arms mit Blick von distal auf die Schnittebene): *1* N. ulnaris, *2* Venen, *3* N. medianus, *4* A. brachialis, *5* M. triceps brachii, *6* Humerus

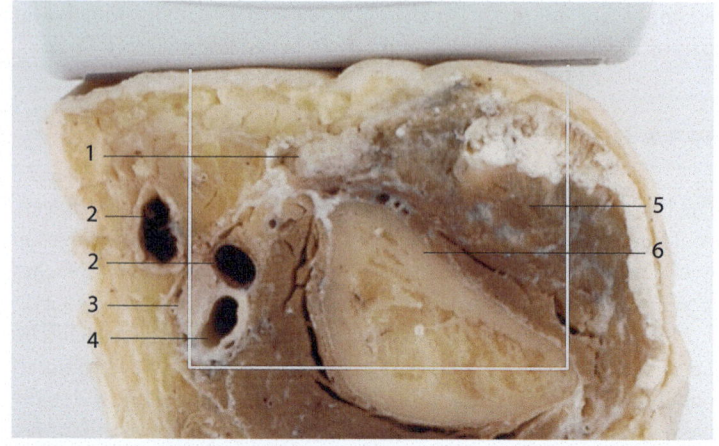

■ **Abb. 19.23** Ultraschallbild einer rechtsseitigen Blockade des N. ulnaris mit Blick von distal auf die Schallebene (■ Abb. 19.21, ■ Abb. 19.22)

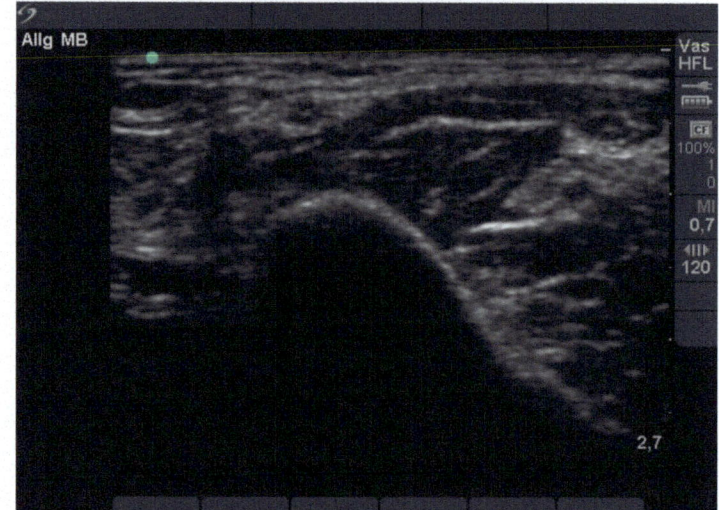

■ **Abb. 19.24** Schema des Ultraschallbildes: *1* N. ulnaris, *2* Humerus

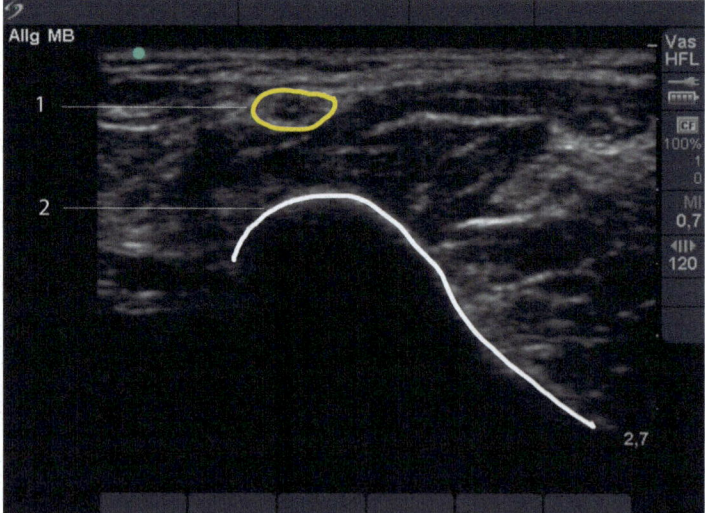

19

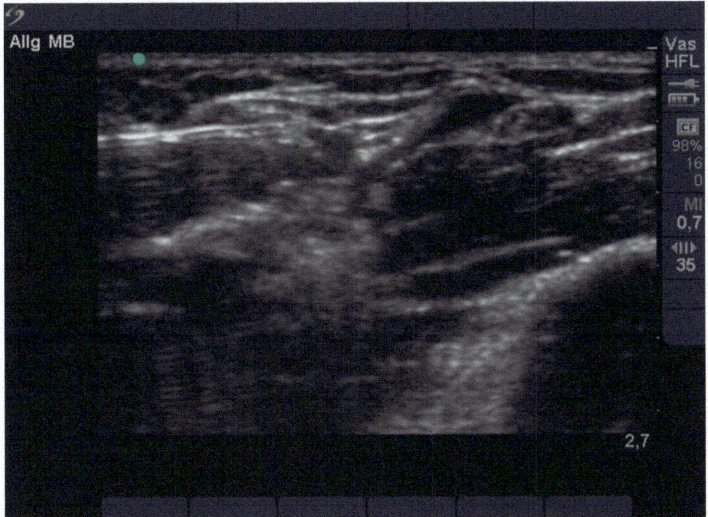

■ **Abb. 19.25** Klinisches Beispiel einer linksseitigen Blockade des N. ulnaris mit beginnender Ausbreitung des Lokalanästhetikums

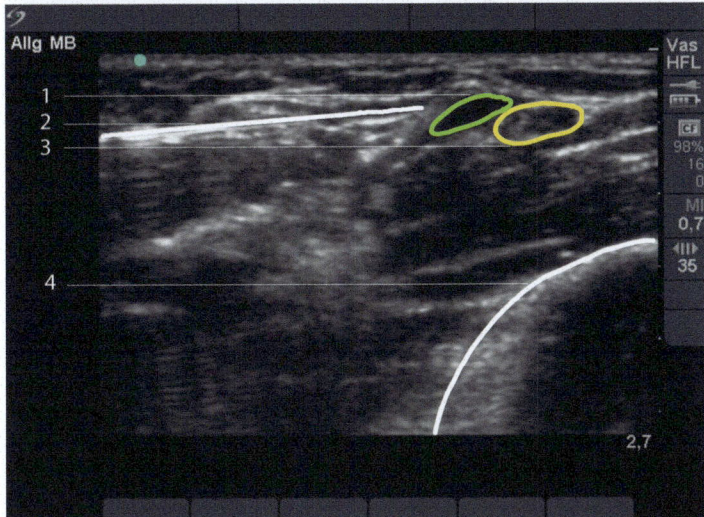

■ **Abb. 19.26** Schema des Ultraschallbildes: *1* Lokalanästhetikum, *2* Punktionskanüle, *3* N. ulnaris, *4* Humerus

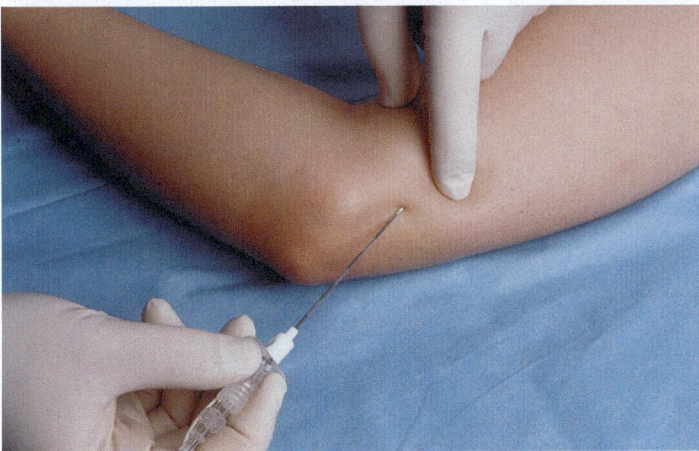

■ **Abb. 19.27** Nadelhaltung bei einer konventionellen rechtsseitigen Blockade des N. ulnaris

Literatur

Gray AT, Schafhalter-Zoppoth I (2003) Ultrasound guidance for ulnar nerve block in the forearm. Reg Anesth Pain Med 28: 335–339

Maxwell BG, Hansen JA, Talley J, Curtin CM, Mariano ER (2013) Ultrasound-guided Continuous Median Nerve Block to Facilitate Intensive Hand Rehabilitation. Clin J Pain Jan; 29(1):86–8

Schafhalter-Zoppoth I, Gray AT (2004) Ultrasound-guided ulnar nerve block in the presence of a superficial ulnar artery. Reg Anesth Pain Med 29: 297–298

Blockaden des Plexus lumbosacralis

Plexus lumbosacralis

Gottfried Bogusch

J. Birnbaum, R. Albrecht (Hrsg.), *Ultraschallgestützte Regionalanästhesie,*
DOI 10.1007/978-3-642-20167-7_20, © Springer-Verlag Berlin Heidelberg 2013

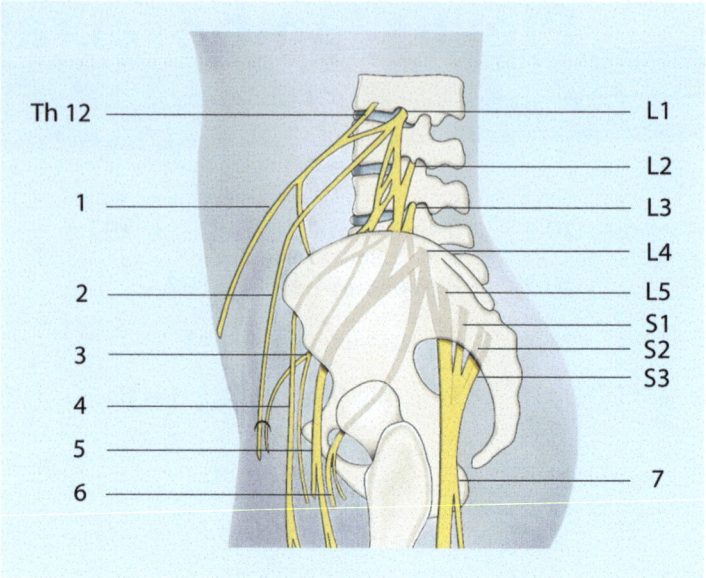

◘ **Abb. 20.1** Plexus lumbosacralis: *1* N. iliohypogastricus, *2* N. ilioinguinalis, *3* N. genitofemoralis, *4* N. cutaneus femoris lateralis, *5* N. femoralis, *6* N. obturatorius, *7* N. ischiadicus

20.1 Innervation des Beins

Der Plexus lumbosacralis (◘ Abb. 20.1) wird aus den ventralen Ästen der Spinalnerven Th12 bis S3 gebildet und versorgt die gesamte untere Extremität. Üblicherweise wird er in den Plexus lumbalis (Th12–L4) und in den Plexus sacralis (L4–S3) gegliedert. Der kaudale Anteil von L4 und L5 vereinigt sich zum Truncus lumbosacralis.

Vom Plexus lumbalis werden motorisch die ventralen Muskeln des Oberschenkels und die Adduktoren innerviert. Sensibel ist er verantwortlich für die Haut auf der lateralen, ventralen und medialen Seite des Oberschenkels, der ventralen und medialen Seite des Unterschenkels bis hin zur medialen Seite des Mittelfußes. Alle übrigen Muskeln und Hautareale der unteren Extremität werden vom Plexus sacralis versorgt. Allein der M. adductor magnus wird sowohl vom Plexus lumbalis (N. obturatorius) als auch vom Plexus sacralis (N. tibialis) innerviert.

20.2 Plexus lumbalis

Das Nervengeflecht des Plexus lumbalis findet man im M. psoas major zwischen der tiefen, dünneren Portion (Ursprung: Querfortsätze der Lendenwirbel 1–5) und der oberflächlichen, dickeren Portion (Ursprung: Körper des 12. Brustwirbels und der Lendenwirbel 1–4). Die aus dem Plexus hervorgehenden Nerven durchsetzen den M. psoas major in verschiedenen Richtungen.

Der **N. obturatorius** durchbricht etwa auf Höhe des 5. Lendenwirbels den M. psoas major nach medial und verläuft unterhalb der Linea terminalis zusammen mit der A. obturatoria zum Canalis obturatorius. Nach dem Durchtritt durch den Kanal teilt er sich in einen Ramus anterior und posterior.

Der **N. cutaneus femoris lateralis** verlässt den M. psoas major nach lateral und überquert in Richtung auf die Spina iliaca anterior superior den M. iliacus, von dessen Faszie er über die gesamte Strecke im Becken bedeckt wird. Unmittelbar medial der Spina zieht er durch das Leistenband oder die Lacuna musculorum und dann weiter auf der Fascia lata nach distal.

Der **N. femoralis** ist der dickste Nerv des Plexus lumbalis. Auch er durchsetzt den M. psoas major auf der lateralen Seite, aber deutlich weiter distal als der N. cutaneus femoris lateralis. Anschließend liegt er in der Rinne zwischen dem M. psoas major und dem M. iliacus. Umschlossen von der Fascia iliaca unterquert er mit beiden Muskeln das Leistenband im Bereich der Lacuna musculorum unmittelbar lateral zur A. femoralis, die durch die Lacuna vasorum zieht. Distal des Leistenbands teilt er sich in viele Äste auf. Sie durchbrechen die Fascia iliaca vornehmlich nach medial, um Muskeln und Haut zu innervieren. Einzelne Hautäste können sich auch schon weiter proximal aus dem N. femoralis lösen. Sie durchqueren den M. psoas major in mehr ventralen Lagen, ziehen aber immer innerhalb seiner Faszie nach distal.

Der **N. genitofemoralis** durchquert den M. psoas major nach ventral und verläuft anschließend auf der Vorderfläche dieses Muskels nach distal. Der R. femoralis zieht durch die Lacuna vasorum und versorgt die Haut im Bereich des Hiatus saphenus; der Ramus genitalis gelangt durch den Leistenkanal zum äußeren Genitale.

20.3 Plexus sacralis

Der Plexus sacralis liegt im kleinen Becken. Nach dorsal wird er vom M. piriformis unterlagert und nach ventral von den Ästen der A. iliaca interna bedeckt. Die aus ihm hervorgehenden Nerven verlassen das Becken durch das Foramen supra- oder infrapiriforme.

Der **N. gluteus superior** (Innervation der Mm. gluteus medius und minimus sowie des M. tensor fasciae latae) tritt als einziger Nerv aus dem Plexus sacralis durch das Foramen suprapiriforme und verläuft dann zwischen den Mm. gluteus medius und minimus zum M. tensor fasciae latae.

Der **N. gluteus inferior** (Innervation des M. gluteus maximus) gelangt durch das Foramen infrapiriforme zum M. gluteus maximus.

Der **N. ischiadicus** ist der größte und wichtigste Ast des Plexus sacralis. Nach dem Durchtritt durch das Foramen infrapiriforme überquert er etwa in der Mitte zwischen dem Tuber ischiadicum und dem Trochanter major den M. quadratus femoris, liegt dann direkt lateral von den kräftigen Ursprungssehnen der ischiocruralen Muskulatur und unterquert schließlich den langen Kopf des M. biceps femoris. In den meisten Fällen teilt er sich erst im proximalen Bereich der Fossa

■ **Abb. 20.2** Sensible Versorgung des Beins: *1* N. cutaneus femoris lateralis, *2* N. femoralis, *3* N. obturatorius, *4* N. ischiadicus, *5* N. cutaneus femoris posterior

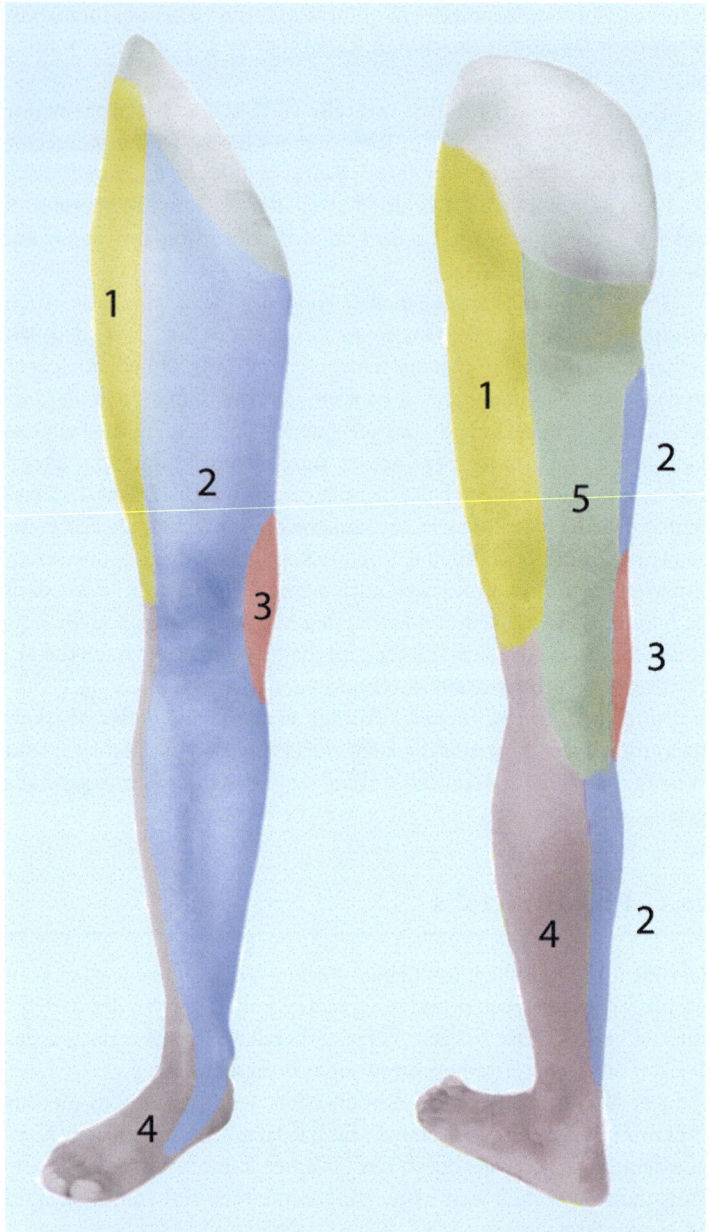

poplitea in den medial verlaufenden **N. tibialis** (Innervation der meisten Muskel auf der dorsalen Seite des Ober- und Unterschenkels sowie der Fußsohle) und den lateral ziehenden **N. fibularis communis** (Innervation des kurzen Kopfs des M. biceps femoris, der ventralen und lateralen Muskulatur des Unterschenkels sowie des Fußrückens). Gelegentlich kann die Teilungsstelle auch deutlich weiter proximal liegen. Manchmal ist der N. ischiadicus überhaupt nicht ausgebildet. In solchen Fällen tritt der N. fibularis communis durch den M. piriformis hindurch, während der N. tibialis allein durch das Foramen infrapiriforme zieht.

Der **N. cutaneus femoris posterior** ist ein Hautnerv, der distal des M. gluteus maximus unterhalb der dorsalen Muskelfaszie verläuft und bis in die Kniekehle reicht.

20.4 Sensible Versorgung des Beins

Zur sensiblen Versorgung des Beins, ▫ Abb. 20.2.

Psoaskompartment-Blockade

Jürgen Birnbaum

J. Birnbaum, R. Albrecht (Hrsg.), *Ultraschallgestützte Regionalanästhesie*,
DOI 10.1007/978-3-642-20167-7_21, © Springer-Verlag Berlin Heidelberg 2013

Die Psoaskompartment-Blockade hat sich bisher, möglicherweise wegen der Furcht vor Komplikationen, nicht auf breiter Basis als Standardmethode durchsetzen können. Hier könnte der Ultraschall ein deutliches Plus an Sicherheit bringen. Insgesamt ist die Psoaskompartment-Blockade eine relativ einfach durchzuführende Methode, die in der klinischen Praxis auch sehr effektiv ist. Als Vorteil für den Patienten ist die im Vergleich zur Epidural- oder Spinalanästhesie auf das operierte Bein beschränkte einseitige Blockade zu sehen (Mobilisation, Patientenkomfort).

21.1 Indikationen

Tipp Die Psoaskompartment-Blockade bietet sich in Kombination mit einem infraglutealen Ischiadikus-Block für alle Eingriffe am Bein unterhalb des Hüftgelenks auch als alleiniges Anästhesieverfahren an. Ein gutes Beispiel hierfür ist die Knieendoprothetik. Hier empfiehlt sich der Einsatz von Psoaskompartment-Katheter und Ischiadikus-Katheter in Kombination – insbesondere für die postoperative Schmerztherapie.

Anästhesie und Analgesie im Versorgungsbereich von N. femoralis, N. obturatorius und N. cutaneus femoris lateralis (z. B. Knieendoprothesen-Implantation, hier auch als reine Regionalanästhesie in Kombination mit einer Ischiadikus-Blockade; postoperative Schmerztherapie nach Hüft-Endoprothesen etc.).

21.2 Spezielle Kontraindikationen

Die Kontraindikationen entsprechen denen der Spinal- oder Epiduralanästhesie. Dies gilt auch für die Antikoagulation:
- Kontraindikationen: Gerinnungsstörungen, Antikoagulation.
- Relative Kontraindikationen: Zustand nach Wirbelsäulen-OP, Hypovolämie und Schock.

21.3 Spezielle Komplikationen und Nebenwirkungen

Cave! Um eine intrathekale Lage von Injektionsnadel oder Katheter zu erkennen, empfiehlt sich neben dem zusätzlichen Einsatz der elektrischen Nervenstimulation (auch über Stimulationskatheter) die Applikation einer Testdosis wie bei der Epiduralanästhesie.

Die möglichen Komplikationen entsprechen ebenfalls denen einer Spinal- oder Epiduralanästhesie.
- Spinalanästhesie (auch hohe oder totale!), Epiduralanästhesie,
- Nieren- oder Harnleiterläsion,
- retroperitoneales oder subkapsuläres Hämatom der Niere,
- Psoasabszess.

21.4 Anatomie

Der Plexus lumbalis liegt als eine aus dicken Nerven aufgebaute Schicht eingebettet zwischen der oberflächlichen und der tiefen Partie des M. psoas major. Hinter dem Psoaskompartment-Block verbirgt sich die Idee, in diesem Nervenkompartment den gesamten Plexus mit einer einzigen Injektion zu erreichen. Man muss dabei aber berücksichtigen, dass bei dem Zugang zwischen dem

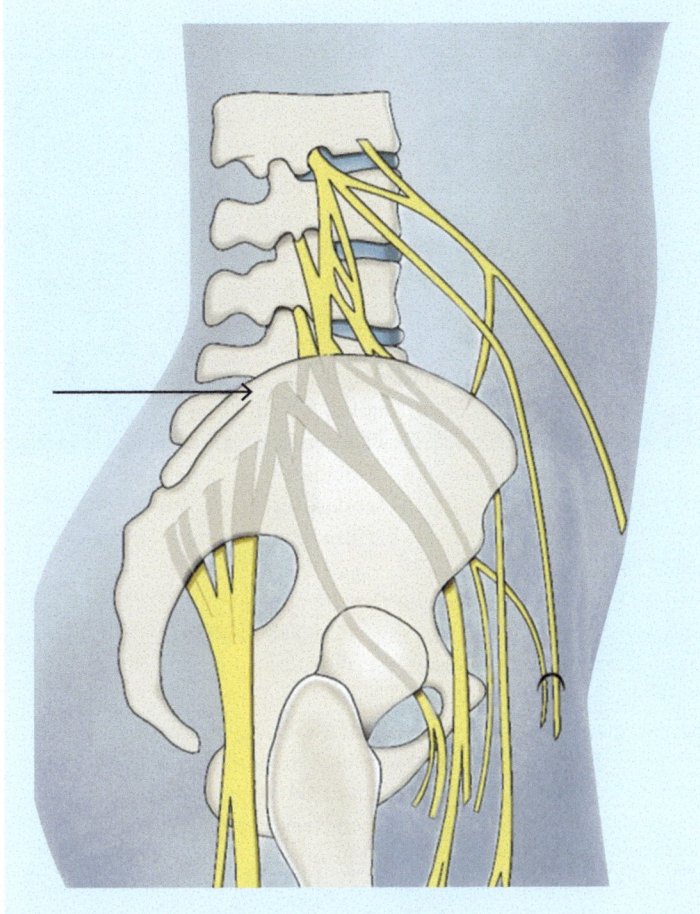

■ Abb. 21.1 Zugang zum Plexus lumbosacralis beim Psoaskompartment-Block rechts

4. und 5. Lendenwirbel in die kaudale Partie des Plexus injiziert wird. Der N. genitofemoralis, gelegentlich einzelne Hautnerven des N. femoralis und selten auch der N. cutaneus femoris lateralis haben sich aber bereits weiter kranial aus dieser Plexusschicht gelöst und durchziehen in anderen Ebenen den M. psoas major. Daher kann es bei dieser Technik gelegentlich zu einer inkompletten Anästhesie kommen. Den Zugangsweg zum Plexus lumbosacralis zeigt
■ Abb. 21.1.

Die wichtigste Landmarke für den Psoaskompartment-Block ist der Beckenkamm. Die Verbindungslinie beider Beckenkämme liegt etwa auf Höhe des Dornfortsatzes von L4. Die klassische Punktionsstelle (nach Chayen) findet sich etwa 3 cm kaudal und 5 cm lateral des Dornfortsatzes von L4 (■ Abb. 21.2).

■ **Abb. 21.2** Landmarken für den rechtsseitigen Psoaskompartment-Block: Die Verbindungslinie beider Beckenkämme liegt etwa auf Höhe des Dornfortsatzes von L4

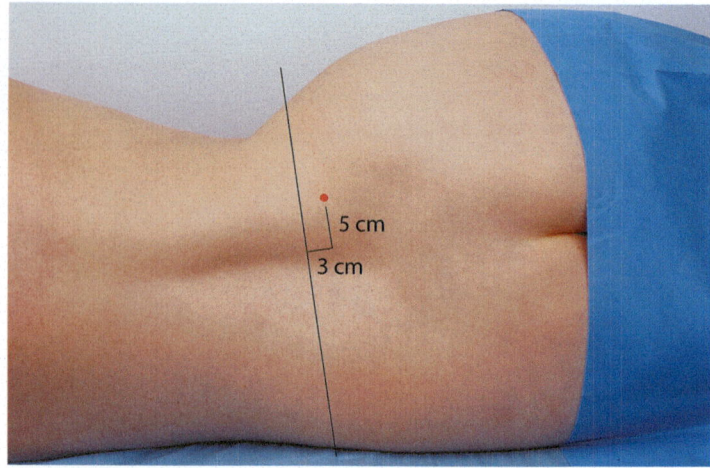

■ **Abb. 21.3** Beispiel für Schallkopf- und Nadelhaltung beim rechtsseitigen Psoaskompartment-Block: Schallfenster leicht nach kaudal gekippt

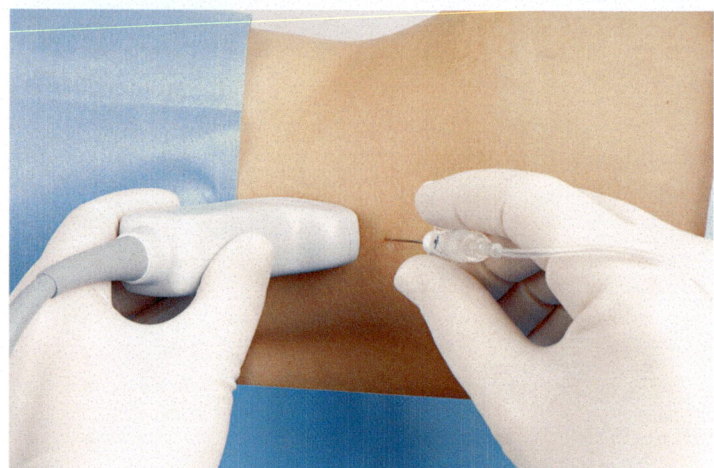

21.5   Lagerung

— Stabile Seitenlage,
— die zu anästhesierende Seite nach oben.

21.6   Sonographische Darstellung

Wegen der Punktionstiefe von etwa 6–8 cm erfordert die sonographische Darstellung des Psoaskompartments und insbesondere der Punktionsnadel Übung. Da die Punktion an sich auch ohne Ultraschall einfach ist, sollte die Sonographie in jedem Falle jedoch zur Identifikation des unteren Nierenpols (■ Abb. 21.7) verwendet werden.

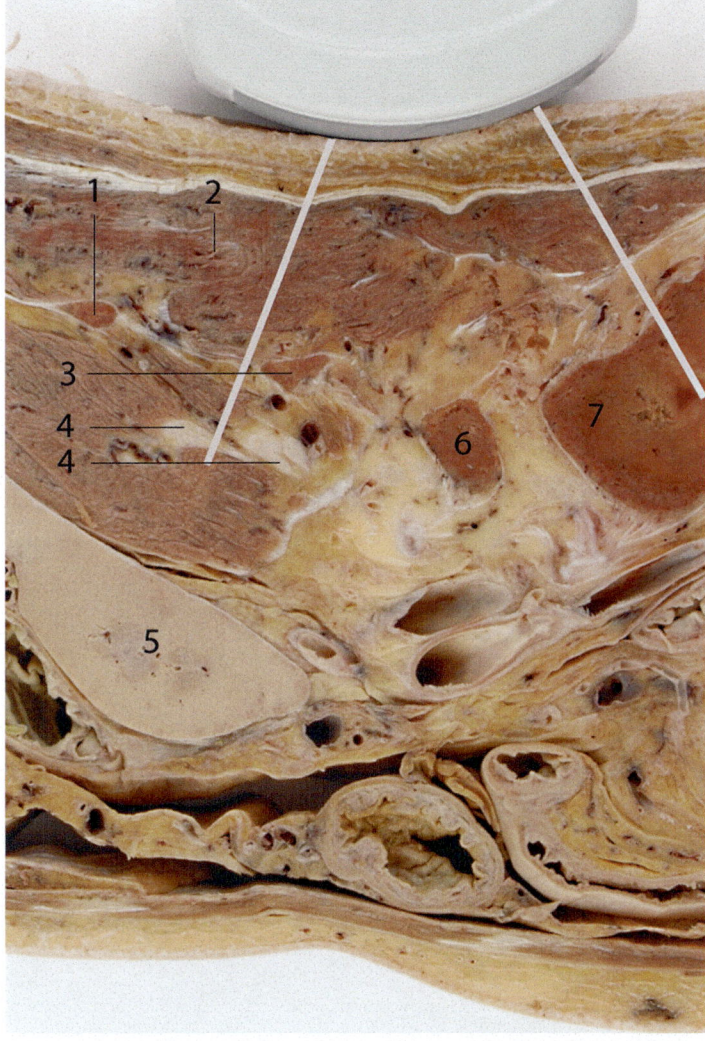

Abb. 21.4 Rechtsseitiger Längs-schnitt durch das Psoaskompartment in Höhe L4: *1* Querfortsatz L3, *2* autoch-tone Rückenmuskulatur, *3* Querfort-satz L4, *4* Nerven des Plexus lumbalis im Psoaskompartment, *5* ungewöhnlich tief liegende Niere, *6* Querfortsatz L5, *7* Os sacrum

— Abdomen-Schallkopf (curved array) verwenden.
— Aufsetzen des Schallkopfes in Höhe L4 unmittelbar lateral der Dornfortsätze parallel zur Wirbelsäule (Längsschnitt, ◻ Abb. 21.3, ◻ Abb. 21.4).
— Verschieben des Schallkopfes nach lateral, dabei werden die Querfortsätze als Schallschatten sichtbar (◻ Abb. 21.5, ◻ Abb. 21.6).
— Identifikation von L4, der letzte sichtbare Querfortsatz oberhalb des Beckenkamms ist der von L5
— Weiteres Verschieben des Schallkopfes (immer 90° zur Hautoberfläche) weiter nach lateral; die Grenze zwischen M. quadratus lumborum und M. psoas major erscheint in etwa 6 cm Tiefe als helle Linie.

21

◼ **Abb. 21.5** Ultraschallbild bei einer
rechtsseitigen Psoaskompartment-
Blockade: Längsschnitt paravertebral
rechts am Rand der Querfortsätze

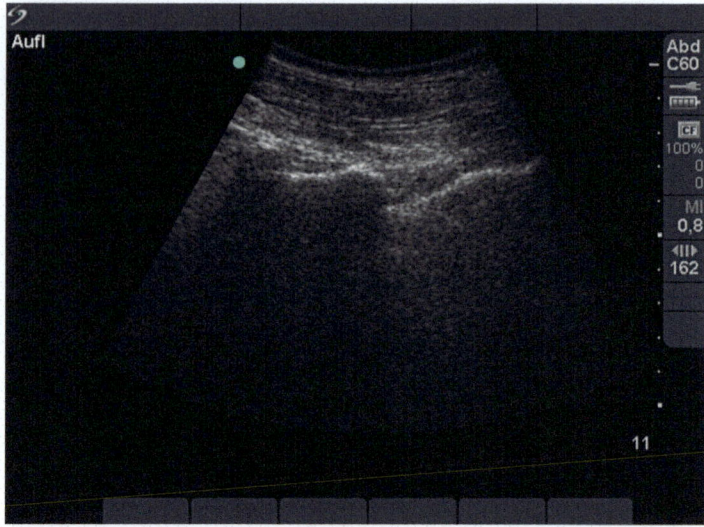

◼ **Abb. 21.6** Schema des Ultraschallbildes: *1* autochtone Rückenmuskulatur,
2 Querfortsatz L4, *3* Querfortsatz L5,
4 Os sacrum

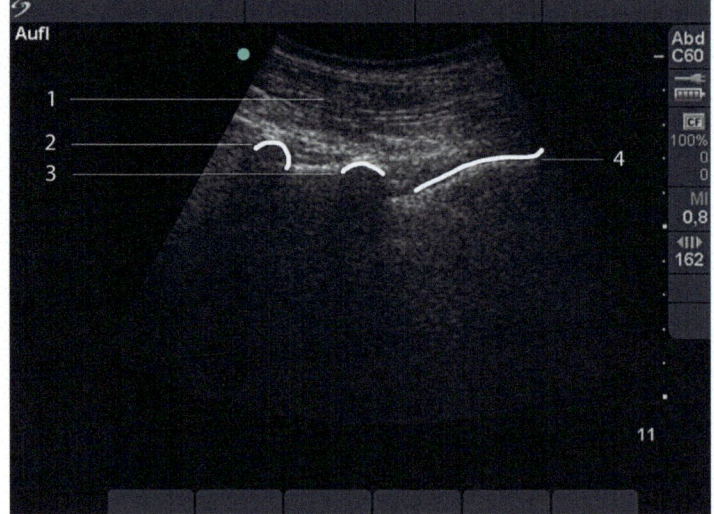

— Identifikation des unteren Nierenpols, bei tiefer Inspiration glei-
tet die Niere entlang der oben genannten beiden Muskeln nach
kaudal (◼ Abb. 21.7).

21.7   Ultraschallgestützte Punktion

Das Wesentliche bei der ultraschallgestützten Punktion ist die Vermeidung einer akzidentellen Punktion von Niere oder großen Gefäßen. Auch wenn die Nadel nicht exakt verfolgt werden kann, bietet die
einfache Lokalisation des unteren Nierenpols ein Plus an Sicherheit.
Die Punktion kann unmittelbar unterhalb des Querfortsatzes von
L4 erfolgen. Wegen der schwierigen Identifikation der Nadelspitze in

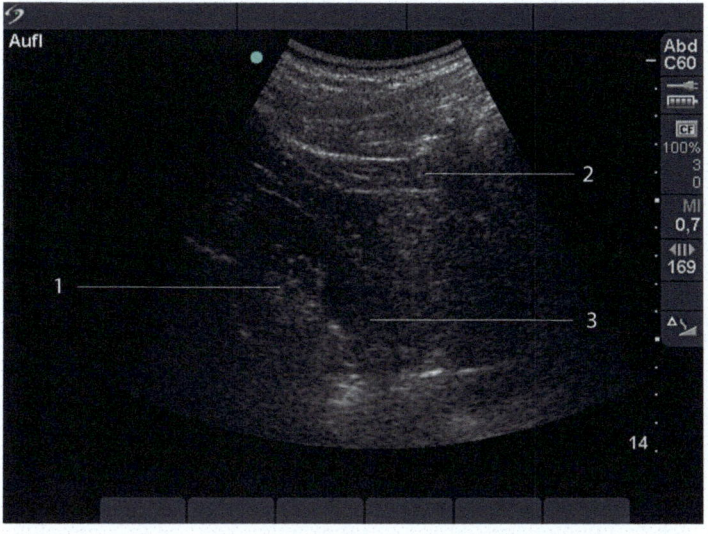

Abb. 21.7 Darstellung des unteren Nierenpols im Längsschnitt: *1* Nierenbeckenkelchsystem, *2* M. quadratus lumborum, *3* unterer Nierenpol

der Tiefe sollte zusätzlich die Nervenstimulation verwendet werden! Eine Kontraktion der ventralen Oberschenkelmuskulatur zeigt die korrekte Nadellage an. Die Nervenstrukturen sind in der Tiefe nicht verlässlich darstellbar.

— Punktion in der Schallebene (In-plane). Dazu wird der Schallkopf parallel zu den Dornfortsätzen aufgesetzt und ca. 4–5 cm nach lateral verschoben. Orientierend wird die Schallebene kurz nach lateral gekippt, bis sich der untere Nierenpol darstellt (◘ Abb. 21.7). Die maximale Punktionstiefe sollte die Entfernung des Nierengleitlagers von der Hautoberfläche nicht wesentlich überschreiten. Bei der eigentlichen Punktion in Höhe L4 (Schallfenster wieder in der Sagittalebene) sollte die Niere nicht im Schallfenster sichtbar sein (liegt weiter lateral).

— Leichtes Kippen der Schallebene nach kaudal, um die Nadel besser im Schallfenster zu haben. Bei der „blinden" Technik erfolgt die Punktion streng sagittal, unter Verwendung des Ultraschalls kann die Stichrichtung entsprechend der anatomischen Erfordernisse variiert werden (◘ Abb. 21.3).

— Punktion unmittelbar kaudal des Schallkopfes und Verfolgen der Nadelspitze bis zum Vorderrand des M. psoas major.

— Bei ausreichender motorischer Antwort Injektion des Lokalanästhetikums (zunächst Testdosis zum Ausschluss einer intrathekalen Lage!).

Auch andere Punktionstechniken sind möglich, wie beispielsweise das Aufsuchen des unteren Nierenpols im Querschnitt, Verschieben des Schallkopfs nach kaudal bis etwa L4, Kippen des Schallkopfs etwas nach lateral (und damit des Schallfensters etwas nach medial) und Punktion unmittelbar medial des Schallkopfs (In-plane-Technik). Auch von medial zum Schallkopf kann punktiert werden (Out-of-plane-Technik), jedoch lässt sich die Nadelspitze so schlechter verfolgen.

Tipp Für die Psoaskompartment-Blockade sind 30 ml Lokalanästhetikum ausreichend. Werden bei der Nervenstimulation Kontraktionen dorsaler Muskelgruppen oder am Fuß erreicht (Truncus lumbosacralis), Nadelspitze nach kranial oder etwas nach lateral korrigieren.

21

☐ **Abb. 21.8** Nadelhaltung beim konventionellen rechtsseitigen Zugang zum Psoaskompartment

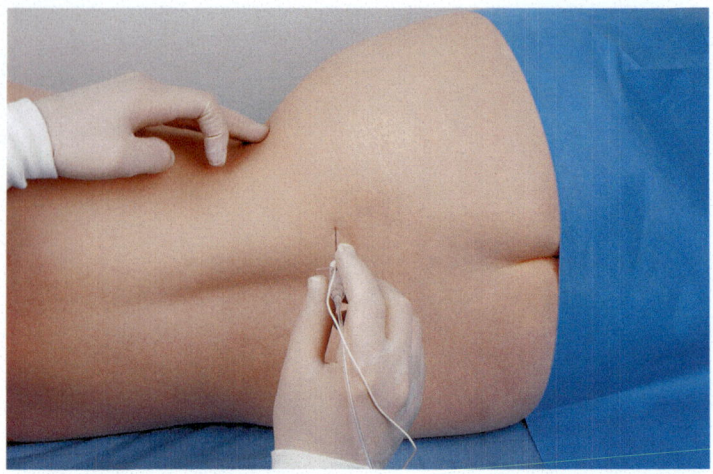

Eine Epiduralanästhesie kann wegen der Nähe zu den von Dura umhüllten Wurzeltaschen vorkommen, ist jedoch meist (abhängig von der Ausbreitung) eine ungefährliche Nebenwirkung.

21.8   Konventioneller Zugang

— Identifikation des Dornfortsatzes von L4 (Höhe Verbindungslinie beider Beckenkämme; Nadelhaltung ☐ Abb. 21.8).
— Punktionsstelle etwa 3 cm unterhalb und 5 cm lateral des Dornfortsatzes von L4 (☐ Abb. 21.2).
— Langsames Vorschieben der Nadel in sagittaler Stichrichtung (☐ Abb. 21.7), bei Knochenkontakt (5–8 cm Tiefe, Querfortsatz L5), korrigieren der Nadel nach kranial, nach etwa 2–3 cm wird das Psoaskompartment erreicht.
— Kontraktionen der ventralen Oberschenkelmuskulatur zeigen die korrekte Nadellage an.
— Nach Testdosis Injektion von etwa 30 ml Lokalanästhetikum.

Cave! Die Nadel nach Knochenkontakt (Querfortsatz) nicht weiter als 2–3 cm vorschieben! Auch bei adipösen Patienten sollte die Nadel niemals tiefer als 12 cm ab Hautniveau vorgeschoben werden!

Literatur

Brooks DM (2000) Psoas compartment block. CRNA 11:62–65
Capdevila X, Macaire P, Dadure C et al. (2002) Continuous psoas compartment block for postoperative analgesia after total hip arthroplasty: new landmarks, technical guidelines, and clinical evaluation. Anesth Analg 94: 1606–1613
de Leeuw MA, Zuurmond WW, Perez RS (2011) The psoas compartment block for hip surgery: the past, present, and future. Anesthesiol Res Pract. 2011:159541
Ganidagli S, Cengiz M, Baysal Z, Baktiroglu L, Sarban S (2005) The comparison of two lower extremity block techniques combined with sciatic block: 3-in-1 femoral block vs. psoas compartment block. Int J Clin Pract 59: 771–776
Ilfeld BM, Loland VJ, Mariano ER (2010) Prepuncture ultrasound imaging to predict transverse process and lumbar plexus depth for psoas compartment block and

perineural catheter insertion: a prospective, observational study.Anesth Analg. Jun 1;110(6):1725–8.

Jankowski CJ, Hebl JR, Stuart MJ et al. (2003) A comparison of psoas compartment block and spinal and general anesthesia for outpatient knee arthroscopy. Anesth Analg 97: 1003–1009

Kirchmair L, Entner T, Kapral S, Mitterschiffthaler G (2002) Ultrasound guidance for the psoas compartment block: an imaging study. Anesth Analg 94: 706–710

Mannion S, O'Callaghan S, Walsh M, Murphy DB, Shorten GD (2005) In with the new, out with the old? Comparison of two approaches for psoas compartment block. Anesth Analg 101: 259–264

Raimer C, Priem K, Wiese AA et al. (2007) Continuous psoas and sciatic block after knee arthroplasty: good effects compared to epidural analgesia or i.v. opioid analgesia: A prospective study of 63 patients. Acta Orthop 78: 193–200

N.-femoralis-Blockade

Roland Albrecht, Jürgen Birnbaum

J. Birnbaum, R. Albrecht (Hrsg.), *Ultraschallgestützte Regionalanästhesie,*
DOI 10.1007/978-3-642-20167-7_22, © Springer-Verlag Berlin Heidelberg 2013

22

Die Blockade des N. femoralis ist ein einfaches, schnell erlernbares, risikoarmes Verfahren mit einer meist guten Erfolgsrate. Dies führt zur häufigen Anwendung dieser peripheren Blockade im klinischen Alltag.

Da sich die isolierte Blockade des N. femoralis lediglich für Eingriffe am ventralen Oberschenkel sowie für kleinere Eingriffe an der Unterschenkelinnenseite eignet, wird für ausgedehnte Operationen am Knie, Unterschenkel und Fuß eine Kombination mit einer Ischiadikus-Blockade erforderlich.

Im Zusammenhang mit einer Blockade des N. femoralis stößt man immer wieder auf den Begriff der sog. „3-in-1-Blockade" nach Winnie, auch bekannt als inguinal-paravaskuläre Blockade. In der Erstbeschreibung von Winnie 1973 wird festgehalten, dass der N. femoralis, der N. cutaneus femoris lateralis und der N. obturatorius (alle 3 Nerven sind Äste des Plexus lumbalis) von einem gemeinsamen Faszienschlauch umgeben sind, welcher sich vom proximalen Psoaskompartment bis zur distalen Aufzweigung unter dem Lig. inguinale erstreckt. Basierend auf dieser Annahme glaubte man, mit einer Injektion unterhalb des Leistenbandes alle 3 Nerven blockieren zu können. Lang konnte aber nachweisen, dass mit dieser 3-in-1-Technik der N. obturatorius lediglich in 4 % der Fälle erfolgreich blockiert wurde. Marhofer et al. konnten mittels MRT zeigen, dass die Verteilung des Lokalanästhetikums bei den „3-in-1-Blockaden" hauptsächlich nach lateral, medial und kaudal erfolgte. Bei keinem Patienten wurde der Plexus lumbalis erreicht. Der N. cutaneus femoris lateralis verlässt diese Faszienloge relativ weit proximal zwischen dem M. quadratus lumborum und dem M. psoas major. Ähnliche Resultate publizierte Capdevila mit einer kontinuierlichen „3-in-1-Blockade" (Katheter 16–20 cm vorgeschoben).

Aufgrund dieser Untersuchungen wurde die Bezeichnung „3-in-1-Blockade" verlassen und man spricht beim Zugang zum N. femoralis unterhalb des Leistenbandes und lateral der A. femoralis von der N.-femoralis-Blockade.

22.1 Indikationen

- Als alleiniges intraoperatives Anästhesieverfahren ist die N.-femoralis-Blockade lediglich für kleinere chirurgische Eingriffe am ventralen Oberschenkel (z. B. Muskelbiopsie aus dem M. quadriceps femoris zur Diagnostik der malignen Hyperthermie) oder an der Patella geeignet.
- Bei Schenkelhals- oder Femurfrakturen kann mit einer N.-femoralis-Blockade frühzeitig eine gute Analgesie für Untersuchungen oder für das Umlagern des Patienten auf den OP-Tisch erreicht werden.
- In Kombination mit einer N.-ischiadicus-Blockade können sämtliche Eingriffe am distalen Oberschenkel, am Knie und Unterschenkel sowie am Fuß durchgeführt werden (mit Ausnahme

Cave! Die dorsalen Anteile des Kniegelenks werden vom N. ischiadicus versorgt und bleiben deshalb bei einer Femoralis-Blockade von der Anästhesie ausgespart. Dies betrifft ebenfalls variabel die Innenseite des Kniegelenks (N. obturatorius).

des variablen Versorgungsgebietes des N. obturatorius an der Knieinnenseite).

━ Postoperative kontinuierliche Schmerztherapie bei Eingriffen am Femur und der Patella, Schmerzreduktion bei Knieoperationen.

22.2 Spezielle Kontraindikationen

Keine speziellen Kontraindikationen.

22.3 Spezielle Komplikationen und Nebenwirkungen

Keine spezielle Komplikationen und Nebenwirkungen.

22.4 Anatomie

Der N. femoralis ist der größte und längste Nerv des Plexus lumbalis. Er erhält seine Faseranteile aus den Rückenmarksegmenten L1–L4, manchmal auch nur aus L2–L4. Von der Faszie des M. iliopsoas bedeckt gelangt der N. femoralis in die Rinne zwischen dem M. psoas major und dem M. iliacus zur Lacuna musculorum unterhalb des Leistenbandes. A. und V. femoralis sowie die Lymphgefäße verlaufen weiter medial durch die Lacuna vasorum und sind von der Lacuna musculorum durch den Arcus iliopectineus getrennt (◘ Abb. 22.1, ◘ Abb. 22.2).

Distal des Leistenbandes durchbrechen die zahlreichen Muskel- und Hautäste des N. femoralis, unter ihnen der bis zur medialen Seite des Mittelfußes reichende N. saphenus, den Fasziensack des M. iliopsoas.

In Höhe des Leistenbandes liegt der N. femoralis variabel neben der A. femoralis. Etwas weiter distal in der Leistenbeuge liegt er unmittelbar neben der A. femoralis. Hier scheint die blinde Punktion den größten Erfolg zu versprechen.

Da der Nerv sich wenige Zentimeter unterhalb des Leistenbandes verzweigt, ist es günstig, möglichst nahe am Leistenband zu punktieren.

22.5 Lagerung

━ Rückenlage.
━ Das Bein ist leicht abduziert und außenrotiert.
━ Gelegentlich kann das Anbringen einer Polsterung unter dem Becken die topographische und sonographische Übersicht verbessern.

Cave! Eine strenge Indikation ist bei Patienten mit femoralen Gefäßrekonstruktionen und/oder Gefäßprothesen zu stellen. Hier ist der Ultraschall hilfreich!

Tipp IVAN = Innen, Vene, Arterie, Nerv. Das gilt übrigens auch infraklavikulär!

22

◻ **Abb. 22.1** Anatomie der linken Leistenregion mit Blick von distal auf die Schnittebene: *1* Nodus lymphathicus inguinalis profundus, *2* V. femoralis, *3* A. femoralis, *4* Ramus femoralis N. genitofemoralis, *5* Fascia lata, *6* Lig. inguinale, *7* Fascia iliaca, *8* N. cutaneus femoris lateralis, *9* Arcus iliopectineus, *10* N. femoralis, *11* M. iliacus

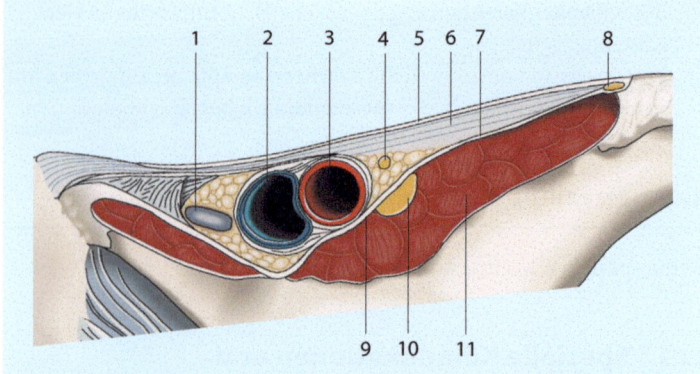

◻ **Abb. 22.2** Landmarken in der linken Leistenregion: *1* Tuberculum pubicum, *2* Verlauf der A. femoralis auf Höhe des Leistenbandes (zwischen Tuberculum pubicum und Spina iliaca anterior superior), *3* Punktionsstelle in Höhe der Leistenbeuge unmittelbar lateral der A. femoralis, *4* Spina iliaca anterior superior

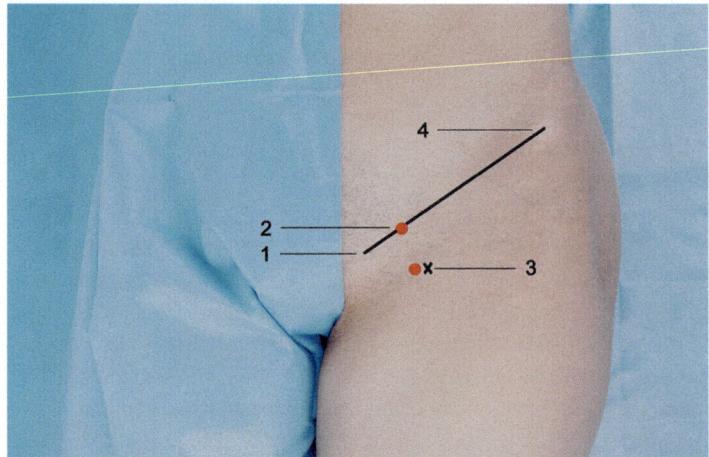

◻ **Abb. 22.3** Beispiel für Schallkopf- und Nadelhaltung bei einer linksseitigen Blockade des N. femoralis: Punktion von distal nach proximal (Out-of-plane-Technik). Auch eine In-Plane-Technik mit Punktionsrichtung von lateral nach medial ist gut durchführbar

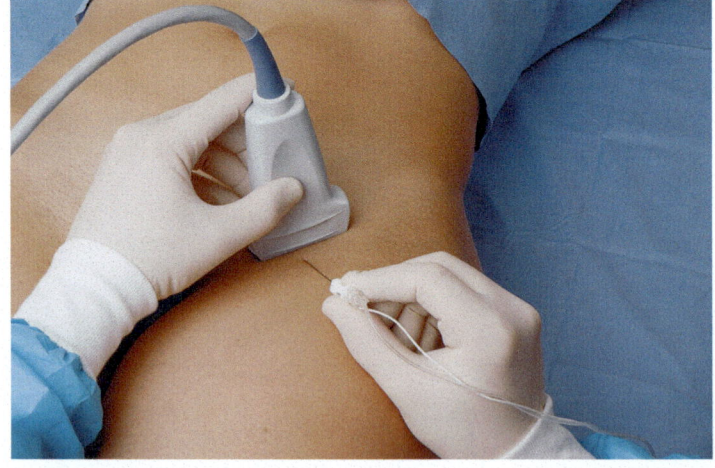

22.6   Sonographische Darstellung

- Die Leistengegend lässt sich sonographisch leicht darstellen, selbst nach Voroperationen oder bei adipösen Patienten.
- Um einen Überblick zu erhalten, wird der Schallkopf in Höhe des Leistenbandes (Verbindungslinie zwischen der Spina iliaca anterior superior und Tuberculum pubicum! Die Leistenbeuge liegt tiefer!) quer zur Verlaufsrichtung der A. femoralis aufgesetzt (◘ Abb. 22.3).
- Als Leitstruktur dient die A. femoralis, gut zu erkennen als pulsierende, hypoechogene, scharf begrenzte, rundliche Struktur (◘ Abb. 22.4, ◘ Abb. 22.5, ◘ Abb. 22.6). Medial der A. femoralis erkennt man die gut komprimierbare V. femoralis.
- Gelegentlich kann die Darstellung von 2 Arterien direkt unterhalb des Leistenbandes auf den 1. Blick Verwirrung stiften. Dies ist dann der Fall, wenn sich der Abgang der A. profunda femoris relativ weit proximal befindet. Normalerweise befindet sich die Aufteilung einige Zentimeter distal des Leistenbandes. Punktiert werden sollte oberhalb dieser Aufzweigung.
- Der N. femoralis befindet sich unmittelbar lateral der A. femoralis und stellt sich als rundlich bis ovale, hyperechogene Struktur dar. Als Gesamtes erscheint der N. femoralis mit der über ihm liegenden Fascia iliaca oft wie eine Perlenkette. Mit dem über der Faszie liegenden Binde- und Fettgewebe bildet er oft ein Dreieck. Die kurze Seite des Dreiecks liegt der A. femoralis an, die beiden längeren Seiten ziehen nach lateral. Der im Bild unten liegende Rand grenzt den M. iliacus ab. Weiter oberhalb befindet die ebenfalls hyperechogene, oft gut sichtbare Fascia lata.

22.7   Ultraschallgestützte Punktion

Die Punktion wird von den Autoren als Fascia-iliaca-Block empfohlen. Dabei macht man sich zunutze, dass es völlig ausreichend ist, mit der Nadel die Fascia iliaca deutlich lateral des vermuteten N. femoralis zu penetrieren. Das hier injizierte Lokalanästhetikum wird sich praktisch immer unterhalb der Fascia iliaca und oberhalb des M. iliopsoas nach medial hin zum N. femoralis ausbreiten. So kann das Risiko einer versehentlichen mechanischen Alteration des N. femoralis und des darüber verlaufenden R. femoralis des N. genitofemoralis deutlich reduziert werden.

Bei der Punktion in der Schallebene (**In-plane-Technik**) mit Stichrichtung von lateral nach medial (◘ Abb. 22.3) durchdringt die Nadelspitze auf dem Weg zur Fascia iliaca den M. tensor fasciae latae (am rechten Bildrand) und den M. rectus femoris. Zum Schluss wird die Fascia iliaca durchstoßen (teilweise als „Klick" wahrgenommen) und die Kanülenspitze kommt lateral des N. femoralis oberhalb des M. iliopsoas zu liegen.

◘ **Abb. 22.4** Querschnitt unterhalb des linken Leistenbandes mit Blick von distal auf die Schnittebene: *1* A. femoralis, *2* V. femoralis, *3* N. femoralis, *4* M. iliopsoas, *5* Femurkopf

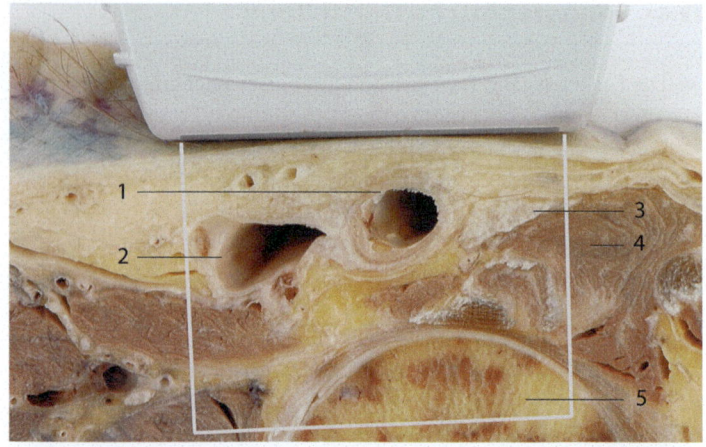

◘ **Abb. 22.5** Ultraschallbild einer linksseitigen Blockade des N.-femoralis mit Blick von distal auf die Schallebene (◘ Abb. 22.3, ◘ Abb. 22.4)

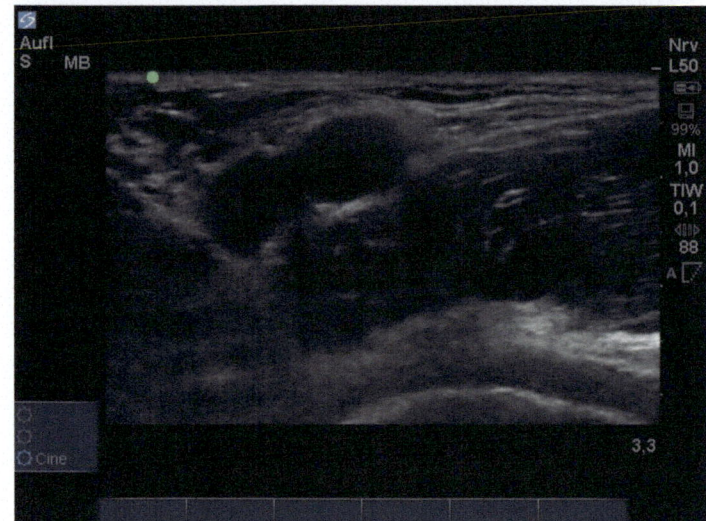

◘ **Abb. 22.6** Schema des Ultraschallbildes: *1* N. femoralis, *2* A. femoralis, *3* V. femoralis, *4* Femur, *5* M. iliopsoas

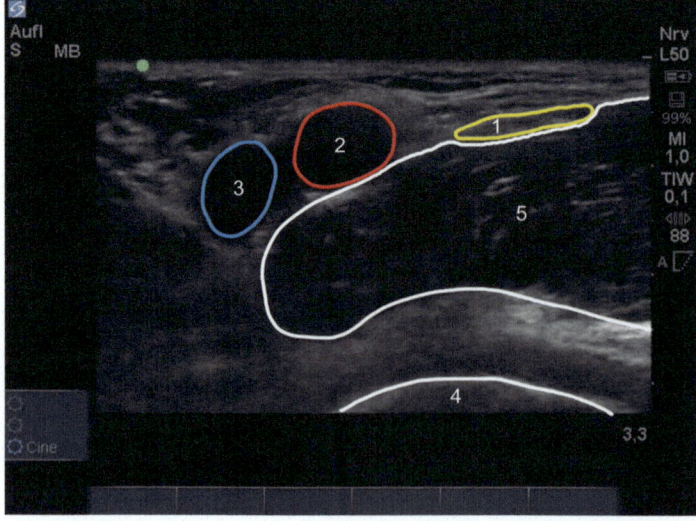

Bei der Punktion quer zur Schallebene (**Out-of-plane-Technik**) ist das Vorgehen der konventionellen Technik sehr ähnlich. Dabei durchdringt die Nadelspitze zuerst die Fascia lata und im Anschluss die Fascia iliaca (oft gut als „Doppelklick" spürbar). Idealerweise lässt sich die Nadelspitze als hyperechogener Punkt unterhalb der Fascia iliaca abbilden. Beim Vorschieben der Nadel dienen die indirekten Zeichen wie Gewebeverschiebung oder -verdrängung als Orientierungshilfe.

Tipp Unter der Injektion breitet sich das Lokalanästhetikum üblicherweise keilförmig (Spitze lateral) in der Lacuna musculorum aus.

22.8 Klinisches Beispiel

Dargestellt ist ein Querschnitt des rechten Oberschenkels in Höhe der Leistenbeuge mit Blickrichtung von distal nach proximal auf die Schallebene. Die Punktion erfolgt in der Schallebene (In-plane-Technik) mit Stichrichtung von lateral nach medial. Die Nadelspitze befindet sich lateral des N. femoralis. Die sonographische Darstellung erfolgte nach Einspritzen von wenigen Millilitern eines Lokalanästhetikums (◘ Abb. 22.7, ◘ Abb. 22.8). In ◘ Abb. 22.9 sowie ◘ Abb. 22.10 erkennt man die Ausbreitung des Lokalanästhetikums über dem M. iliopsoas sowie unterhalb der Fascia iliaca.

22.9 Konventioneller Zugang

Labat beschrieb 1924 die klassische Technik der N.-femoralis-Blockade mit Einstich 1 cm unterhalb des Leistenbandes und 1–2 cm lateral der A. femoralis. In Höhe des Leistenbandes liegt der N. femoralis unmittelbar neben der A. femoralis.

- Die Lagerung erfolgt wie bei der sonographiegesteuerten Punktion.
- Als Leitstruktur dienen das Leistenband (Verbindungslinie zwischen Spina iliaca anterior superior und Tuberculum pubicum) und die A. femoralis (auch mit Hilfe eines Gefäßdopplers gut aufzufinden).
- Die Einstichstelle befindet sich unmittelbar unterhalb des Leistenbandes und unmittelbar lateral der A. femoralis (◘ Abb. 22.11).
- Der Stichwinkel beträgt ca. 45° zur Haut oder auch weniger. Die Stichrichtung entspricht dem Verlauf der A. femoralis, d. h. die Kanüle wird parallel zur A. femoralis nach kranial und dorsal vorgeschoben, bis ein „Klick" beim Durchdringen der Fascia lata verspürt wird. Nach weiterem Vorschieben kann evtl. nochmals ein „Klick" beim Durchtritt durch die Fascia iliaca wahrgenommen werden.
- Die Verwendung eines Nervenstimulators wird empfohlen. Eine Kontraktion des M. quadriceps femoris mit dem typischen

22

■ **Abb. 22.7** Klinisches Beispiel einer linksseitigen Blockade des N. femoralis mit Ausbreitung des Lokalanästhetikums in der linke Leistenbeuge. Blick von distal auf die Schallebene

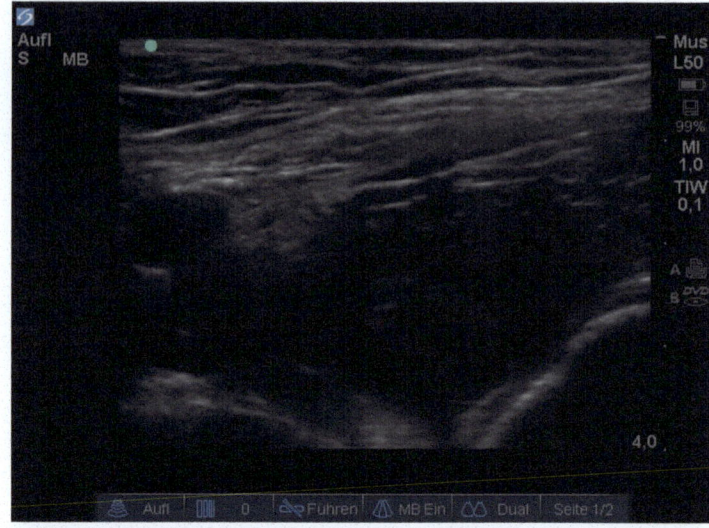

■ **Abb. 22.8** Schema des Ultraschallbildes: *1* A. femoralis, *2* N. femoralis, *3* M. Iliopsoas, *4* Fascia iliaca, *5* Lokalanästhetikum, *6* Femur

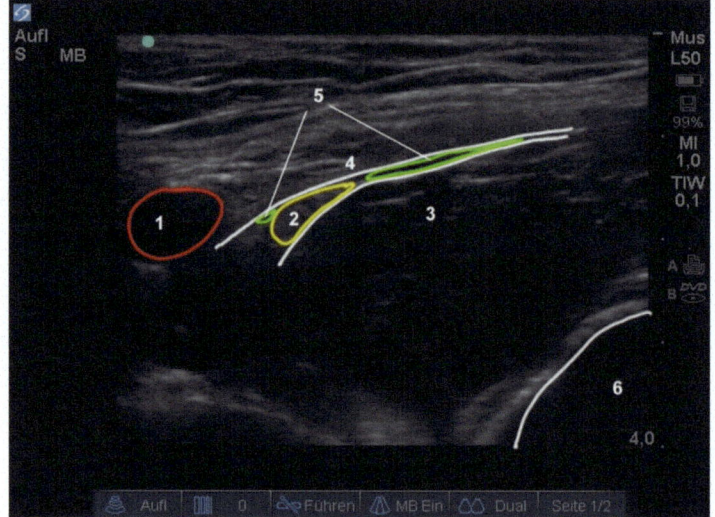

Zeichen der sog. „tanzenden Patella" (nicht notwendiger Weise) zeigt eine korrekte Lage der Nadelspitze an.

Bei einer motorischen Reizantwort im Bereich des M. sartorius kann entweder eine direkte Muskelstimulation desselben vorliegen (Korrektur der Nadel nach medial) oder es wird der den M. sartorius motorisch versorgenden Anteil des N. femoralis stimuliert (Korrektur nach lateral).

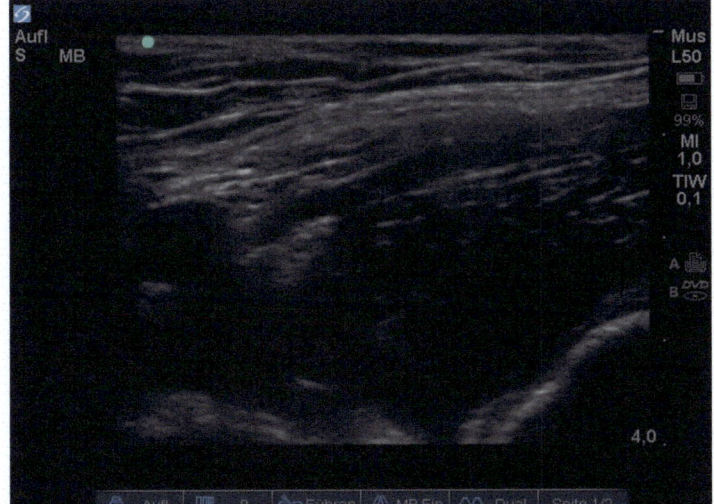

▪ **Abb. 22.9** Klinisches Beispiel der Ausbreitung des Lokalanästhetikums

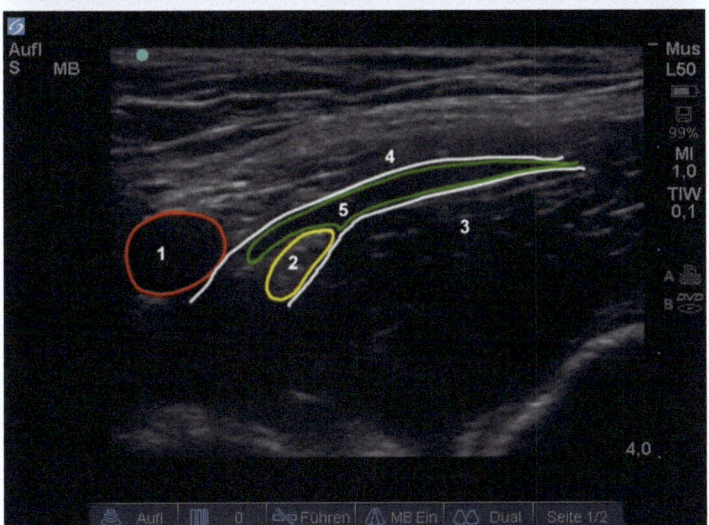

▪ **Abb. 22.10** Schema des Ultraschallbildes: *1* A. femoralis, *2* N. femoralis, *3* M. Iliopsoas, *4* Fascia iliaca, *5* Lokalanästhetikum

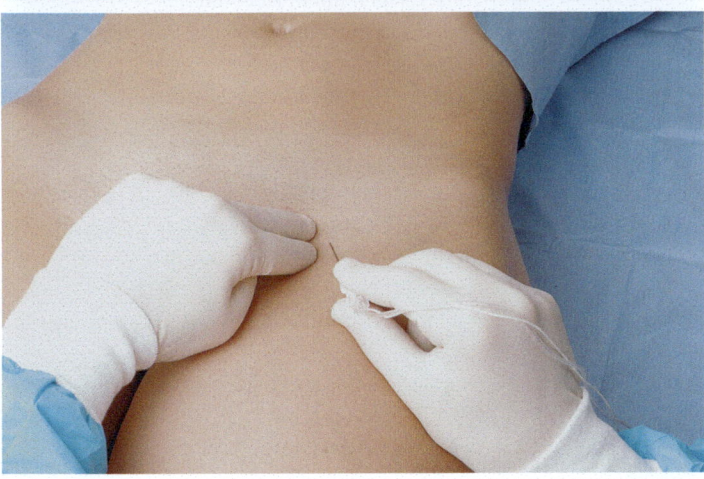

▪ **Abb. 22.11** Nadelhaltung bei einer konventionellen linksseitigen Blockade des N. femoralis

22

Literatur

De Tran QH, Clemente A, Finlayson RJ (2007) A review of approaches and techniques for lower extremity nerve blocks. Can J Anaesth 54:922–34

Esteve M, Veillette Y, Ecoffey C, Orhant EE (1990) Continuous block of the femoral nerve after surgery of the knee: pharmacokinetics of bupivacaine. Ann Fr Anesth Reanim 9: 322–325

Fournier R, Van Gessel E, Gaggero G et al. (1998) Postoperative analgesia with „3-in-1" femoral nerve block after prosthetic hip surgery. Can J Anaesth 45: 34–38

Gruber H, Peer S, Kovacs P, Marth R, Bodner G (2003) The ultrasonographic appearance of the femoral nerve and cases of iatrogenic impairment. J Ultrasound Med 22: 163–172

Lang SA, Yip RW, Chang PC, Gerard MA (1993) The femoral 3-in-1 block revisited. J Clin Anesth 5: 292–296

Madej TH, Ellis FR, Halsall PJ (1989) Evaluation of „3 in 1" lumbar plexus block in patients having muscle biopsy. Br J Anaesth 62: 515–517

Marhofer P, Oismuller C, Faryniak B et al. (2000) Three-in-one blocks with ropivacaine: evaluation of sensory onset time and quality of sensory block. Anesth Analg 90: 125–128

Marhofer P, Schrogendorfer K, Koinig H et al. (1997) Ultrasonographic guidance improves sensory block and onset time of three-in-one blocks. Anesth Analg 85: 854–857

Marhofer P, Schrogendorfer K, Wallner T et al. (1998) Ultrasonographic guidance reduces the amount of local anesthetic for 3-in-1 blocks. Reg Anesth Pain Med 23: 584–588

Salinas FV (2008) Femoral Nerve Block. Orthopedic Anesthesia, 1. Aufl. Boezaart A, McGraw-Hill, New York 331–42

Salinas FV (2010) Ultrasound and review of evidence for lower extremity peripheral nerve blocks. Reg Anesth Pain Med 35:S16–25

Sites BD, Beach M, Gallagher JD et al. (2004) A single injection ultrasound-assisted femoral nerve block provides side effect-sparing analgesia when compared with intrathecal morphine in patients undergoing total knee arthroplasty. Anesth Analg 99: 1539–1543

Soong J, Schafhalter-Zoppoth I, Gray AT (2005) The importance of transducer angle to ultrasound visibility of the femoral nerve. Reg Anesth Pain Med 30: 505

N.-obturatorius-Blockade

Jürgen Birnbaum, Edda Klotz

J. Birnbaum, R. Albrecht (Hrsg.), *Ultraschallgestützte Regionalanästhesie*,
DOI 10.1007/978-3-642-20167-7_23, © Springer-Verlag Berlin Heidelberg 2013

23

Die Blockade des N. obturatorius wird meist als additive Blockade (z. B. zusätzlich zur Blockade des N. femoralis und des N. ischiadicus bei Eingriffen am Knie) durchgeführt. Die Blockade des N. obturatorius kann auch indiziert sein, um eine störende motorische Reaktion der Adduktoren bei einer elektrischen Stimulation des N. obturatorius während einer transurethralen Resektion der Blase zu verhindern. Dies wäre dann indiziert, wenn in der Nähe des an der seitlichen Blasenwand verlaufenden N. obturatorius reseziert wird.

23.1   Indikationen

- In Kombination mit einer Blockade des N. femoralis und des N. ischiadicus zur Anästhesie des Knies, besonders an der medialen Seite des Kniegelenkes.
- Ausschaltung des „Obturatorius-Reflexes" während einer transurethralen Resektion der Blase.

23.2   Spezielle Kontraindikationen

Keine speziellen Kontraindikationen.

23.3   Spezielle Komplikationen und Nebenwirkungen

Keine spezielle Komplikationen und Nebenwirkungen.

23.4   Anatomie

Der N. obturatorius stammt aus dem Plexus lumbalis (L2–L4) und enthält sowohl sensible als auch motorische Fasern (◘ Abb. 23.1). Er zieht durch das Foramen obturatum und den Canalis obturatorius zum medialen Oberschenkel. Hier teilt sich der Nerv in den Ramus anterior (superficialis) und den Ramus posterior (profundus) auf.

Der **Ramus anterior** innerviert
- die anterioren Adduktoren,
- das Hüftgelenk,
- sensibel sehr variabel die Haut am medialen Kniegelenk.

Der **Ramus posterior** innerviert die tiefen Adduktoren.

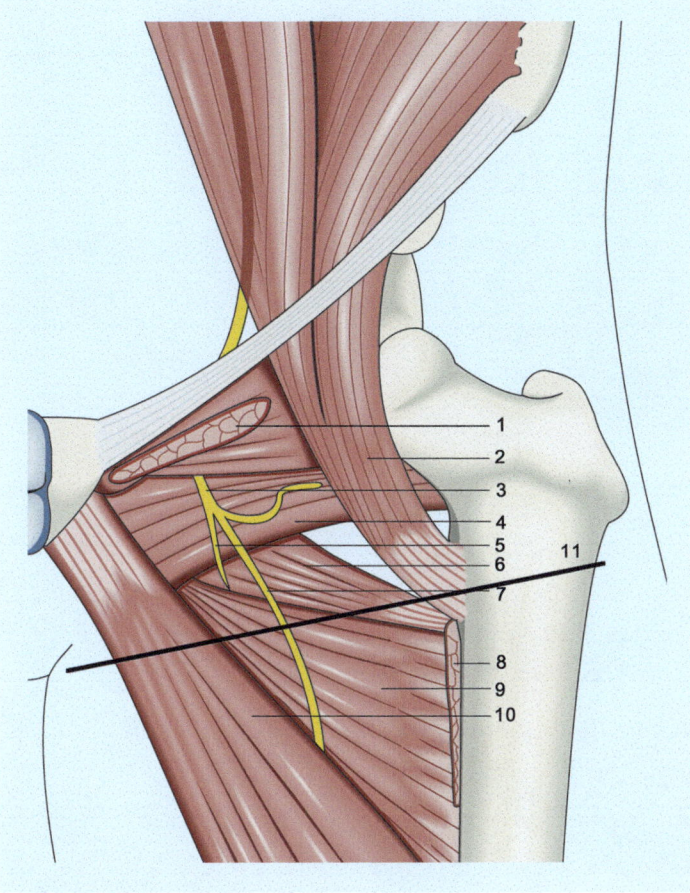

◘ **Abb. 23.1** *1* Ursprung des M. pectineus; *2* M. iliopsoas; *3* N. obturatorius; *4* M. obturatorius externus; *5* Ramus posterior; *6* M. adductor magnus; *7* Ramus anterior; *8* Ansatz des M. pectineus; *9* M. adductor brevis; *10* M. adductor longus; *11* Querschnitt entsprechend Abb. 23.4

23.5 Lagerung

▬ Rückenlage.
▬ Das Bein ist leicht im Kniegelenk gebeugt und außenrotiert.
▬ Gelegentlich kann das Anbringen einer Polsterung unter dem Knie die Lagerung erleichtern.

23.6 Sonographische Darstellung

Die oberflächlichen anatomischen Landmarken für das Aufsuchen der Punktionsstelle sind in ◘ Abb. 23.2 (◘ Abb. 23.2) dargestellt. Der Schallkopf wird zunächst orientierend in der Leistenbeuge aufgesetzt und die A. femoralis wird im Querschnitt dargestellt (◘ Abb. 23.3, ◘ Abb. 23.4, ◘ Abb. 23.5, ◘ Abb. 23.6). Der Schallkopf wird weiter nach medial verschoben und der M. pectineus wird identifiziert. Wird der Schallkopf etwas weiter nach medial verschoben, findet sich jetzt eine typische 3-Schichtung der Muskeln medial des M. pec-

◨ **Abb. 23.2** Landmarken *1* proximaler Sehnenansatz des M. adductor longus am Schambein

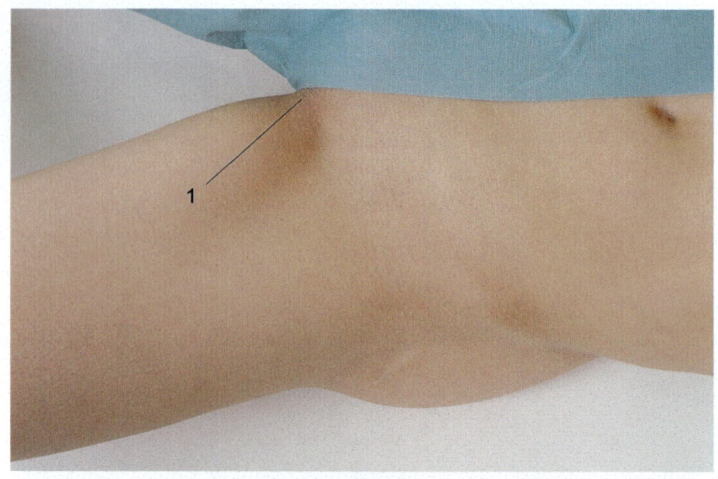

◨ **Abb. 23.3** Beispiel für Schallkopf- und Nadelhaltung bei einer linksseitigen Blockade des N. obturatorius

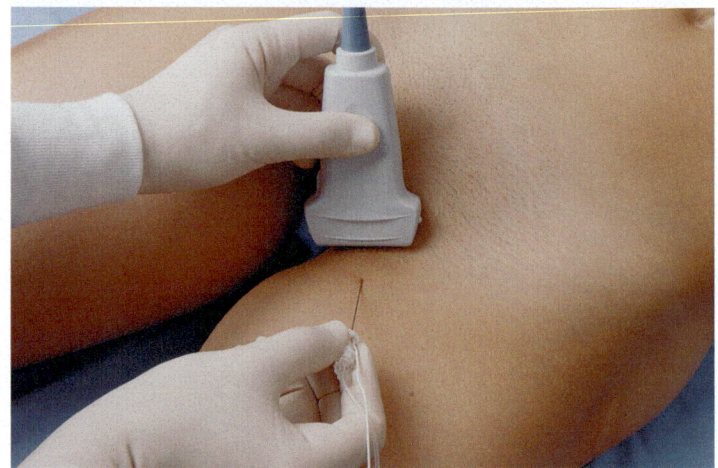

tineus: M. adductor longus, M. adductor brevis und M. adductor magnus. Jeweils zwischen diesen 3 Muskeln finden sich die Anteile des N. obturatorius:

- Ramus anterior zwischen M. adductor longus und M. adductor brevis,
- Ramus posterior zwischen M. adductor brevis und M. adductor magnus.

Tipp Idealerweise breitet sich das Lokalanästhetikum bei der Injektion jeweils zwischen den Muskelschichten aus. So kann das Lokalanästhetikum den Nerv erreichen und wird nicht in den Muskel injiziert.

23.7 Ultraschallgestützte Punktion

Eine In-plane-Punktion von lateral nach medial oder von medial nach lateral ist gut durchführbar. So sind beide Rami gut erreichbar. Auch eine Out-of-plane-Punktion ist prinzipiell durchführbar.

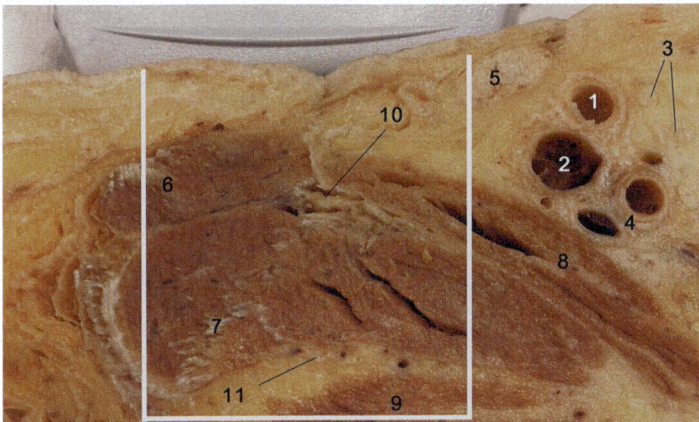

■ **Abb. 23.4** Querschnitt unterhalb des linken Leistenbandes im Bereich der Adduktoren mit Blick von distal auf die Schnittebene: *1* A. femoralis, *2* V. femoralis, *3* N. femoralis, *4* A. und V. profunda femoris; *5* Nodus lymphaticus inguinalis superficialis; *6* M. adductor longus; *7* M. adductor brevis; *8* M. pectineus; *9* M. adductor magnus; *10* N. obturatorius, Ramus anterior; *11* N. obturatorius, Ramus posterior

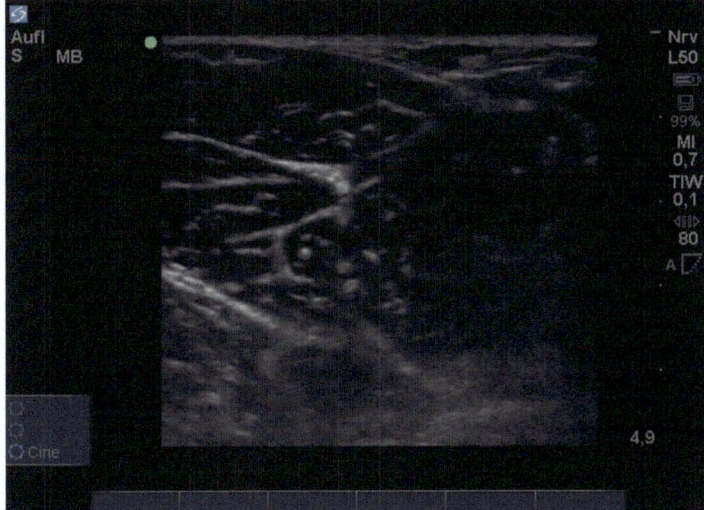

■ **Abb. 23.5** Ultraschallbild einer linksseitigen Blockade des N. obturatorius mit Blick von distal auf die Schallebene (■ Abb. 23.3, ■ Abb. 23.4)

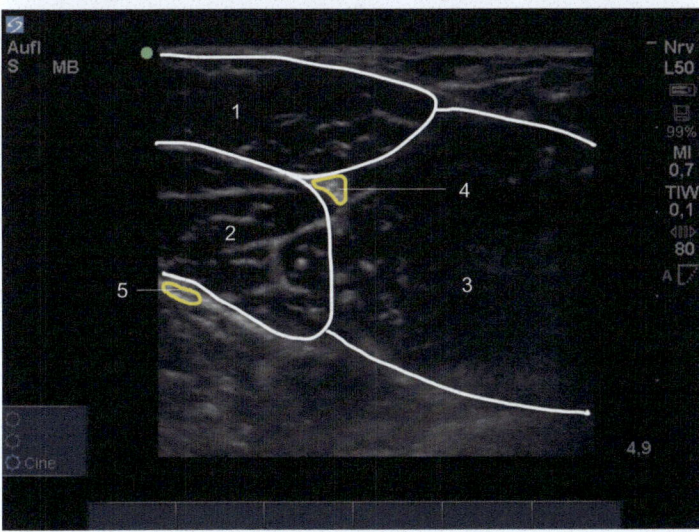

■ **Abb. 23.6** Schema des Ultraschallbildes: *1* M. adductor longus, *2* M. adductor brevis, *3* M. pectineus, *4* N. obturatorius, Ramus anterior, *5* N. obturatorius, Ramus posterior

◘ Abb. 23.7 Klinisches Beispiel einer linksseitigen Blockade des N. obturatorius mit Ausbreitung des Lokalanästhetikums. Blick von distal auf die Schallebene

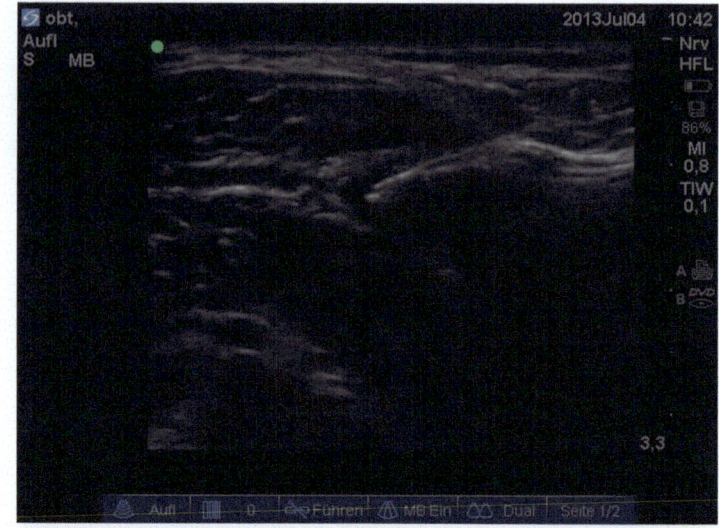

◘ Abb. 23.8 Schema des Ultraschallbildes: *1* M. adductor longus, *2* M. adductor brevis, *3* M. pectineus, *4* N. obturatorius, Ramus anterior, *5* N. obturatorius, Ramus posterior, *6* Nadel, *7* Loaklanästhetikum

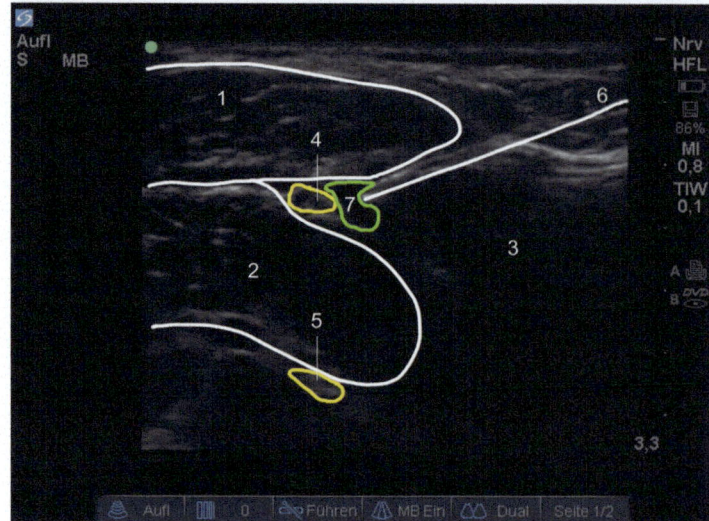

◘ Abb. 23.9 Nadelhaltung bei einer konventionellen Blockade des N. obturatorius

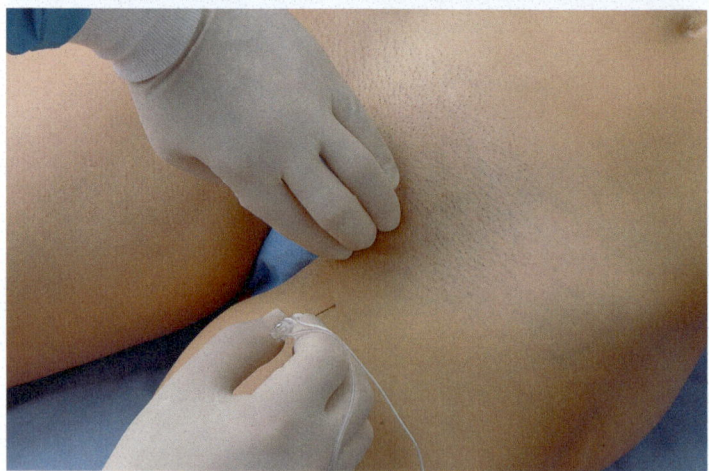

23.8   Klinisches Beispiel

Dargestellt ist ein Querschnitt des linken Oberschenkels distal der Leistenbeuge mit Blickrichtung von distal nach proximal auf die Schallebene. Die Punktion erfolgt in der Schallebene (In-plane-Technik) mit Stichrichtung von lateral nach medial. Die Nadelspitze befindet sich lateral des N. femoralis. Die sonographische Darstellung erfolgte nach Einspritzen von wenigen Millilitern eines Lokalanästhetikums (◘ Abb. 23.7, ◘ Abb. 23.8).

23.9   Konventioneller Zugang

- Die Lagerung erfolgt wie bei der sonographiegesteuerten Punktion.
- Als Leitstruktur dient der proximale Sehnenansatz des M. adductor longus am Schambein (Os pubis).
- Die Einstichstelle befindet sich unmittelbar lateral des proximalen Sehnenansatzes. Die Stichrichtung liegt in Richtung ipsilateraler Spina iliaca anterior superior, also nach kranial, lateral und etwas dorsal, der Winkel zur Haut beträgt etwa 45° (◘ Abb. 23.9).
- Die Verwendung eines Nervenstimulators wird empfohlen. Eine Kontraktion der Adduktoren zeigt die Nähe zum Nerv (R. anterior) an.

Literatur

Freisburger C, Nachtigall B, Wulf H (2010) Blockade des Nervus obturatorius – Techniken und Indikationen. Anasthesiol Intensivmed Notfallmed Schmerzther May;45(5):314–5

Manassero A, Bossolasco M, Ugues S, Palmisano S, De Bonis U, Coletta G (2012) Ultrasound-guided obturator nerve block: interfascial injection versus a neurostimulation-assisted technique. Reg Anesth Pain Med Jan–Feb; 37(1):67–71

Proximale N.-ischiadicus-Blockade

Roland Albrecht, Jürgen Birnbaum

J. Birnbaum, R. Albrecht (Hrsg.), *Ultraschallgestützte Regionalanästhesie*,
DOI 10.1007/978-3-642-20167-7_24, © Springer-Verlag Berlin Heidelberg 2013

24

Soll das gesamte Bein anästhesiert werden, ist neben der Blockade von Ästen des Plexus lumbalis (insbesondere N. femoralis) eine Blockade des N. ischiadicus notwendig. Viele Zugänge zum N. ischiadicus sind beschrieben worden, folgend wird ein relativ einfacher Zugang behandelt, der sowohl für eine ultraschallgestützte als auch für eine konventionelle Blockade gut geeignet ist. Für diesen infraglutealen Zugang muss man sich im Vergleich zum transglutealen Zugang keine umständlichen Konstruktionszeichnungen merken und weniger Muskelmasse penetrieren. Entsprechend einfacher ist auch die Darstellung im Ultraschallbild zu realisieren.

24.1   Indikationen

— Eingriffe am gesamten Bein in Kombination mit einer Psoas-kompartment-Blockade (oder N.-femoralis-Blockade).
— Eingriffe am Fuß (ohne Blutsperre).

24.2   Spezielle Kontraindikationen

Keine speziellen Kontraindikationen.

24.3   Spezielle Komplikationen und Nebenwirkungen

Keine speziellen Komplikationen oder Nebenwirkungen.

24.4   Anatomie

Der N. ischiadicus entspringt aus dem Plexus sacralis. Er ist der dickste Nerv des menschlichen Körpers. Er zieht durch das Foramen infrapiriforme und gelangt etwa in der Mitte zwischen Trochanter major und Tuber ischiadicum zum Oberschenkel (◘ Abb. 24.1). Folgend unterquert er das Caput longum des M. biceps femoris und zieht in der Loge der ischiokruralen Muskulatur zur Fossa poplitea. Oberhalb der Kniekehle teilt sich der N. ischiadicus in seine Hauptäste N. tibialis und N. fibularis (peronaeus) communis. Motorisch versorgen der N. tibialis und der N. fibularis communis die ischiokrurale Muskulatur und ab der Kniekehle motorisch und sensibel (außer die Haut der medialen Seite) Unterschenkel und Fuß.

Tuber ischiadicum und Trochanter major als Landmarken für den infraglutealen Zugang sind recht einfach zu finden (◘ Abb. 24.2). Tastet man den medialen Rand des Femur sowie den lateralen Rand des Tuber ischiadicum, findet sich der N. ischiadicus etwa in der Mitte zwischen diesen beiden Strukturen in der Tiefe.

24.5 Lagerung

— Seitenlage.
— Zu anästhesierendes Bein oben, 90° Beugung in Hüft- und Kniegelenk.

Tipp In dieser Lagerung kann einfach die Kombination von Psoaskompartment- und Ischiadikusblockade durchgeführt werden.

24.6 Sonographische Darstellung

— Linear-Schallkopf oder besser Curved-Array-Schallkopf wegen der besseren Übersicht verwenden. Auflösung ggf. wegen
der besseren Darstellbarkeit in der Tiefe auf etwa 5 MHz
reduzieren.
— Aufsetzen des Schallkopfs quer über den zu erwartenden Verlauf
des N. ischiadicus in der Mitte zwischen Tuber ischiadicum und
Femur.
— Die Innenseite des Femur und der Tuber ischiadicum sind als
Schallschatten zu erkennen.
— In etwa 5 cm Tiefe ist der N. ischiadicus als dreieckige Struktur
zu erkennen (Basis in Richtung Tuber ischiadicum bzw. zur
ischiokruralen Muskulatur, Spitze zeigt in Richtung Femur).
Die Tiefe kann jedoch erheblich in Abhängigkeit von der Dicke
der Gewebeschichten und dem Druck, der mit dem Schallkopf
ausgeübt wird, variieren.
— Unmittelbar medial des N. ischiadicus liegt die ischiokrurale
Muskulatur oder deren Sehnen. Diese können leicht als N. ischiadicus fehlgedeutet werden.
— Schieben des Schallkopfes etwas nach distal bis in die Falte
unterhalb des M. gluteus maximus, so dass dieser nicht mehr
mit dem Ultraschall und der Nadel durchdrungen werden
muss. Der N. ischiadicus lässt sich in seinem Verlauf meist
gut verfolgen und sowohl im Quer- als auch im Längsschnitt
darstellen.

24.7 Ultraschallgestützte Punktion

Bei Darstellung des N. ischiadicus im Querschnitt ist die Punktion Out-
of-plane (■ Abb. 24.3, ■ Abb. 24.4, ■ Abb. 24.5,■ Abb. 24.6) oder auch
In-plane möglich. Bei letzterer Variante ist die Punktion von lateral nach
medial oder auch von medial nach lateral möglich.

■ **Abb. 24.1** Topographie des N. ischiadicus rechts in der Gesäßregion: *1* Trochanter major, *2* N. ischiadicus, *3* Tuber ischiadicum, *4* ischiokrurale Muskulatur

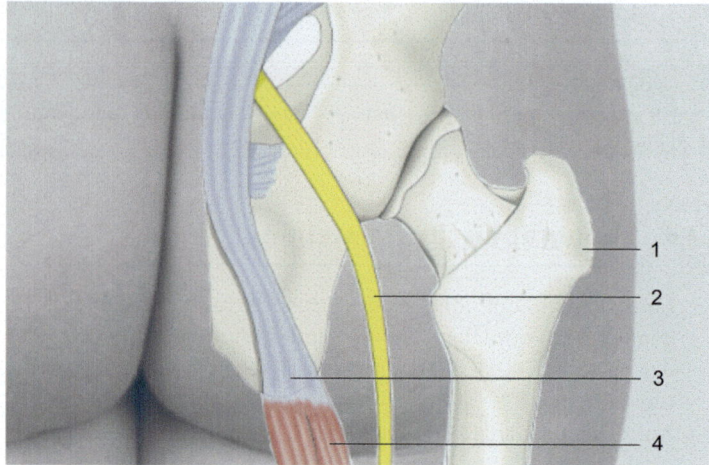

■ **Abb. 24.2** Landmarken für den rechtsseitigen infraglutealen Zugang: *1* Trochanter major, *2* Tuber ischiadicum, *3* Glutealfalte

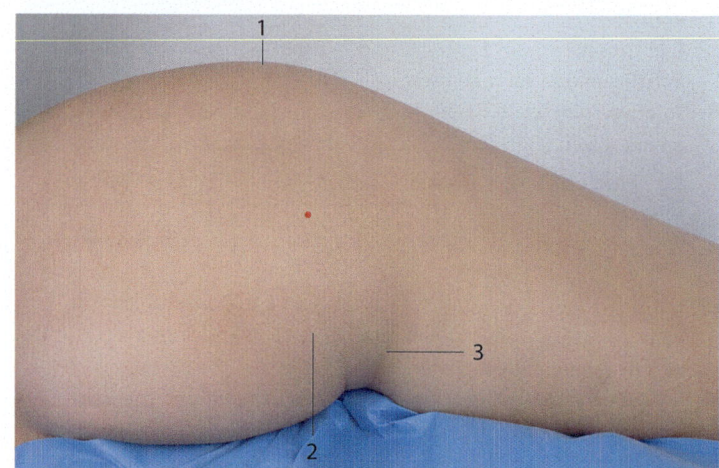

■ **Abb. 24.3** Beispiel für Schallkopf- und Nadelhaltung beim rechtsseitigen infraglutealen Zugang

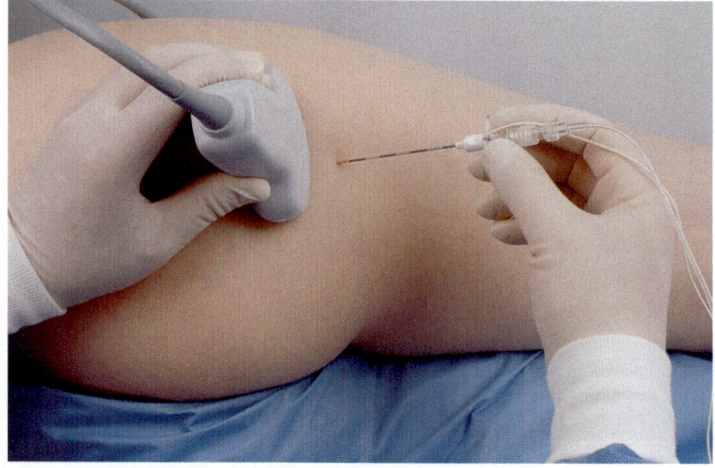

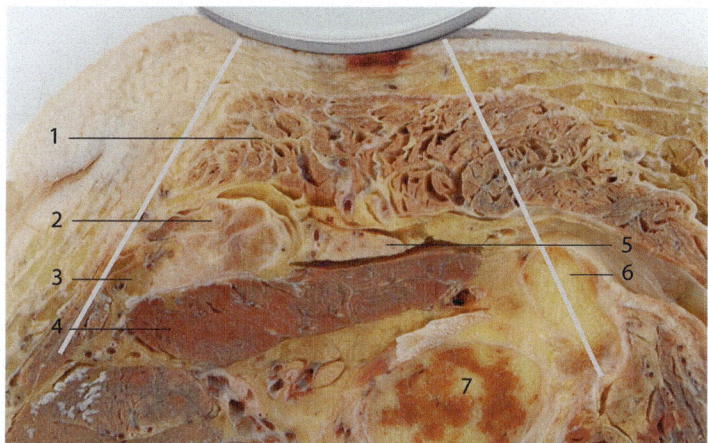

■ **Abb. 24.4** Rechtsseitiger Querschnitt auf der Linie Tuber ischiadicum und Trochanter major mit Blick von distal auf die Schnittebene: *1* M. glutaeus maximus, *2* ischiokrurale Muskulatur, *3* Tuber ischiadicum, *4* M. quadratus femoris, *5* N. ischiadicus, *6* Trochanter major, *7* Femur

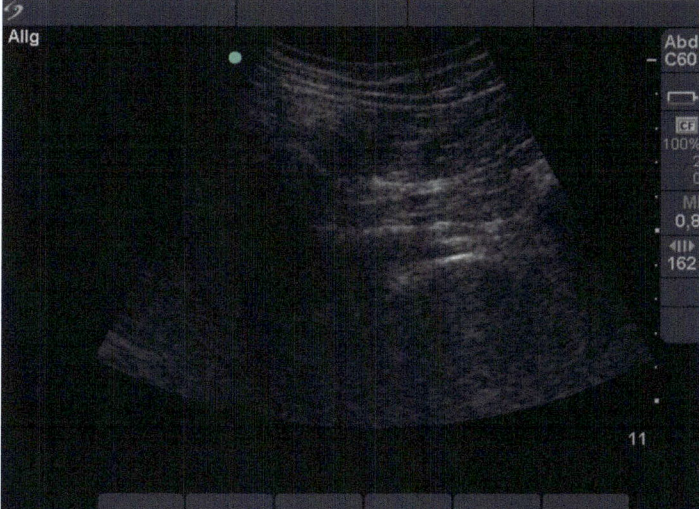

■ **Abb. 24.5** Ultraschallbild für den rechtsseitigen infraglutealen Zugang mit Blick von distal auf die Schallebene (■ Abb. 24.3, ■ Abb. 24.4)

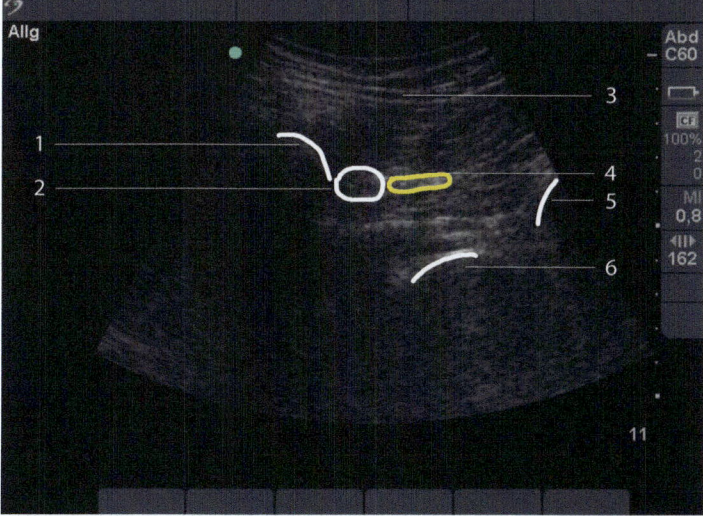

■ **Abb. 24.6** Schema des Ultraschallbildes: *1* Tuber ischiadicum, *2* ischiokrurale Muskulatur, *3* M. glutaeus maximus, *4* N. ischiadicus, *5* Trochanter major, *6* Femur

24

■ **Abb. 24.7** Klinisches Beispiel einer rechtsseitigen infraglutealen Blockade des N. ischiadicus mit Blick von distal auf die Schallebene

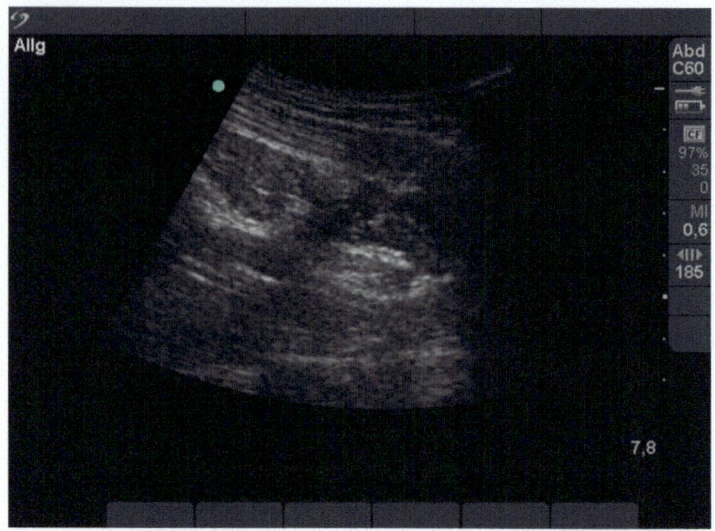

■ **Abb. 24.8** Schema des Ultraschallbildes: *1* Lokalanästhetikum, *2* N. ischiadicus, *3* Punktionskanüle

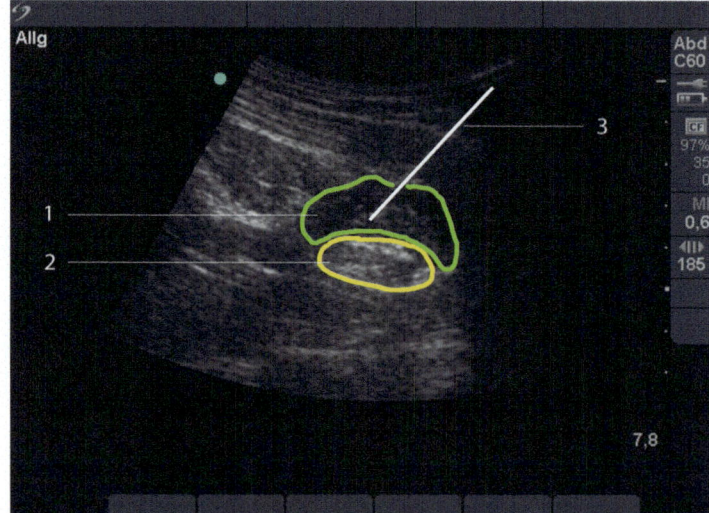

■ **Abb. 24.9** Nadelhaltung bei konventionellem Zugang infragluteal rechts

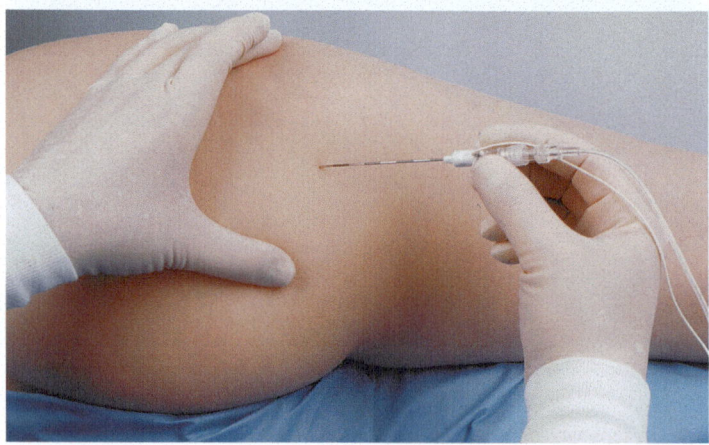

24.8   Klinisches Beispiel

Dargestellt ist ein infraglutealer Querschnitt des rechten Beins
(◼ Abb. 24.7, ◼ Abb. 24.8). Die Nadel kommt von lateral, die Spitze
der Nadel liegt im Bild oberhalb des N. ischiadicus. Die Aufnahme
erfolgte nach Injektion von einigen Millilitern des Lokalanästhetikums.

24.9   Konventioneller Zugang

— Beschrieben wird hier ein Zugang, den die Autoren verwenden.
  Er wurde von der ultraschallgestützten Technik abgeleitet. Die
  Punktionsstelle liegt in der Mitte zwischen Tuber ischiadicum
  und Femur. Dazu tastet man beide Knochen jeweils mit einer
  Hand und tastet dann weiter in die Lücke zwischen beiden Knochen. Wenn beide Knochen „in der Tiefe verschwinden", liegen
  nur noch wenige Zentimeter zwischen den tastenden Fingern.
  Genau hier wird jetzt in der Mitte dieser Strecke streng senkrecht punktiert. (◼ Abb. 24.9).
— Die Punktion erfolgt im 90°-Winkel zur Hautoberfläche oder
  auch etwas flacher mit Stichrichtung nach kranial.
— Der N. ischiadicus findet sich in einer Tiefe von etwa 5–8 cm.
  Die Tiefe ist jedoch abhängig von Punktionshöhe und Stichrichtung sowie Konstitution des Patienten sehr variabel.
— Senken oder Heben der Fußspitze zeigt die Nähe der Nadelspitze
  zum N. ischiadicus an.

Literatur

Bruhn J, van Geffen GJ, Gielen MJ, Scheffer GJ (2008) Visualization of the course
    of the sciatic in adult volunteers by ultrasonography. Acta Anesthesiol Scand
    52:1298–302
Casati A, Baciarello M, Di Cianni S et al (2007) Effects of ultrasound guidance on the
    minimum effective anaesthetic volume required to block the femoral nerve. Br
    J Anaesth 98: 823–827
Chan VW, Nova H, Abbas S et al (2006) Ultrasound examination and localization of the
    sciatic nerve: a volunteer study. Anesthesiology 104: 309–314
Chantzi C, Saranteas T, Zogogiannis J, Alevizou N, Dimitriou V (2007) Ultrasound examination of the sciatic nerve at the anterior thigh in obese patients. Acta Anaesthesiol Scand 51:132
Cappelleri G, Aldegheri G, Ruggieri F, et al (2007) Minimum effective anesthetic concentration (MEAC) for sciatic nerve block: subgluteus and popliteal approaches.
    Can J Anesth 54:283–289
Danelli G, Ghisi D, Fanelli A, et al (2009) The effects of ultrasound guidance and neurostimulation on the minimum effective anesthetic volume of mepivacaine 1.5 %
    required to block the sciatic nerve using the subgluteal approach. Anesth Analg
    109:1674–8

Ehlers L, Jensen JM, Bendtsen TF (2012) Cost-effectiveness of ultrasound vs nerve stimulation guidance for continuous sciatic nerve block. Br J Anaesth Nov;109(5):804–8

Karmakar MK, Kwok WH, Ho AM et al (2007) Ultrasound-guided sciatic nerve block: description of a new approach at the subgluteal space. Br J Anaesth 98: 390–395

Moayeri N, Groen GJ (2009) Differences in the quantitative architecture of the sciatic nerve may explain differences in potential vulnerability to nerve injury, onset time, and minimum effetive anesthetic volume. Anesthesiology 111:1128–34

Distale N.-ischiadicus-Blockade (Poplitealblock)

Roland Albrecht, Jürgen Birnbaum

J. Birnbaum, R. Albrecht (Hrsg.), *Ultraschallgestützte Regionalanästhesie*,
DOI 10.1007/978-3-642-20167-7_25, © Springer-Verlag Berlin Heidelberg 2013

Der popliteale Zugang zum N. ischiadicus ist ein relativ einfach durchzuführender Block. Praktisch der gesamte Fuß kann mit einer Punktion anästhesiert werden und der Poplitealblock ist damit leichter durchzuführen als der klassische Fußblock, bei dem mehrere Injektionen durchgeführt werden müssen. Limitiert ist der Einsatz des Poplitealblocks nur durch den häufigen Einsatz einer Blutsperre und durch die sensible Versorgung der Innenseite des Sprunggelenks durch den N. saphenus als Ast des N. femoralis (◘ Abb. 20.2).

25.1   Indikationen

Eingriffe am gesamten Fuß (mit Ausnahme eines kleinen Teils im Bereich mediales Sprunggelenk).

25.2   Spezielle Kontraindikationen

- Keine speziellen Kontraindikationen. Vorsicht jedoch bei Z. n. femoropoplitealer Gefäßrekonstruktion oder Gefäßprothesen.

25.3   Spezielle Komplikationen und Nebenwirkungen

- Keine spezielle Komplikationen oder Nebenwirkungen.

25.4   Anatomie

Der N. ischiadicus teilt sich auf variabler Höhe über der Kniekehle in den N. tibialis und den lateral liegenden N. fibularis communis (◘ Abb. 25.1). Unmittelbar medial und ventral des N. tibialis verläuft die A. poplitea.

Als Landmarken können die in der Tiefe tastbare A. poplitea sowie die Kniekehlenfalte in Höhe von Epicondylus medialis und Epicondylus lateralis genutzt werden (◘ Abb. 25.2). Die Punktion erfolgt etwa 10 cm oberhalb der Kniekehlenfalte etwas lateral der A. poplitea und medial des Randes des M. biceps femoris.

25.5   Lagerung

- Seitenlage,
- zu anästhesierendes Bein oben.

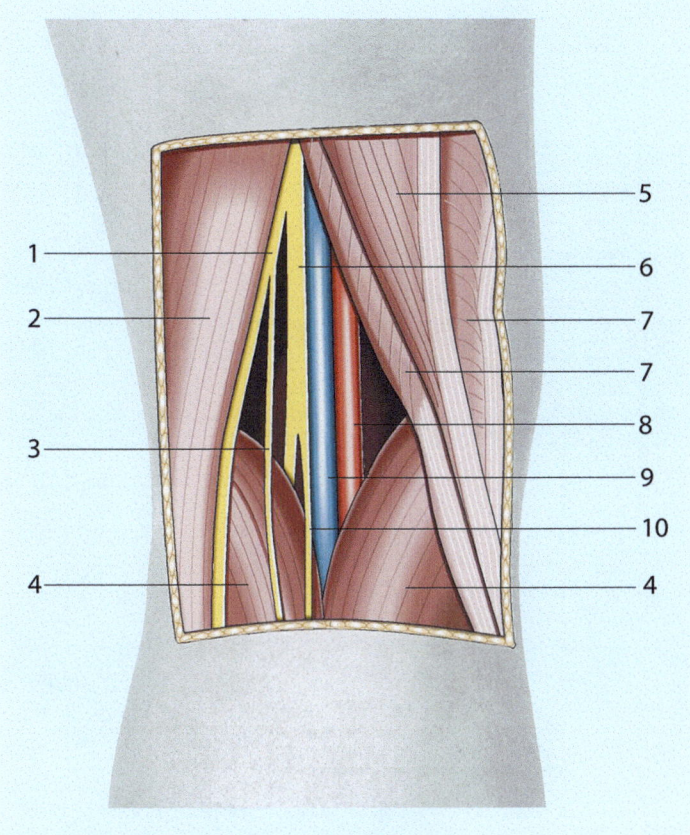

■ **Abb. 25.1** Topographie des N. ischiadicus in der Fossa poplitea des linken Beins: *1* N. fibularis (peronaeus) communis, *2* M. biceps femoris, *3* N. cutaneus surae lateralis, *4* M. gastrocnemius, *5* M. semitendinosus, *6* N. tibialis, *7* M. semimembranosus, *8* A. poplitea, *9* V. poplitea, *10* N. cutaneus surae medialis

25.6 Sonographische Darstellung

— Aufsetzen des Schallkopfs quer über den zu erwartenden Verlauf des N. ischiadicus etwa 10 cm oberhalb der Kniebeuge (■ Abb. 25.3).
— Identifikation der A. poplitea.
— Lateral davon ist der N. ischiadicus meist einfach zu erkennen, er liegt der Hautoberfläche etwas näher.
— Schieben des Schallkopfs weiter nach proximal und distal, um die Aufzweigung des N. ischiadicus in N. tibialis und N. fibularis communis zu erkennen.

25.7 Ultraschallgestützte Punktion

Die Punktion ist quer zum Schallkopf (■ Abb. 25.3, ■ Abb. 25.4, ■ Abb. 25.5, ■ Abb. 25.6) oder auch inline möglich, bei letzterer Variante ist die Punktion von lateral oder auch von medial möglich.

◨ **Abb. 25.2** Landmarken für den poplitealen Zugang am linken Bein. Punktionsstelle etwa 10 cm proximal der
Kniekehlenfalte lateral der Pulsation der
A. poplitea und medial des M. biceps
femoris: *1* Caput longum des M. biceps
femoris, *2* Punktionsstelle

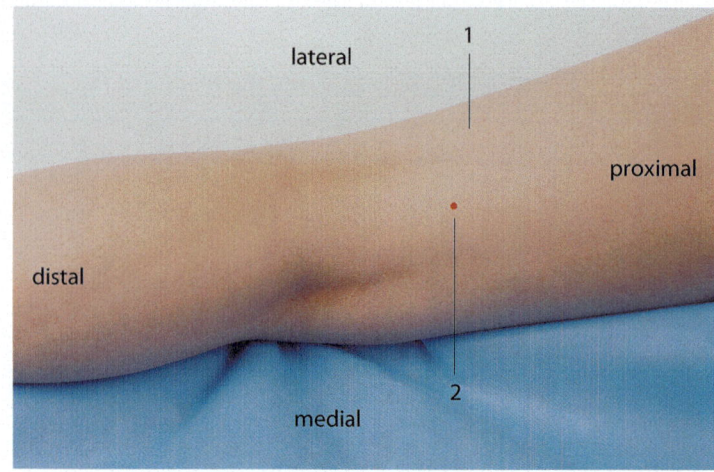

◨ **Abb. 25.3** Beispiel für Schallkopf-
und Nadelhaltung beim poplitealen
Zugang links

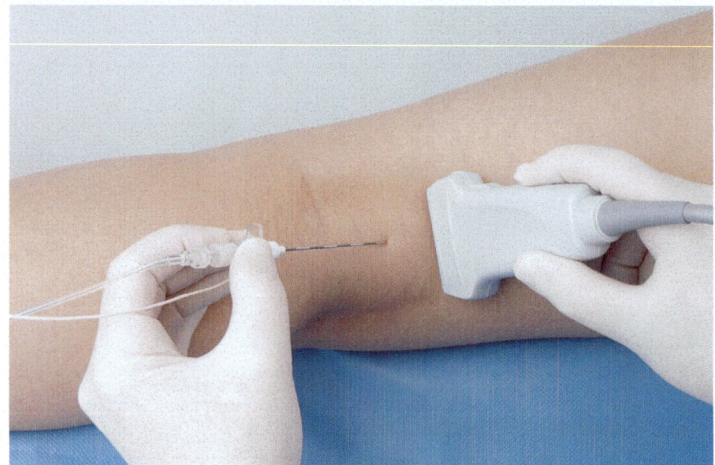

25.8   Klinisches Beispiel

Dargestellt ist ein Querschnitt oberhalb der linken Fossa poplitea
(◨ Abb. 25.7, ◨ Abb. 25.8). Die Nadel kommt von lateral, ihre Spitze
liegt im Bild oberhalb des N. ischiadicus, dessen Aufzweigung in N. fibularis communis und den N. tibialis ist bereits angedeutet. Das injizierte Lokalanästhetikum ist deutlich zu erkennen.

Tipp Erreicht man eine Fußsenkung oder Fußhebung, kann man
die Lage der Nadel leicht nach
lateral bzw. medial korrigieren,
um die entsprechende andere
Stimulationsantwort zu erreichen
und so sicher zu stellen, dass die
Aufzweigung in N. tibialis und
N. fibularis (peronaeus) communis
nicht wesentlich oberhalb der
Punktionsstelle liegt.

25.9   Konventioneller Zugang

▬ Die Linie zwischen den beiden Femurkondylen bildet die Basis
eines gleichschenkligen Dreiecks, dessen Spitze etwa 10 cm
oberhalb der Kniekehlenfalte etwa an der kranialen Grenze der
Fossa poplitea liegt. Ca. 2 cm lateral dieser Spitze findet sich die
Punktionsstelle unmittelbar lateral der Pulsation der A. poplitea. Die Punktion erfolgt senkrecht zur Haut oder flacher mit

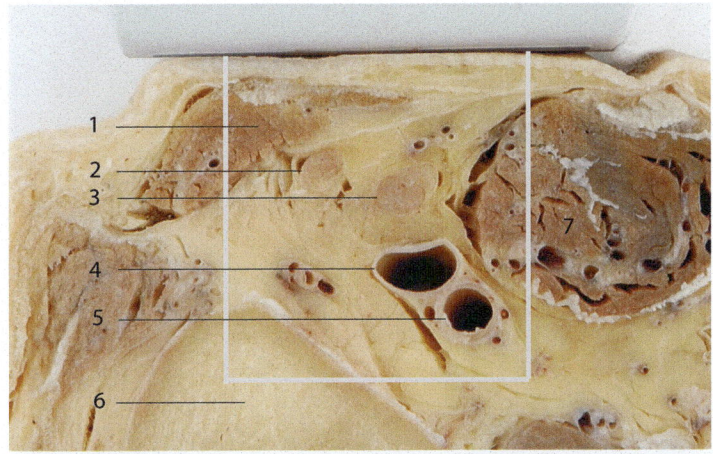

Abb. 25.4 Querschnitt oberhalb der linken Kniebeuge mit Blick von distal auf die Schnittebene: *1* M. biceps femoris, *2* N. fibularis communis, *3* N. tibialis, *4* V. poplitea, *5* A. poplitea, *6* Femur, *7* M. semimembranosus

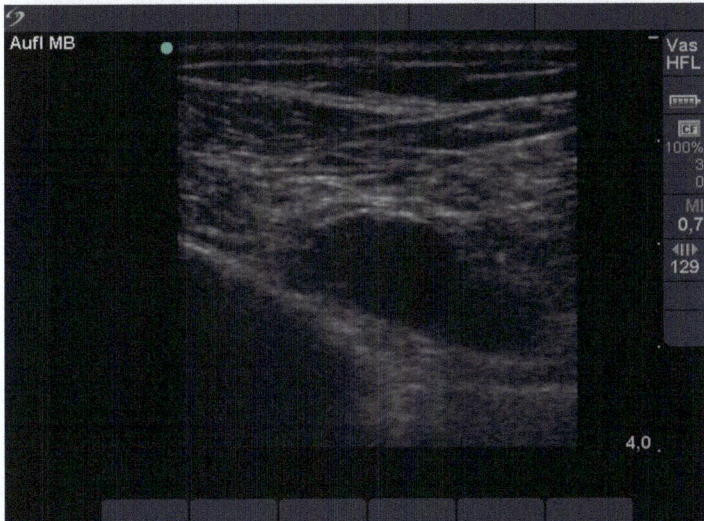

Abb. 25.5 Ultraschallbild eines linksseitigen Poplitealblocks mit Blick von distal auf die Schallebene (◘ Abb. 25.3, ◘ Abb. 25.4)

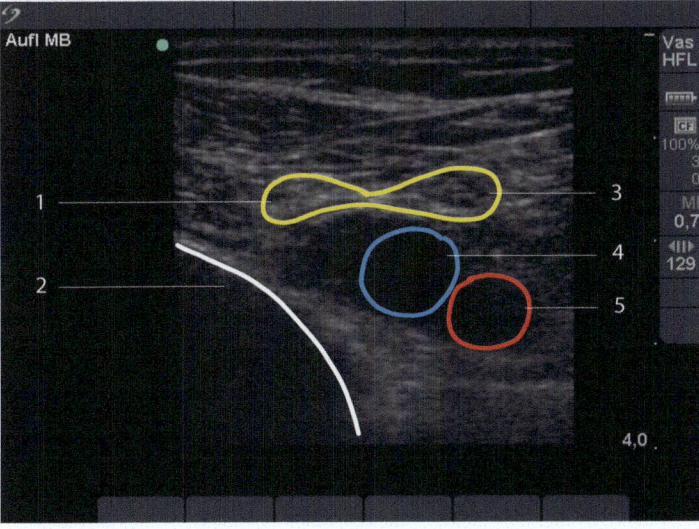

Abb. 25.6 Schema des Ultraschallbildes: *1* N. fibularis communis, *2* Femur, *3* N. tibialis, *4* V. poplitea, *5* A. poplitea

Abb. 25.7 Klinisches Beispiel einer linksseitigen poplitealen Blockade des N. ischiadicus

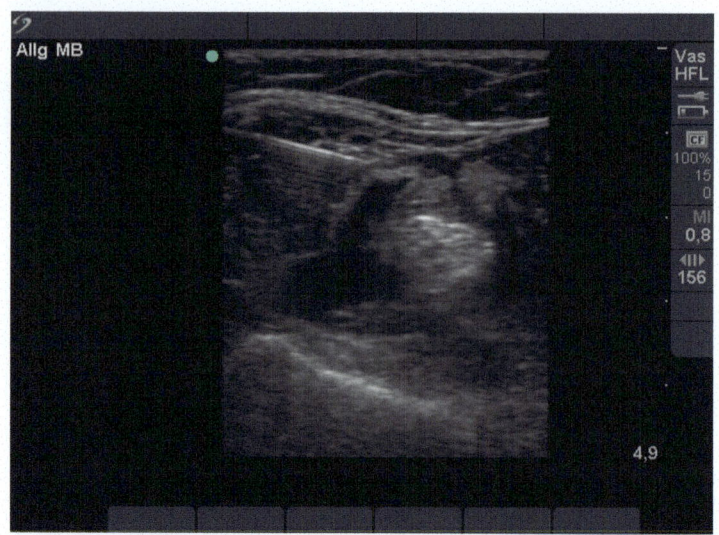

Abb. 25.8 Schema des Ultraschallbildes: *1* Punktionsnadel, *2* Lokalanästhetikum, *3* N. ischiadicus, *4* Femur, *5* A. poplitea

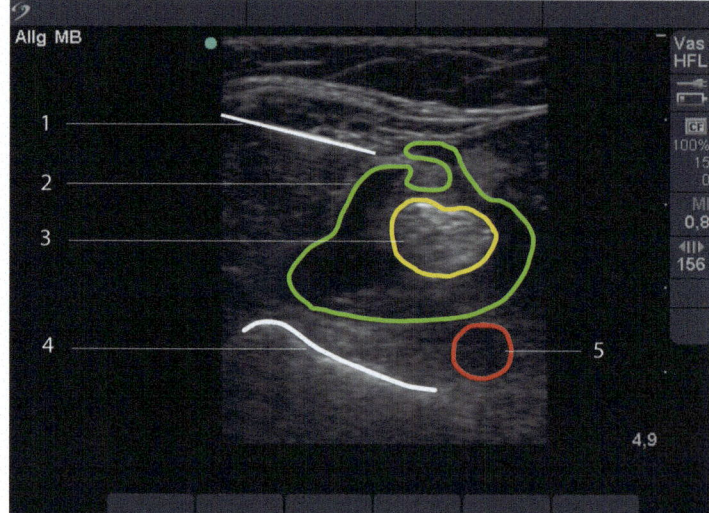

Abb. 25.9 Nadelhaltung bei konventionellem Zugang zum N. ischiadicus links oberhalb der Kniekehle

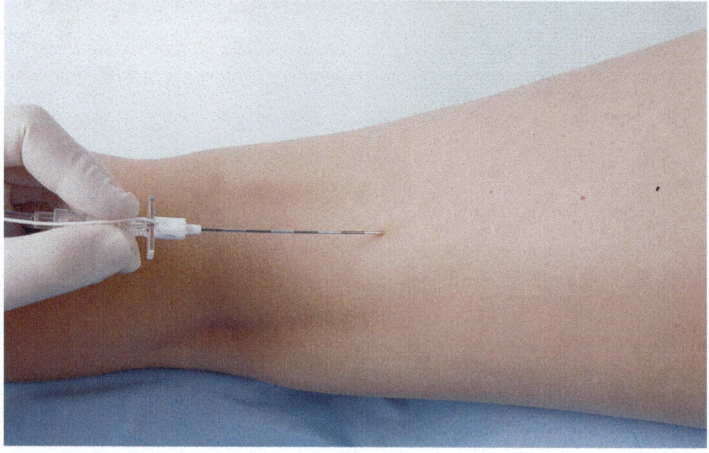

Stichrichtung nach proximal (■ Abb. 25.9). Der N. ischiadicus wird in etwa 5 cm Tiefe erreicht. Eine Fußsenkung oder Fußhebung zeigt die Nähe der Nadel zum Nerv an.

— Auch die Benutzung eines Doppler-Ultraschalls kann die Orientierung erleichtern.

Literatur

Buys MJ, Arndt CD, Vagh F et al (2010) Ultrasound-guided sciatic nerve block in the popliteal fossa using a lateral approach: onset time comparing separate tibial and common peroneal nerve injections versus injecting proximal to the bifuration. Anesth Analg 110:635–7

Domingo-Triadó V, Selfa S, Martínez F, Sánchez-Contreras D, Reche M, Tecles J, Crespo MT, Palanca JM, Moro B (2007) Ultrasound guidance for lateral midfemoral sciatic nerve block: a prospective, comparative randomized study. Anesth Analg 104:1270–4

Gray AT, Huczko EL, Schafhalter-Zoppoth I (2004) Lateral popliteal nerve block with ultrasound guidance. Reg Anesth Pain Med 29: 507–509

Hullander M, Spillane W, Leivers D, Balsara Z (1991) The use of Doppler ultrasound to assist with sciatic nerve blocks. Reg Anesth 16: 282–284

McCartney CJ, Brauner I, Chan VW (2004) Ultrasound guidance for a lateral approach to the sciatic nerve in the popliteal fossa. Anaesthesia 59: 1023–1025

Minville V, Zetlaoui PJ, Fessenmeyer C, Benhamou D (2004) Ultrasound guidance for difficult lateral popliteal catheter insertion in a patient with peripheral vascular disease. Reg Anesth Pain Med 29: 368–370

Perlas A, Brull R, Chan VW et al (2008) Ultrasound guidance improves the success of sciatic nerve block at the popliteal fossa. Reg Anesth Pain Med 33:259–65

Prasad A, Perlas A, Ramlogan R, et al (2010) Ultrasound-guided popliteal block distal to the sciatic nerve bifurcation shortens onset time: a prospective randomized double-blind study. Reg Anesth Pain Med 35:267–271

Schwemmer U, Markus CK, Greim CA et al (2005) Sonographic imaging of the sciatic nerve division in the popliteal fossa. Ultraschall Med 26: 496–500

Sinha A, Chan VW (2004) Ultrasound imaging for popliteal sciatic nerve block. Reg Anesth Pain Med 29: 130–134

Weitere Blockaden

Plexus-cervicalis-Blockade

Christoph Konrad, Mattias Casutt, Roland Albrecht

J. Birnbaum, R. Albrecht (Hrsg.), *Ultraschallgestützte Regionalanästhesie,*
DOI 10.1007/978-3-642-20167-7_26, © Springer-Verlag Berlin Heidelberg 2013

26

Die Regionalanästhesie der Halsregion zur Durchführung von operativen Eingriffen an der A. carotis wurde bereits 1962 von Spencer und Mitarbeitern beschrieben. Damals wie heute wurden und werden Vorteile eines solchen Anästhesieverfahrens in der verbesserten neurologischen Überwachung der Patienten gesehen. Ein weiterer Vorteil liegt in der Einfachheit des Monitorings sowie der erleichterten Indikationsstellung zur intraoperativen Shunteinlage. Die intraoperativen Kosten können reduziert werden und die Akzeptanz seitens der Patienten ist nach Erfahrung der Autoren sehr hoch.

Die ultraschallgestützte Blockade ist einfach erlernbar, führt zu einem schnellen Anschlag des Lokalanästhetikums und etabliert sich zunehmend zu einem sicheren Standardverfahren. Zudem ist die Lage der Bifurkation der A. carotis bestimmbar. Dies hilft dem Chirurgen bei der Schnittführung.

Die Anästhesie für die Karotis-Chirurgie kann mittels einer oberflächlichen Blockade der Pars superficialis des Plexus cervicalis zusammen mit einer topischen Anästhesie des OP-Feldes (Bereich Hautschnitt und insbesondere Bereich der A. carotis) zum einen, mittels einer direkten Blockade der Halsnerven C2–4 zum anderen oder in einer Kombination von beidem durchgeführt werden. Eine Infiltration im Bereich um die A. carotis communis ist in jedem Fall zusätzlich notwendig, da diese sensibel durch Fasern des autonomen Nervensystems innerviert wird.

Die Technik kann durch den Einsatz des Ultraschalls modifiziert und vereinfacht werden.

1. **Tiefe, direkte Blockade der Spinalnerven C2–4:** Diese Blockade gelingt durch Anästhesie der 3 Spinalnerven im Bereich des Austritts aus dem Foramen intervertebrale. Hierbei ist es notwendig, die Nerven mittels 3 einzelner Injektionen zu blockieren. Vorsicht ist wegen der topographischen Nähe zum Rückenmark sowie zur A. vertebralis geboten. Die Präzision ohne Verwendung des Ultraschalls dürfte gering sein.

2. **Modifizierte Blockade des Plexus cervicalis:** Diese Blockade soll hier im Wesentlichen behandelt werden. Sie setzt sich aus 2 Anteilen zusammen. Beide Anteile stellen letztendlich eine ultraschallgestützte Feldblockade des OP-Gebietes dar. In den Händen der Autoren hat sich diese Strategie bewährt. Die Spinalnerven C2–4 müssen nicht separat dargestellt werden. Das unmittelbare OP-Gebiet im Bereich der Bifurkation der A. carotis wird durch eine topische Anästhesie erreicht. Eine zusätzliche Anästhesie der Haut erfolgt lokal direkt im Bereich des vorher mit dem Chirurgen vereinbarten Hautschnittes. Die Anästhesie ist von zwei Punktionsstellen her durchführbar.

26.1 Indikationen

Anästhesie und Analgesie der Halsweichteile zur Durchführung operativer Eingriffe, beispielsweise an der A. carotis.

26.2   Spezielle Kontraindikationen

— Kontralaterale Phrenikusparese,
— kontralaterale Rekurrensparese,
— Patient, welcher nicht in der Lage ist, auf Aufforderung eine motorische Antwort auszuführen (neurologisches Monitoring).

26.3   Spezielle Komplikationen und Nebenwirkungen

Auch bei der ultraschallgestützten Blockade können folgende Komplikationen und Nebenwirkungen auftreten:
— Phrenikusparese: Meist symptomlose Diaphragmaparese durch Blockade des N. phrenicus,
— Rekurrensparese: Heiserkeit und Ausfall der inneren Kehlkopfmuskeln,
— Blockade des N. glossopharyngeus: Taubheit des hinteren Drittels der Zunge und Schluckstörungen,
— Blockade des Hals-Grenzstrangs: Horner-Syndrom,
— Blockade des N. vagus: selten Tachykardie und Hypertension.

Cave! Vorsicht bei im Aufklärungsgespräch heiseren Patienten (möglicherweise bisher unbekannte Rekurrensparese)!

26.4   Anatomie

26.4.1   A. carotis communis im Trigonum caroticum, Stratum caroticum

Zur Anatomie des Plexus cervicalis siehe ◘ Abb. 26.1. Die A. carotis communis verläuft meist astlos, bis sie sich auf Höhe HWK3/4 in die beiden Äste A. carotis interna und externa aufteilt (◘ Abb. 26.2). In diesem Bereich befinden sich die Prädilektionsstellen zur Plaquebildung. Auf der linken Seite liegt die Teilungsstelle meist etwas tiefer. Die A. carotis externa setzt die Verlaufsrichtung der A. carotis communis fort und gelangt schließlich in die Fossa retromandibularis. Die A. carotis interna liegt anfangs dorsal und etwas lateral von der A. carotis externa. Danach wendet sie sich nach medial und zieht im Spatium parapharyngeum zur Schädelbasis. Die A. carotis communis hat einen topographischen Bezug zum N. vagus und zum Hals-Grenzstrang. Knapp oberhalb der Karotisbifurkation liegt das Glomus caroticum. Sensorisch wird es über den N. glossopharyngeus und den N. vagus innerviert. Die sympathische Innervation erfolgt über das Ganglion cervicale superius des Grenzstrangs. Eine sensible Innervation erfolgt über die Fasern des autonomen Nervensystems.

◘ **Abb. 26.1** Anatomie des Halses:
1 A. carotis externa, *2* Os hyoideum,
3 Karotisgabel, *4* Ansa cervicalis, *5* N. vagus, *6* V. jugularis superficialis, *7* Plexus
cervicalis (Erb'scher Punkt), *8* Plexus
brachialis, *9* M. scalenus medius,
10 M. scalenus anterior, *11* N. dorsalis
scapulae, *12* M. omohyoideus, *13* N. occipitalis minor, *14* N. auricularis magnus,
15 N. accessorius, *16* Klavikula, *17* Nn.
supraclaviculares, *18* N. transversus colli

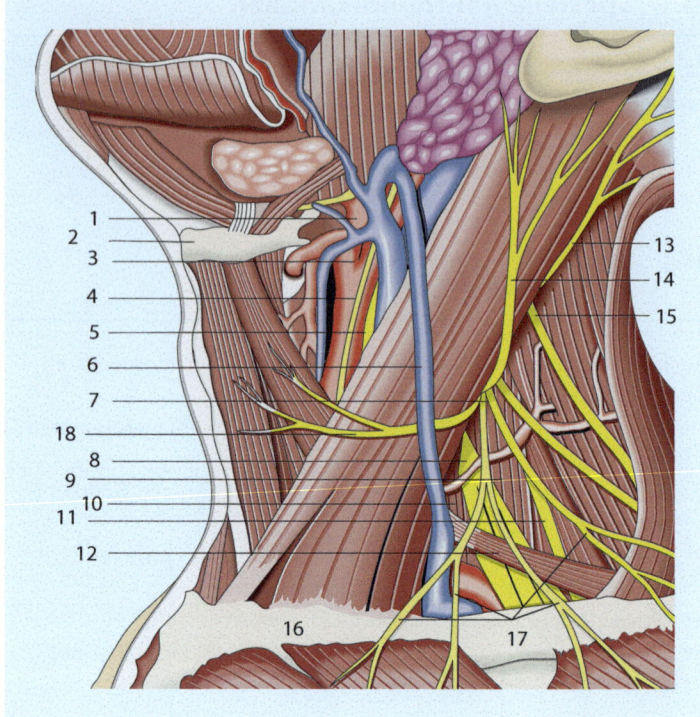

26.4.2 Sensible Innervation der oberflächlichen Anteile des Trigonum caroticum, Stratum superficiale

Am Hinterrand des mittleren Drittels des M. sternocleidomastoideus etwa auf Höhe der Karotisbifurkation treten die Hautäste des Plexus cervicalis – N. occipitalis minor, N. auricularis magnus, N. transversus colli und Nn. supraclaviculares (Pars superficialis des Plexus cervicalis) – durch die oberflächliche Halsfaszie. Dieser Bereich wird auch als Erb'scher Punkt bezeichnet. Die Haut des Trigonum caroticum wird durch den N. transversus colli innerviert. Er bildet sich aus den Rami cutanei der Spinalnerven C2 (geringer Anteil) und C3 (überwiegender Anteil). Gleich nach dem Durchtritt durch die Halsfaszie etwa mittig hinter dem M. sternocleidomastoideus teilt sich der Nerv fächerförmig auf. In der Mittellinie gibt es wohl keine Überlappung mit dem gegenseitigen Nerven. An den N. transversus colli lagert sich epifasziell der R. colli des N. facialis an, der das Platysma motorisch innerviert. Nach kaudal-lateral schließt sich das von den Nn. supraclaviculares (vornehmlich aus C4) innervierte Hautgebiet an. Der N. transversus colli und die Nn. supraclaviculares sind größtenteils vom Platysma bedeckt. Kranial grenzt der vom N. transversus colli innervierte Bereich an das Versorgungsgebiet des N. trigeminus.

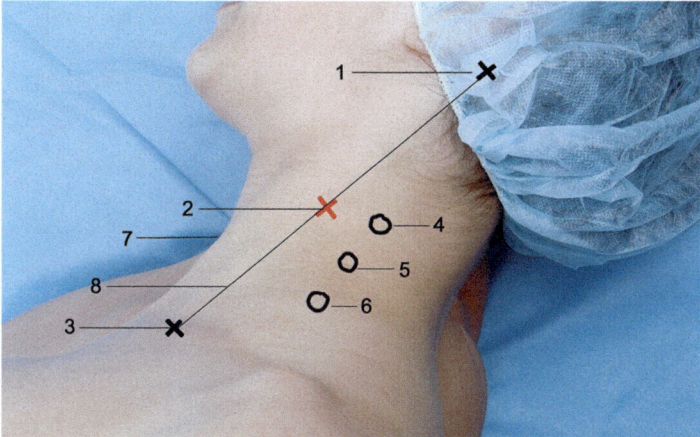

□ **Abb. 26.2** Landmarken für eine tiefe und direkte Blockade des Plexus cervicalis: *1* Proc. mastoideus; *2* Erb'scher Punkt; *3* klavikulärer Ansatz des M. sternocleidomastoideus; *4* Querfortsatz von C4; *5* Querfortsatz von C5; *6* Querfortsatz von C6; *7* Cartilago cricoidea; *8* Hinterrand des M. sternocleidomastoideus

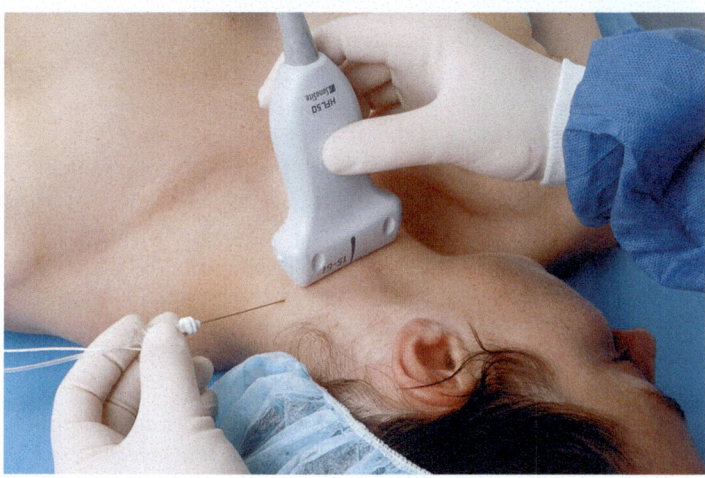

□ **Abb. 26.3** Beispiel für Schallkopf- und Nadelhaltung bei der Blockade des Plexus cervicalis links

26.5 Lagerung

Patient befindet sich in Rückenlage. Zur einfacheren Reklination des Kopfes ist die Schulter mit einem Polster (5–10 cm) unterlegt. Der Kopf ist ca. 30° auf die Gegenseite rotiert und leicht rekliniert.

26.6 Sonographische Darstellung

- Die grobe Orientierung erfolgt an Hand der oberflächlichen Landmarken, □ Abb. 26.2.
- Der Schallkopf wird auf Höhe der Cartilago cricoidea transversal auf den Hals aufgesetzt (Querschnitt, □ Abb. 26.3). Zunächst wird die Karotisbifurkation als Leitstruktur dargestellt. Auf dieser Höhe findet man hinter dem M. sternocleidomastoideus den Erb'schen Punkt mit dem N. transversus colli.

- Die Höhe der Karotisbifurkation liegt meist nur wenige Zentimeter kaudal des Angulus mandibulae.
- Als weitere wichtige Struktur muss die V. jugularis interna klar identifiziert werden können.

26.7   Ultraschallgestützte Punktion

Die Blockade besteht aus 3 Infiltrationen in den Bereichen
- Erb'scher Punkt
- Karotisbifurkation
- Hautschnitt

1. Es erfolgt eine Infiltration von ca. 5 ml Lokalanästhetikum in Bereich des Erb'schen Punktes (etwa Mitte zwischen Ursprung und Ansatz) am Hinterrand des M. sternocleidomastoideus. Die Punktion erfolgt in In-Plane-Technik nahezu orthogonal zum Verlauf des Muskelrands des M. sternocleidomastoideus (◘ Abb. 26.3, ◘ Abb. 26.4, ◘ Abb. 26.5, ◘ Abb. 26.6).

Tipp Die Karotisbifurkation liegt bezogen auf die Wirbelsäule meist höher als erwartet.

2. Etwa 0,5–1 cm kaudal der Karotisbifurkation wird die Punktionsnadel ultraschallgesteuert in den Bereich lateral der A. carotis communis platziert. Die kaudal der Bifurkation gewählte Applikationsstelle hat den Vorteil, dass die A. carotis communis einfacher vom Lokalanästhetikum umspült werden kann, verglichen mit der breiteren Bifurkation. Durch Anheben der Nadel wird lateral der A. carotis communis beginnend ein Depot von ca. 10 ml Lokalanästhetikum über den lateroventralen Anteil des Gefäßes bogenförmig bis hin zum medialen Rand verteilt. Von hier aus diffundiert das Anästhetikum durch die tiefe Halsfaszie und erreicht die Spinalnerven des Plexus cervicalis. Eine versehentlich arterielle, aber auch eine venöse (V. jugularis interna) Injektion gilt es konsequent zu vermeiden.

3. Zur Anlage der Anästhesie im Bereich des Hautschnittes wird eine Linie vom Angulus mandibulae über den Vorderrand des M. sternocleidomastoideus bis zur Fossa jugularis markiert. Von der Mitte des Vorderrandes des M. sternocleidomastoideus werden entsprechend der markierten Linie nach kranial und kaudal im subkutanen Gewebe ca. 20 ml Lokalanästhetikum platziert. Dies entspricht einem Feldblock ohne direkten topographischen Bezug zu nervalen Strukturen.

Die Kontrolle der Nadelspitze bereitet in der Regel wegen der geringen Tiefe der Strukturen keine Probleme. Der Abschluss besteht in der Markierung der Höhe der Karotisbifurkation im Bezug auf die kutane Schnittführung beispielsweise mittels sterilen Farbstifts.

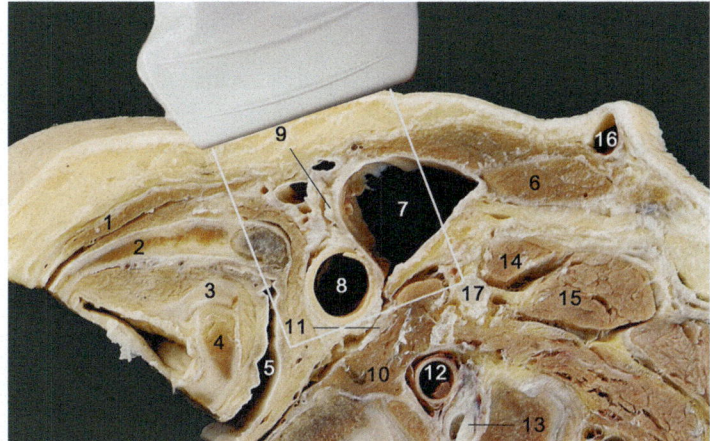

◨ **Abb. 26.4** Anatomischer Querschnitt des Halses rechts, etwas unterhalb der Bifurkation der A. carotis communis. Blick von kranial auf die Schnittfläche; *1* Platysma, *2* Cartilago thyroidea, *3* Cartilago arytenoidea, *4* Cartilago cricoidea, *5* Pharynx, *6* M. sternocleidomastoideus, *7* V. jugularis interna, *8* A. carotis communis, *9* N. vagus, *10* M. longus colli, *11* Truncus sympathicus, *12* A. vertebralis, *13* Spinalnerv C6, *14* M. scalenus anterior, *15* M. scalenus medius, *16* V. jugularis externa, *17* R. ventralis N. spinalis C5

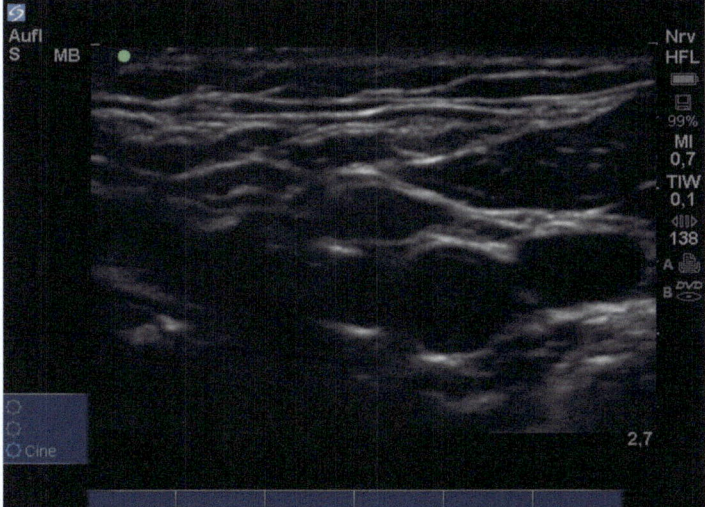

◨ **Abb. 26.5** Ultraschallbild des rechtsseitigen Zugangs zum Plexus cervicalis superficialis auf der Höhe der Karotisbifurkation mit Blick von kranial auf die Schallebene

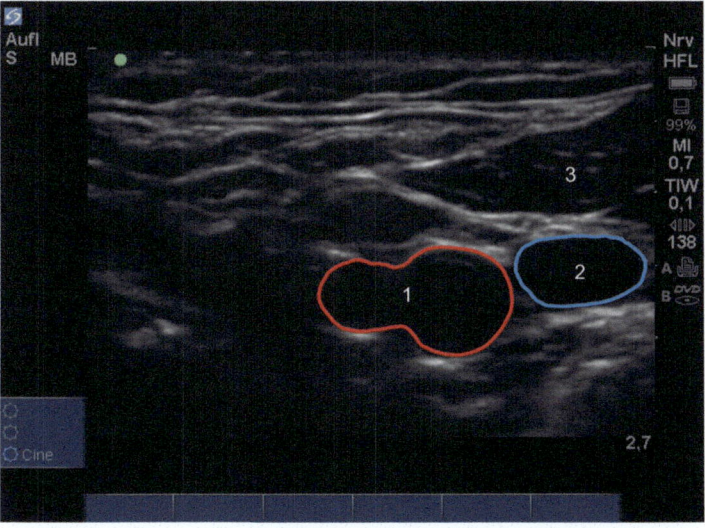

◨ **Abb. 26.6** Schema des Ultraschallbildes: *1* Karotisbifurkation, *2* V. jugularis interna, *3* M. sternocleidomastoideus

26.8   Klinisches Beispiel

Dargestellt ist ein Querschnitt des Halses rechts knapp unterhalb
der Karotisbifurkation mit Blick von kranial auf die Schallebene.
Punktion in In-plane-Technik mit Nadelführung von lateral nach
medial. Die Nadelspitze befindet sich medial und ventral der A. carotis. Die V. jugularis interna ist vollständig komprimiert. Die Aufnahme mit Blick von kranial auf die Schallebene erfolgte nach Injektion von 5 ml Lokalanästhetikum (◘ Abb. 26.7, ◘ Abb. 26.8).

26.9   Konventioneller Zugang

Wie beim sonographisch gestützten Zugang schon beschrieben, gibt es
auch beim konventionellen Verfahren die Möglichkeit der tiefen und
oberflächlichen Plexusblockade. Eine Möglichkeit stellt die Kombination beider Verfahren dar:

- Die Lagerung des Patienten erfolgt wie bei der sonographischen
  Punktion.
- Als Landmarke gilt bei der oberflächlichen Punktion der Hin-
  terrand des M. sternocleidomastoideus. Die Einstichstelle liegt
  auf der Mitte zwischen Ursprung und Ansatz am Hinterrand des
  Muskels (Erb'scher Punkt, ◘ Abb. 26.2, ◘ Abb. 26.9).
- Als Landmarke für den tiefen Zugang ist der Querfortsatz von
  C6 auf Höhe des Ringknorpels zu palpieren. Nach Ertasten
  des Mastoids ist eine Linie zwischen dem Mastoid und dem
  Querfortsatz C6 zu ziehen (◘ Abb. 26.9). Die weiteren Processi
  (C2–C4) lassen sich auf dieser Linie tasten (Der Processus trans-
  versus von C4 liegt ungefähr auf Höhe der Mandibula).
- Nadelführung oberflächlicher Block: Die Nadel wird am
  Erb'schen Punkt eingestochen, bis zu Hälfte der Dicke des
  Muskels eingeführt, dann werden 3–4 ml Lokalanästhetikum
  infiltriert (◘ Abb. 26.9). Beim Zurückziehen der Nadel sollte
  zusätzlich die Hautinfiltration (fächerförmig nach kranial und
  kaudal) für den Hautschnitt erfolgen.
- Nadelführung tiefer Block: Der Einstich erfolgt z. B. zuerst auf
  Höhe des Querfortsatzes von C4 mit Stichrichtung medial und
  etwas kaudal, so dass die Nadelspitze auf dem Querfortsatz zum
  Liegen kommt. Dann wir die Nadel um 1–2 mm zurückgezogen
  und es erfolgt die Injektion des Lokalanästhetikums (jeweils
  3–5 ml) mit regelmäßiger Aspiration. Nach Entfernung der
  Nadel erfolgt die erneute Punktion auf dem nächsten Level.
- Gelegentlich wird nur eine oberflächliche Blockade des Plexus
  cervicalis durchgeführt und der Operateur infiltriert die tieferen
  Strukturen nach Bedarf.
- In jedem Fall ist noch eine zusätzliche Infiltration um die A. ca-
  rotis communis seitens des Operateurs notwendig.

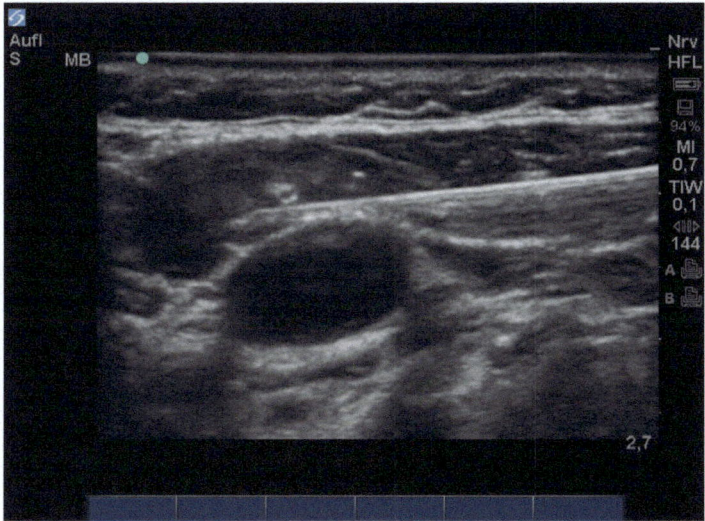

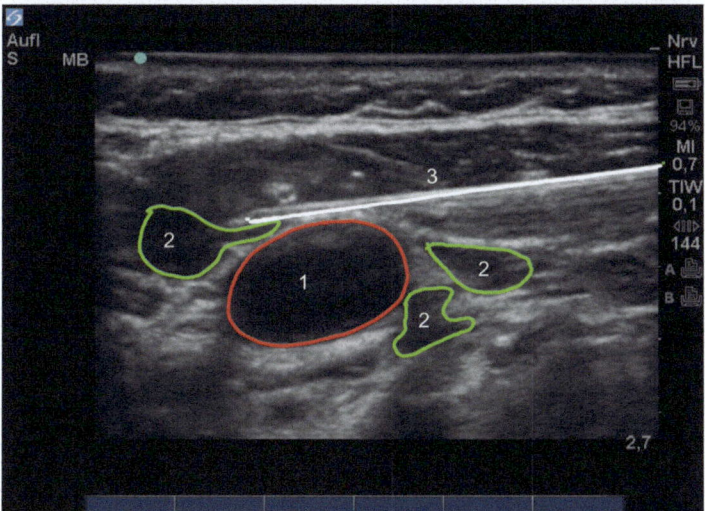

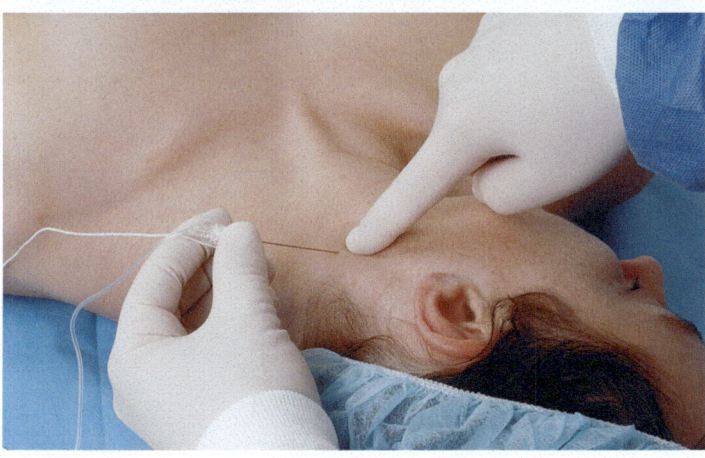

Abb. 26.7 Klinisches Beispiel einer rechtsseitigen Blockade der Pars superficialis des Plexus cervicalis nach Applikation von 5 ml Lokalanästhetikum

Abb. 26.8 Schema des Ultraschallbildes: *1* A. carotis communis, *2* Lokalanästhetikum, *3* Punktionsnadel

Abb. 26.9 Nadelhaltung für konventionellen Zugang zum Plexus cervicalis mit Einstich am Erb'schen Punkt

Literatur

Casutt M, Job K, Beutler J, Duwe J, Veit P, et al (2011) Intermediate Cervical Plexus Block for Carotid Endarterectomy: A Case Series of the Spread of Injectate. J Anesthe Clinic Res 2:123. doi:10.4172/2155-6148.1000123

GALA Trial Collaborative Group, Lewis SC, Warlow CP, Bodenham AR, Colam B, Rothwell PM, Torgerson D, Dellagrammaticas D, Horrocks M, Liapis C, Banning AP, Gough M, Gough MJ (2008) General anaesthesia versus local anaesthesia for carotid surgery (GALA): a multicentre, randomised controlled trial. Lancet. Dec 20;372(9656):2132–42. (Erstveröff. 2008 Nov 27)

GALA Collaborative Group Gomes M, Soares MO, Dumville JC, Lewis SC, Torgerson DJ, Bodenham AR, Gough MJ, Warlow CP (2010) Cost-effectiveness analysis of general anaesthesia versus local anaesthesia for carotid surgery (GALA Trial). Br J Surg Aug;97(8):1218–25

Ramachandran SK, Picton P, Shanks A, Dorje P, Pandit JJ (2011) Comparsion of intermediate vs subcutaneous cervical plexus block for carotid endarterectomy. Br J Anaesth Aug;107(2):157–63 (Erstveröff. 2011 May 24)

Schechter MA, Shortell CK, Scarborough JE (2012) Regional versus general anesthia for carotid endarterectomy: the American College of Surgeons National Surgical Quality Improvement Program perspective. Surgery Sep;152(3):309–14. doi: 10.1016/j.surg.2012.05.008 (Erstveröff. 2012 Jun 27)

Tangkanakul C, Counsell C, Warlow C (2000) Local versus general anaesthesia for carotid endarterectomy. Cochrane Database Syst Rev. (2):CD000126

Paravertebralblock

Melanie Lederer

J. Birnbaum, R. Albrecht (Hrsg.), *Ultraschallgestützte Regionalanästhesie*,
DOI 10.1007/978-3-642-20167-7_27, © Springer-Verlag Berlin Heidelberg 2013

Der Paravertebralblock (PVB) ist ein effektives und technisch einfaches Verfahren zur Anästhesie und Analgesie bei Eingriffen im Bereich des Thorax, an der Mamma und an der Bauchwand. Er wird außerdem erfolgreich in der chronischen Schmerztherapie und vereinzelt für Eingriffe im Abdominal- und Urogenitalbereich eingesetzt. Die Technik kann als Single-shot (mono- oder mehrsegmental) oder als Katheterverfahren angewendet werden. In der Regel wird der PVB unilateral angewendet, kann jedoch bei mittellinienübergreifenden Eingriffen auch bilateral eingesetzt werden.

Der Paravertebralblock ist eine rückenmarksnahe Blockade mit entsprechenden Kontraindikationen und Komplikationsmöglichkeiten. Das Nutzen-Risiko-Verhältnis ist im Vergleich zur thorakalen Periduralanästhesie günstig. Die Erfolgsrate bei Punktionen unter direkter Ultraschallkontrolle ist sehr hoch.

Bereits 1905 beschrieb Sellheim in Leipzig den Paravertebralblock als eine Alternative zu neuroaxialen Verfahren bei der Sectio caesarea. 1911 wurde das Verfahren von Läwen in Leipzig bereits breit angewendet als Anästhesietechnik für eine Pyelotomie sowie später zur postoperativen Schmerztherapie nach Cholezystektomien, Eingriffen an der Niere und Gastrektomien. Nachdem die paravertebrale Blockade zunächst für lange Zeit etwas in Vergessenheit geriet, findet sie nun zunehmend wieder mehr Verbreitung, nicht zuletzt aufgrund der ausgezeichneten Möglichkeiten der ultraschallgestützten Regionalanästhesietechniken. Niedrige postoperative Schmerzscores, eine ausgezeichnete postoperative Lungenfunktion, ein positiver Einfluss auf die Geweboxygenation bei plastischen Rekonstruktionen, eine verbesserte Wundheilung, ein ausgeprägter opiodsparender Effekt und möglicherweise eine niedrigere Inzidenz von Karzinomrezidiven oder Metastasenbildungen bei Tumoren unterstreichen die Bedeutung des Paravertebralblockes.

27.1 Indikationen

— Anästhesie und Analgesie der Thoraxwand bei Thorakotomien und Thorakoskopien.
— Anästhesie und Analgesie in der Mamma-Chirurgie.
— Postoperative Schmerztherapie bei Mamma-Eingriffen: Das Mamma-Karzinom als häufigster Tumor der Frau führt bei 40 % aller Frauen, die sich einem operativen Eingriff an der Brust unterziehen müssen, zu einem klinisch relevanten akuten Schmerz mit einem VAS über 5. In 20–50 % entwickelt sich daraus ein chronisches Schmerzsyndrom mit Parästhesien, interkostalen Neuralgien und Phantombrustschmerzen. Eine adäquate Schmerztherapie durch eine paravertebrale Blockade in Kathetertechnik kann die Inzidenz eines solchen chronischen Schmerzsyndroms senken.
— Anästhesie und Analgesie bei Oberbaucheingriffen, z. B. Abdominoplastiken oder laparoskopische Cholezystektomien.
— Schmerztherapie bei Rippenserienfrakturen.

— Schmerztherapie bei postherpetischer Neuralgie.
— Schmerztherapie bei chronischen Tumorschmerzen.

27.2 Spezielle Kontraindikationen

Die speziellen Kontraindikationen entsprechen denen rückenmarks-
naher Blockaden (Gerinnungssituation, Antikoagulation, Infektionen
im Punktionsbereich etc.).

27.3 Spezielle Komplikationen und Nebenwirkungen

— Pneumothorax (0,2 %),
— Horner Syndrom,
— intrapleurale Lage des Katheters (1 %),
— epidurale oder intrathekale Lage des Katheters (1 %),
— totale Spinalanästhesie (Fallberichte).

Cave! Bei einer beidseitigen Blockade des Paravertebralraumes sind das Risiko eines bilateralen Pneumothorax und die relativ hohe Menge von Lokalanästhetikum zu berücksichtigen.

27.4 Anatomie

Die Anatomie des Paravertebralraumes wird in ◘ Abb. 27.1 dargestellt.
Der zwischen 2 benachbarten Rippen liegende Paravertebralraum ist
nach medial durch den posterolateralen Abschnitt der Wirbelkörper
und der Bandscheiben sowie durch die Pediculi der Wirbelbögen begrenzt. Über die Foramina intervertebralia steht er mit den Spatium
epidurale des Canalis vertebralis in Verbindung. Die dorsale Begrenzung bilden das kräftige Lig. costotransversarium superius und die ihm
nach innen aufliegende zarte Fascia thoracica interna. Weiter lateral
bedeckt diese Faszie von innen die Interkostalmuskulatur. Ventral wird
der Paravertebralraum durch die Pleura parietalis zusammen mit der
ihr von außen aufliegenden Fascia endothoracica abgeschlossen. Dabei
verbindet die Fascia endothoracica die Pleura parietalis mit dem Periost der Rippen und der Wirbelkörper sowie mit der Fascia thoracica
interna lateral vom Lig. costotransversarium superius.

Im Paravertebralraum verlaufen in Fett- und Bindegewebe eingebettet die Interkostalgefäße und die Rami anteriores und posteriores
der jeweiligen Spinalnerven mit ihrer Gefäßversorgung. Die Rami
communicantes albi verbinden die ventralen Äste der Spinalnerven
mit den am lateralen Rand der Wirbelkörper liegenden Ganglien des
sympathischen Grenzstrangs.

Bei der Punktion eines Paravertebralraums kommt es normalerweise zu einer übergreifenden Anästhesie der Spinalnerven in den
benachbarten Paravertebralräumen. Der genaue Ausbreitungsweg des
Anästhetikums ist noch unbekannt. Möglich ist eine Diffusion durch
die Foramina intervertebralia in den Canalis vertebralis. Es könnte

Tipp Da der Paravertebralraum medial breiter ist und nach lateral immer schmaler zuläuft, wird eine Punktion möglichst weit medial empfohlen.

▣ **Abb. 27.1** Anatomie des Paravertebralraumes. *1* Rippe; *2* Pleura parietalis
mit Fascia endothoracica; *3* Pleura
visceralis; *4* Ramus ventralis N. spinalis;
5 Rami communicantes; *6* Truncus
sympathicus; *7* Lig. costotransversarium
superius; *8* Ramus dorsalis N. spinalis;
9 Truncus N. spinalis; *10* autochtone
Rückenmuskulatur; *11* Dura mater;
12 Plexus venosus vertebralis internus;
13 Fettgewebe im Spatium epidurale;
14 Arcus vertebrae

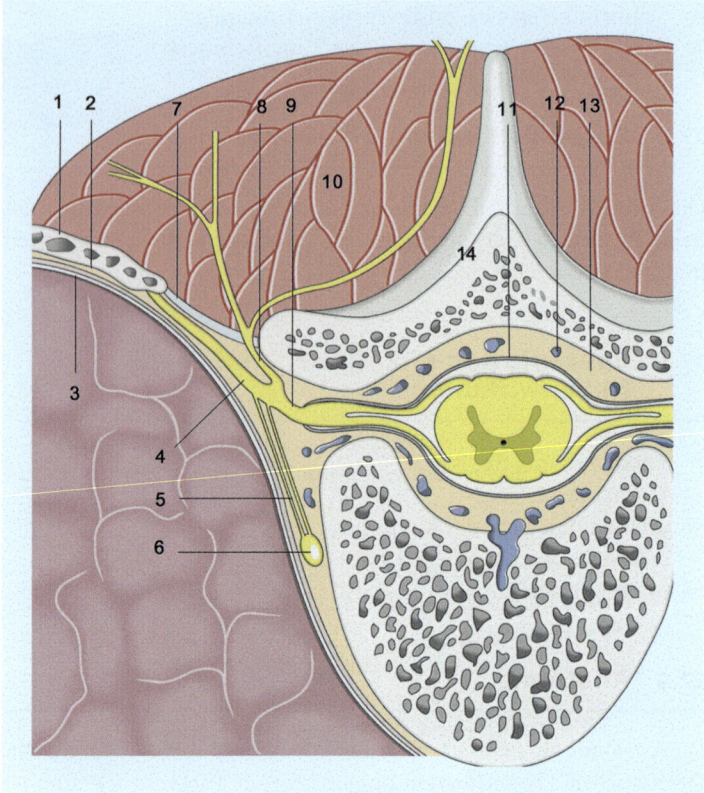

aber auch eine direkte Ausbreitung von einem Paravertebralraum zum
benachbarten stattfinden, zumal wenn – wie häufig zu beobachten
ist – zwischen der Fascia endothoracica und dem Periost der Rippen
und Wirbelköper Fettgewebe eingelagert ist.

Die Punktion des Paravertebralraumes erfolgt für Eingriffe am
Thorax oder an der Mamma auf Höhe des 3., 4. oder 5. Brustwirbels.
Als anatomische Leitstrukturen dienen der prominente Dornfortsatz
des Wirbels C7, das mediale Ende der Spina scapulae auf Höhe des
Dornfortsatzes BWK 3, der bei angelegtem Arm auf der 7. Rippe
liegende Angulus inferior der Skapula und der Beckenkamm auf
Höhe L4 (▣ Abb. 27.2).

27.5 Lagerung

Die Punktion des Paravertebralraumes kann im Sitzen oder in Seitenlage erfolgen. Bei der Punktion in Seitenlage empfiehlt es sich aufgrund der einfacheren technischen Durchführbarkeit, die zu blockierende Seite nach oben zu lagern. Eine Kyphosierung der Wirbelsäule
ähnlich wie bei der Punktion für eine Periduralanästhesie erleichtert
die Punktion.

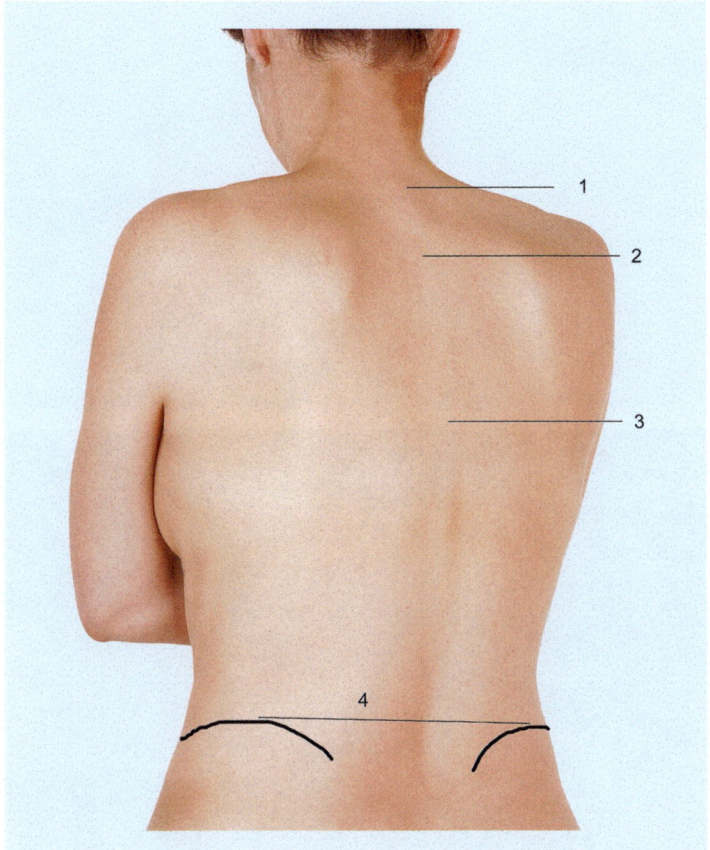

□ **Abb. 27.2** Landmarken für die Höhenlokalisation bei der Paravertebralblockade: *1* Processus spinosus C7 (Vertebra prominens); *2* mediales Ende der Spina scapulae auf Höhe Processus spinosus Th3; *3* Angulus inferior scapulae auf Höhe Processus spinosus Th7; *4* Verbindungslinie Beckenkämme auf Höhe Processus spinosus L4

27.6   Sonographische Darstellung

Meist kann der Paravertebralraum sonographisch ausgezeichnet mit einer hochfrequenten 50 mm 6–15 MHz Linearsonde dargestellt werden. Bei adipösen Patienten kann alternativ der Einsatz eines 2–5 MHz-Sektor-Schallkopfes erwogen werden.

Prinzipiell sind 2 Darstellungstechniken möglich: quer oder parallel zur Körperlängsachse, wobei wir die sonographische Darstellung parallel zur Körperlängsachse (sagittaler Scan) bevorzugen. Dadurch lassen sich Processus transversus und Pleura parietalis einfach visualisieren.

Der Schallkopf wird direkt auf die Dornfortsätze der Wirbelsäule aufgelegt. Verschieben des Schallkopfes parallel zur Körperlängsachse um in der Regel ca. 2–3 cm nach lateral, in Richtung der zu operierenden Seite, bis 2 Querfortsätze und die Lungengrenze gut darstellbar sind (paramedianer sagittaler Scan, □ Abb. 27.3).

◘ **Abb. 27.3** Beispiel für Schallkopf-
und Nadelhaltung bei einer linksseitigen Paravertebralblockade mit paramedian aufgelegtem Schallkopf. Punktion
in In-plane-Technik mit Nadelführung
von kaudal nach kranial

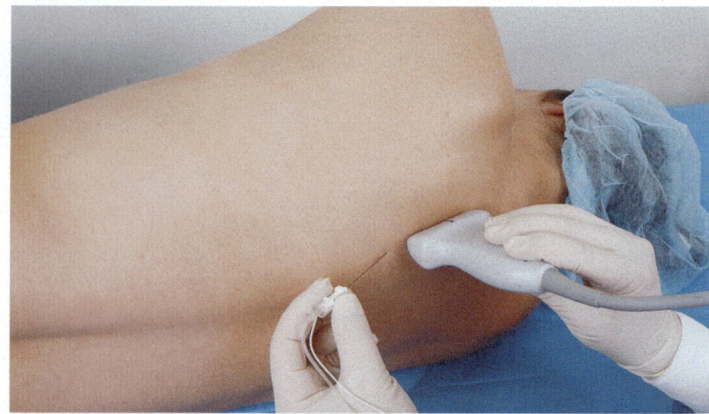

◘ **Abb. 27.4** Ultraschallbild einer
linksseitigen Paravertebralblockade mit
paramedian zur Sagittalebene aufgelegtem Schallkopf, Blick von links lateral
auf die Schallebene

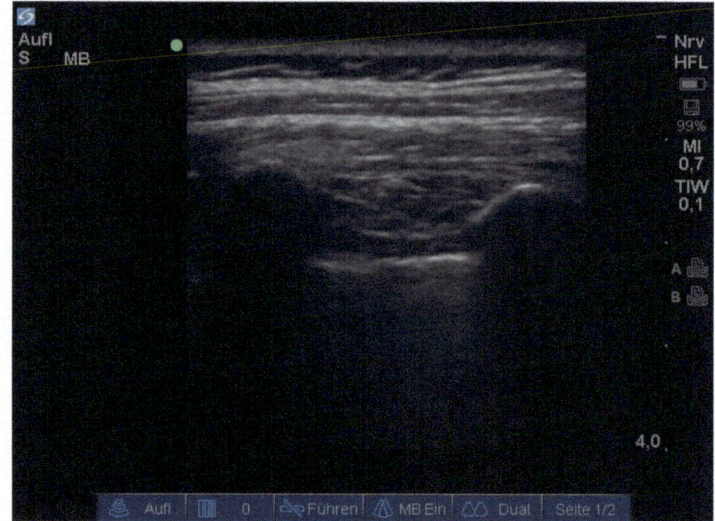

◘ **Abb. 27.5** Schema des Ultraschallbildes einer linksseitigen Paravertebralblockade mit paramedian zur Sagittalebene aufgelegtem Schallkopf, Blick
von links lateral auf die Schallebene:
1 paraspinale Muskulatur, *2* Processus
transversus, *3* Lig. costotransversarium
laterale, *4* Lig. costotransversarium
superius, *5* Pleura

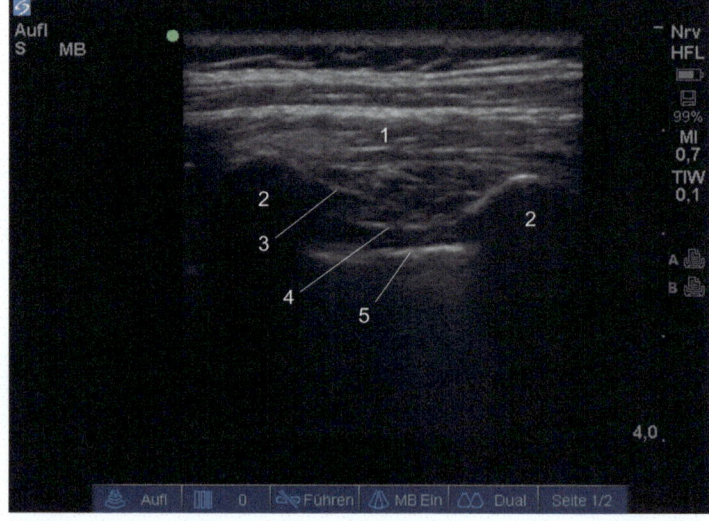

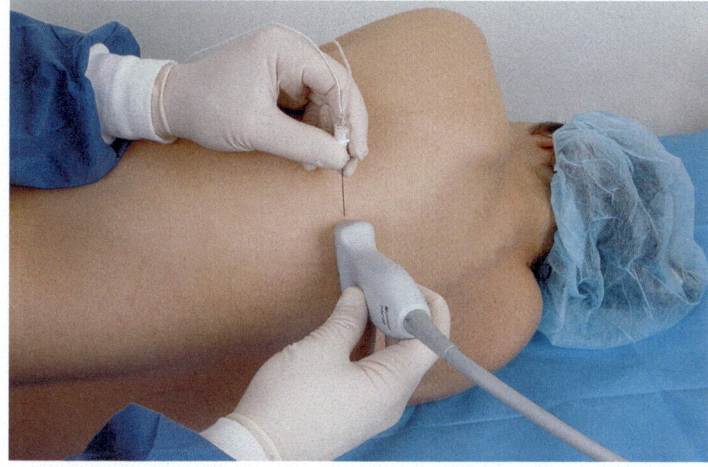

▣ **Abb. 27.6** Beispiel für Schallkopf-
und Nadelhaltung bei einer linksseitigen Paravertebralblockade mit quer zur
Körperachse aufgelegtem Schallkopf.
Punktion in In-plane-Technik mit Nadelführung von lateral nach medial

Das entsprechende Ultraschallbild findet sich in den folgenden
Abbildungen (▣ Abb. 27.4, ▣ Abb. 27.5).

In dem paramedianen sagittalen Sonogramm erkennt man den
Processus transversus gut als hyperechogene, rundliche Struktur mit
nachfolgendem Schallschatten (nach anterior). Im Ultraschallbild über
den Querfortsätzen liegt die autochtone Rückenmuskulatur. Zwischen
den Querfortsätzen erkennt man in der Tiefe die Lungengrenze als
helle, hyperechogene Linie. Eine atemsynchrone Bewegung wird durch
die Verschiebung der beiden Pleurablätter aneinander erzeugt.

Im Bild oberhalb der Lungengrenze findet sich ein hypoechogener
Raum, in welchem man das Lig. costotransversarium superius erkennen kann. Der Paravertebralraum liegt nun unterhalb des Lig. costotransversarium superius.

Die folgende Abbildung zeigt die Schallkopf- und Nadelhaltung
für die alternative Punktion in In-plane-Technik mit Nadelführung
von lateral nach medial (▣ Abb. 27.6). Der entsprechende anatomische
Querschnitt in Höhe Th5 (▣ Abb. 27.7) ist danach dargestellt, ebenso
das resultierende Ultraschallbild (▣ Abb. 27.8, ▣ Abb. 27.9).

27.7 Ultraschallgestützte Punktion

Die Autoren bevorzugen eine In-plane-Punktion parallel zum Verlauf
der Dornfortsätze (kaudal-kraniale Punktionsrichtung). Der Stichwinkel beträgt 70–80° zur Hautoberfläche, die Stichrichtung verläuft von
kaudal nach kranial. Es wird eine Punktionskanüle durch das Lig. costotransversarium superius bis in den Paravertebralraum vorgeschoben.
Liegt die Spitze der Nadel im gewünschten Bereich (Paravertebralraum) und ist der Aspirationsversuch negativ, wird nach Injektion
von 1–2 ml Flüssigkeit die Pleura „bogig" nach anterior verdrängt
(▣ Abb. 27.10, ▣ Abb. 27.11).

Wird ein Katheterverfahren angewendet, so kann nach Verifizierung der korrekten Position der Nadelspitze der Katheter vorgeschoben werden. Dann wird das Lokalanästhetikum unter direkter sonographischer Kontrolle injiziert. Bei Bedarf kann der Katheter noch 1–2 cm in die korrekte Position zurückgezogen werden, bis es gelingt, die Pleura weiter nach anterior zu dislozieren. Dies ist wichtig, weil nicht alle Katheter im Paravertebralraum platziert werden können, sondern im Epiduralraum, mediastinal, in der autochtonen Rückenmuskulatur, intrapleural oder im prävertebralen Bereich liegen können. Liegt der Katheter korrekt, kann die Ausbreitung des Lokalanästhetikums auch in einem Segment kranial und kaudal der Punktionsstelle sonographisch in unmittelbarer Nachbarschaft der Pleura nachgewiesen werden. Das Ausmaß der segmentalen Ausbreitung ist variabel.

Alternativ kann auch, zum Beispiel zur Einmalapplikation von Lokalanästhetika, ein Paravertebralblock mit quer zur Körperachse aufgelegtem Schallkopf in In-plane-Technik mit Nadelführung von lateral nach medial durchgeführt werden. Da bei dieser Punktionstechnik in Richtung auf das Rückenmark gezielt wird, ist die perfekte Beherrschung der In-plane-Punktionstechnik unabdingbar. Die Einlage eines Katheters ist bei dieser Punktionstechnik mit dem Risiko verbunden, dass sich dessen Spitze beim Einführen vulnerablen zentral-nervalen Strukturen zu sehr nähern kann.

Von besonderer Bedeutung ist es, den Katheter nicht zu weit über die Spitze der Punktionsnadel hinaus vorzuschieben, da mit zunehmender Distanz zur Nadelspitze das Risiko einer Fehlposition ansteigt. Wir empfehlen, den Katheter maximal 3–4 cm über die Nadelspitze hinaus zu legen. Insbesondere bei latero-medialer Punktionsrichtung ist die Inzidenz von Katheterfehllagen hoch. Aber auch bei orthogonaler Punktionsrichtung kann der Katheter außerhalb des Paravertebralraumes zu liegen kommen, häufig liegt der Katheter dann im prävertbralen Bereich, wenn er zu weit vorgeschoben wird. Dann fehlt das Zeichen der nach anterior dislozierten Pleura und der Katheter sollte etwas zurückgezogen werden.

Mit einer Dosis von z. B. 20 ml Ropivacain 0,5 % kann in der Regel eine Ausbreitung über 4–6 Segmente erreicht werden.

Als Kathetermaterial können Epiduralkatheter oder Plexuskatheter verwendet werden. Ein Katheter zur peripheren Nervenblockade weist im Vergleich zu einem Periduralkatheter folgende wesentliche Vorteile auf:

1. Ein peripherer Nervenkatheter lässt sich leichter als ein Periduralkatheter im sehr engen Paravertebralraum vorschieben.
2. Der periphere Nervenkatheter weist nur an seiner Spitze eine Öffnung für den Austritt des Lokalanästhetikums auf.

Beim Periduralkatheter dagegen verteilen sich die Austrittsstellen des Lokalanästhetikums auf die vorderen 1,5 cm des Katheters. Damit steigt die Gefahr, dass an der Spitze des Katheters das Lokalanästhe-

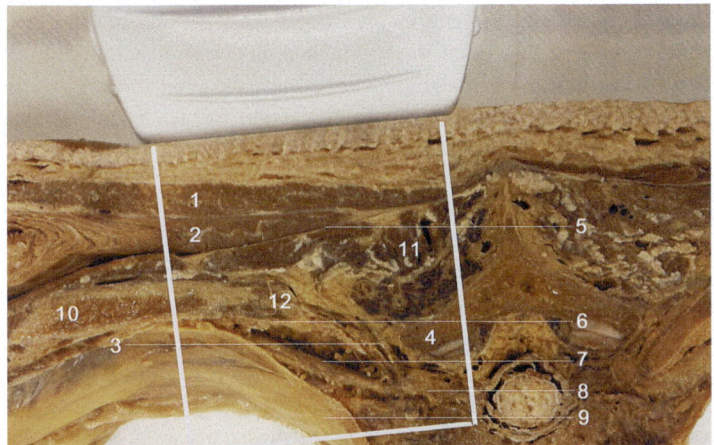

◨ **Abb. 27.7** Anatomischer Querschnitt des linksseitigen Paravertebralraumes auf Höhe Th5 mit Blick von unten auf die Schnittebene. *1* M. trapezius; *2* M. rhomboideus major; *3* Ramus dorsalis N. spinalis; *4* Processus transversus; *5* Fascia thoracolumbalis; *6* Lig. costotransversarium superius; *7* Ramus ventralis N. spinalis; *8* Truncus N. spinalis; *9* Pleura parietalis mit Fascia endothoracica; *10* Rippe; *11* autochtone Rückenmuskulatur; *12* Interkostalmuskulatur

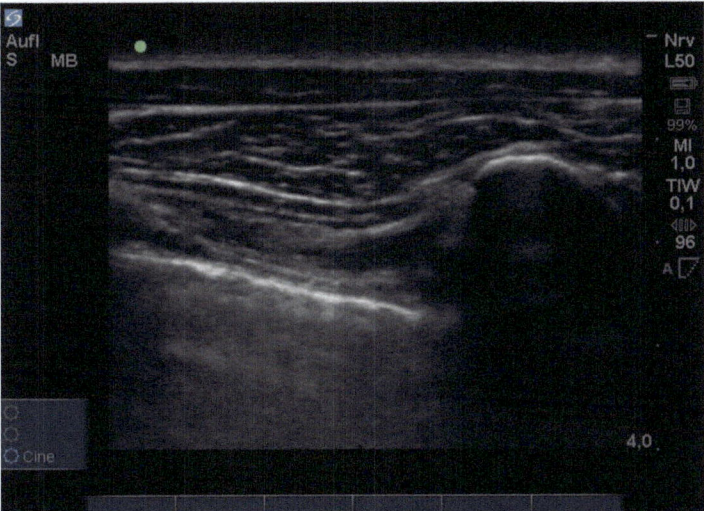

◨ **Abb. 27.8** Ultraschallbild einer linksseitigen Paravertebralblockade mit quer zur Körperlängsachse aufgelegtem Schallkopf, Blick von kaudal auf die Schallebene

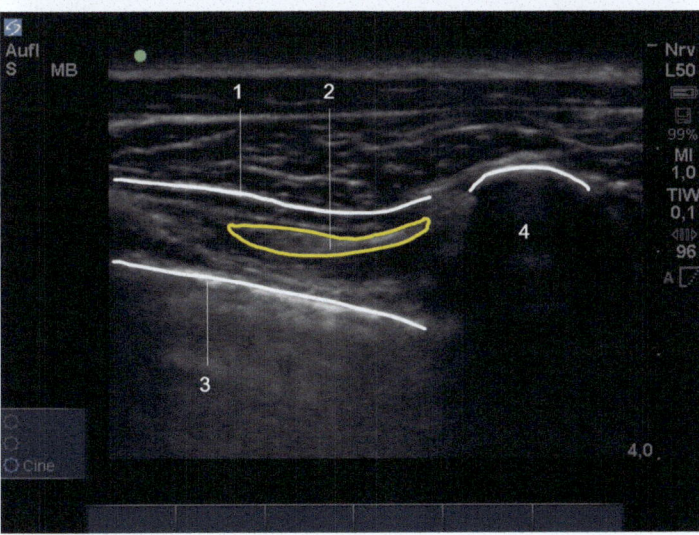

◨ **Abb. 27.9** Schema des Ultraschallbildes einer linksseitigen Paravertebralblockade mit quer zur Körperachse aufgelegtem Schallkopf, Blick von kaudal auf die Schallebene: *1* Lig. costotransversarium superius; *2* Ramus ventrales N. spinalis; *3* Pleura; *4* Processus transversus

27

tikum bereits in den prävertebralen Raum austritt, während an den weiter proximal liegenden Austrittsstellen das Lokalanästhetikum in den Paravertebralraum gelangt. Dies bedingt, dass zumindest ein Teil des Lokalanästhetikums nicht korrekt platziert werden kann.

27.8   Klinisches Beispiel

Dargestellt ist der Paravertebralraum longitudinal zur Körperachse. Die Punktion erfolgt in der Schallebene (In-plane-Technik) mit Stichrichtung von kaudal nach kranial. Liegt die Spitze der Nadel im Paravertebralraum und ist der Aspirationsversuch negativ, wird nach Injektion von 1–2 ml Flüssigkeit die Pleura „bogig" nach anterior verdrängt, zunächst in Höhe eines Segmentes, dann auf 2 Segmenten (◘ Abb. 27.10, ◘ Abb. 27.11).

27.9   Konventioneller Zugang

Tipp Die korrekte Punktionstiefe kann einfach sonographisch vor der Punktion ermittelt werden, um daran anschließend anhand von anatomischen Landmarken, in Loss-of-resistance-Technik oder mit Druckmonitoring den Paravertebralraum ohne direkte Visualisierung durch den Ultraschall aufzusuchen. Wir empfehlen aber ausdrücklich eine Punktion und Injektion unter direkter sonographischer Kontrolle.

Die Punktion kann im Sitzen (flektierte HWS/BWS, nach vorne hängende Schultern) oder auch im Liegen (zu blockierende Seite nach oben) durchgeführt werden. Als Landmarke dient der Mittelpunkt des Oberrandes von jedem zu blockierenden Segment. Die Nadeleinstichstelle liegt nun ca. 2,5 cm lateral. Die Nadel (meist eine Tuohynadel in Loss-of–resistance-Technik) wird nach Lokalanästhesie der Haut in der Parasagittalebene je nach Habitus ca. 2–5 cm bis zum Knochenkontakt mit dem Processus transversus (im Thorakalbereich des nächst tiefer gelegenen Wirbelkörpers) vorgeschoben. Nach leichtem Zurückziehen der Nadel wird deren Spitze nach kaudal gerichtet, um beim erneuten Vorschieben unter den Processus transversus zu gelangen. Dabei kann nach Durchdringen des Lig. costotransversarium superius mit der Loss-of-resistance-Technik ein Widerstandsverlust verspürt werden, häufiger thorakal als lumbal, kann aber auch gänzlich fehlen. Nach negativem Aspirationsversuch wird das Lokalanästhetikum injiziert.

Des Weiteren ist mit der konventionellen Technik die Lage der Nadelspitze nicht sicher festzustellen, woraus folgt, dass die korrekte Ausbreitung des Lokalanästhetikums unsicher ist. Die Loss-of-resistance-Technik ist mit 50 % korrekten Nadelpositionen im Paravertebralraum der ultraschallkontrollierten Technik mit 94 % Erfolgsrate deutlich unterlegen. Zudem ist es häufig schwierig, einen Katheter korrekt im Paravertebralraum zu platzieren. Die Rate an erfolglosen Punktionen mit insuffizienter Analgesie liegt bei diesem konventionellen Vorgehen dementsprechend hoch.

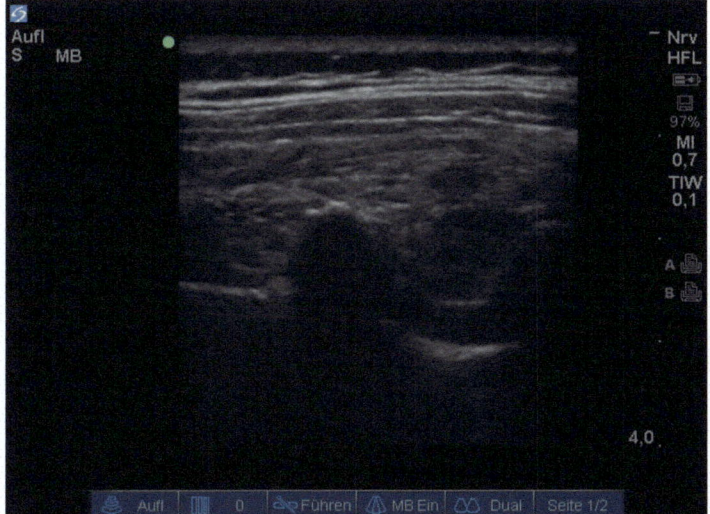

◘ **Abb. 27.10** Klinisches Beispiel einer Paravertebralblockade mit paramedian zur Sagittalebene aufgelegtem Schallkopf: Die Pleura wird durch die korrekte Ausbreitung des Lokalanästhetikums im dargestellten Segment „bogig" nach anterior verdrängt

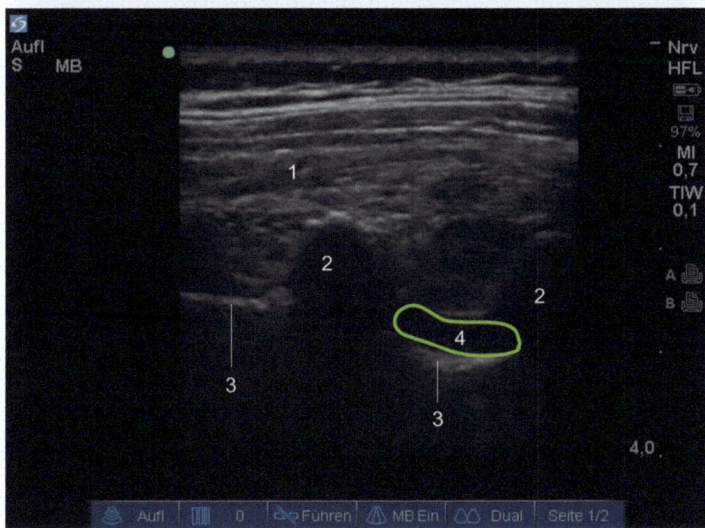

◘ **Abb. 27.11** Schema des Ultraschallbildes einer Paravertebralblockade: *1* paraspinale Muskulatur, *2* Processus transversus, *3* Pleura, *4* Lokalanästhetikum

Literatur

Kotzè A, Scally A, Howell S (2009) Efficacy and safety of different techniques of paravertebral block for analgesia after thoracotomy: a systemic review and metaregression. Br J Anaesth 103:626–36

Luyet C, Herrmann G, Ross S, Vogt A, Greif R, Moriggl B, Eichenberger U (2011) Ultrasound-guided thoracic paravertebral puncture and placement of catheters in human cadavers: where do catheters go? Br J Anaesth 106:246–54

Poleshuk EL, Katz J, Andrus CH et al (2006) Risk factors for chronic pain following breast cancer surgery: a prospective study. J Pain 7:626–34

Richardson J. Lönnqvist PA, Naja Z (2011) Bilateral thoracic paravertebral block: potential and practice. Br J Anaesth 106:164–71

Transversus-abdominis-plane-Blockade

Friederike Kuhlmey, Jürgen Birnbaum, Edda Klotz

J. Birnbaum, R. Albrecht (Hrsg.), *Ultraschallgestützte Regionalanästhesie,*
DOI 10.1007/978-3-642-20167-7_28, © Springer-Verlag Berlin Heidelberg 2013

Die Transversus-abdominis-plane-Blockade (TAP-Blockade oder Transversus-abdominis-Blockade, TAB) ist unter Anwendung des Ultraschalls eine relativ einfach durchzuführende Technik.

Ursprünglich wurde die Blockade ohne Ultraschall blind als Doppel-Klick-Technik durchgeführt.

Anästhesiert werden bei dieser Technik die Interkostalnerven von Th7–Th12, N. iliohypogastricus und N. ilioinguinalis. Somit ergibt sich eine Anästhesie im Bereich der vorderen und seitlichen Bauchwand.

28.1 Indikationen

- Anästhesie und Analgesie der vorderen und seitlichen Bauchwand,
- Kaiserschnitt,
- offene Prostatektomie,
- Cholezystektomie,
- Bauchchirurgie,
- Knochenspan-Entnahme aus dem Beckenkamm.

Die TAP-Blockade ist im Wesentlichen eine Technik für die postoperative Schmerztherapie, ausreichende Daten zur Beurteilung des Blockes als alleiniges Anästhesieverfahren ohne Allgemeinanästhesie fehlen aktuell noch. Die Anlage von Kathetern zur kontinuierlichen Schmerztherapie ist möglich. Abhängig von der Lokalisation des Eingriffs kann der Block einseitig (Beckenkamm) oder beidseitig (Kaiserschnitt, Prostatektomie) durchgeführt werden.

28.2 Spezielle Kontraindikationen

Spezielle Kontraindikationen für diese Blockade bestehen nicht.

28.3 Spezielle Komplikationen und Nebenwirkungen

Femoralis-Parese: Eine Blockade des N. femoralis kann prinzipiell dann resultieren, wenn Lokalanästhetikum zu tief unterhalb des M. transversus abdominis injiziert wird. Diese Parese könnte zu einer Schwäche des Beines und damit zu einer erhöhten Verletzungsgefahr für den Patienten bei unerkannter Parese führen.

28.4 Anatomie

Die seitliche Rumpfwand wird von 3 dünnen, großflächigen Bauchmuskeln gebildet, die schichtenartig übereinander angeordnet sind

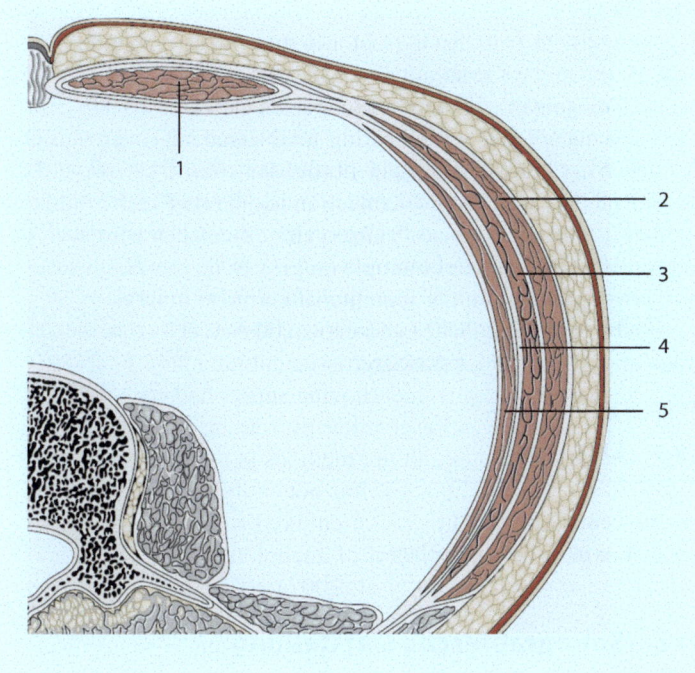

▣ **Abb. 28.1** Anatomie der seitlichen Bauchwand im Querschnitt: *1* M. rectus abdominis, *2* M. obliquus externus abdominis, *3* M. obliquus internus abdominis, *4* Zielstruktur für die Injektion, *5* M. transversus abdominis

(▣ Abb. 28.1). Oberflächlich liegt der M. obliquus externus abdominis. Er entspringt an den Außenflächen der Rippen V–XII und zieht schräg nach vorn unten. Sein Ansatz reicht vom Labium externum der Crista iliaca, über das Lig. inguinale zum Tuberculum pubicum und schließlich über eine breite Aponeurose zur Linea alba. Diese Aponeurose ist am Aufbau des vorderen Blatts der Rektusscheide beteiligt. Außen ist der M. obliquus externus abdominis von der Fascia abdominis superficialis bedeckt. Nach innen folgt, durch lockeres Bindegewebe getrennt, der M. obliquus internus abdominis. Dieser Muskel entspringt von der lateralen Partie des Lig. inguinale, der Linea intermedia der Crista iliaca und vom oberflächlichen Blatt der Fascia thoracolumbalis. Von dort breitet er sich fächerförmig aus und setzt mit einer schmaleren Partie am Unterrand der Rippen X–XII an. Seine großflächige Aponeurose ist am Aufbau der Vorder- und Hinterwand der Rektusscheide beteiligt und zieht bis zur Linea alba. Oberhalb des Nabels kreuzen sich die Muskelfasern des M. obliquus externus und internus nahezu rechtwinklig. Nach innen folgt, wieder durch lockeres Bindegewebe getrennt, der M. transversus abdominis. Er entspringt von der Innenfläche der Rippen VII–XII, von den Querfortsätzen der Lendenwirbel sowie vom Labium internum der Crista iliaca und zieht über eine breite Aponeurose zur Linea alba und ist ebenfalls am Aufbau der Rektusscheide beteiligt. Dem M. transversus abdominis liegt innen die Fascia transversalis und das Peritoneum auf.

Diese 3 Muskeln werden von den Interkostalnerven 7–11 sowie vom N. subcostalis, N. iliohypogastricus und N. ilioinguinalis innerviert. Die Nerven sind segmental angeordnet und verlaufen in der Bindegewebsschicht zwischen dem M. obliquus internus abdominis und dem M. transversus abdominis bis zum M. rectus abdominis. Bis auf den N. ilioinguinalis, der durch den Leistenkanal zum Skrotum bzw. zu den Labia majora zieht, enden die übrigen Nerven mit einem sensiblen Ast neben der Linea alba in der ventralen Bauchhaut. Lateral wird die Bauchhaut durch die Rami cutanei laterales, die etwa in der mittleren Axillarlinie abzweigen, sensibel innerviert. Zusätzlich wird auch das Peritoneum von den Interkostalnerven 7–11 sowie vom N. subcostalis, N. iliohypogastricus und N. ilioinguinalis sensibel innerviert.

Wichtige oberflächliche Landmarken (◻ Abb. 28.2) sind die Crista iliaca und der untere Rippenbogen.

28.5 Lagerung

- Rückenlage,
- den Arm ipsilateral auslagern.

28.6 Sonographische Darstellung

Tipp Wird bei der In-plane-Technik dicht neben dem Schallkopf eingestochen, wird die Nadel in einem ungünstigen Winkel von ca. 45° angeschallt und ist oft entsprechend schlecht darstellbar. Liegt die Einstichstelle gut 5 cm entfernt von der endgültigen Position des Schallkopfes während der Injektion (Schallkopf von der Einstichstelle mit der Nadelspitze mit bewegen!), ist der Einstichwinkel flacher und die Nadel wird jetzt in einem günstigeren Winkel (fast senkrecht) angeschallt. Die Nadel ist so deutlich besser im Ultraschallbild erkennbar. Dazu wird initial dicht neben dem Schallkopf eingestochen und dieser folgt dann der Nadelspitze weiter nach dorsal bis zur endgültigen Position für die Injektion des Lokalanästhetikums.

Der Anästhesist steht seitlich neben dem Patienten auf der zu punktierenden Seite. Der Schallkopf wird zwischen Rippenbogen und Crista iliaca (Querschnitt des Abdomens) im Bereich der vorderen Axillarlinie aufgelegt (◻ Abb. 28.3, ◻ Abb. 28.4, ◻ Abb. 28.5, ◻ Abb. 28.6).

28.7 Ultraschallgestützte Punktion

Die Punktion erfolgt in In-plane-Technik. Die Nadel wird von medial nach dorsolateral geführt. Es werden nacheinander M. obliquus externus und der M. obliquus internus penetriert. Die Ausbreitung des Lokalanästhetikums zwischen M. obliquus internus und M. transversus abdominis zeigt die korrekte Lage der Nadelspitze an. Es empfiehlt sich, zunächst mit einer Injektion von Glukose 5 % zu beginnen, um die korrekte Ausbreitung des Injektates zwischen den Muskelschichten zu erreichen. So wird verhindert, dass eine relevante Menge des Lokalanästhetikums intramuskulär injiziert wird und nicht die Nervenfasern erreicht.

Auch bei dieser Technik kann eine zusätzliche protektive Nervenstimulation (▶ Abschn. 14.2) verwendet werden, um eine (ungewollte) Nähe zu Nervenfasern zu erkennen.

28.8 Klinisches Beispiel

In ◻ Abb. 28.7 ist ein Querschnitt der rechten Bauchwand mit Blick von fußwärts auf die Schallebene dargestellt. Die Aufnahme zeigt die

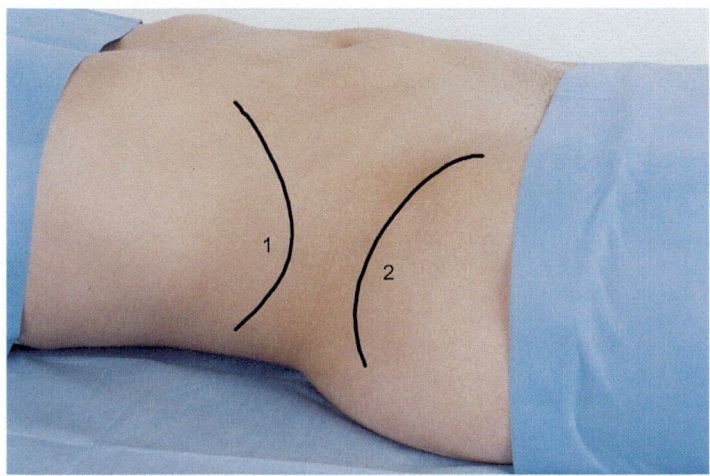

Abb. 28.2 Landmarken TAP-Block: *1* unterer Rippenbogen, *2* Christa iliaca

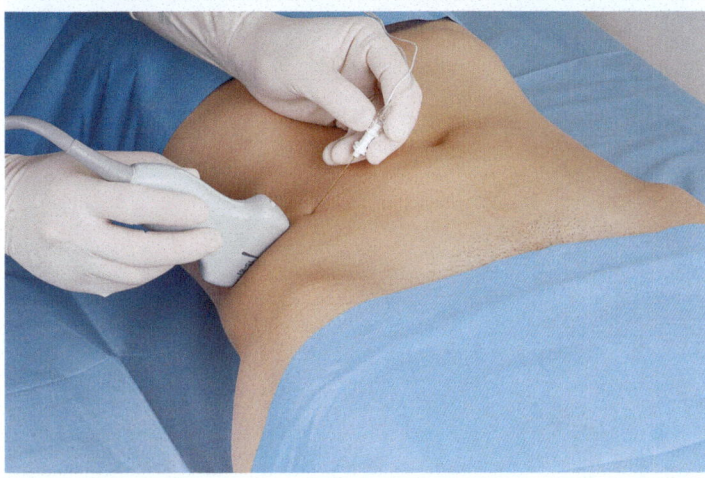

Abb. 28.3 Beispiel für Schallkopf- und Nadelhaltung beim Transversus-abdominis-plane-Block

Situation nach Einspritzen von wenigen Millilitern eines Lokalanäs-thetikums (**Abb. 28.8**).

Abb. 28.4 Querschnitt durch Bauchwand: *1* M. obliquus externus abdominis, *2* M. obliquus internus abdominis, *3* M. transversus abdominis

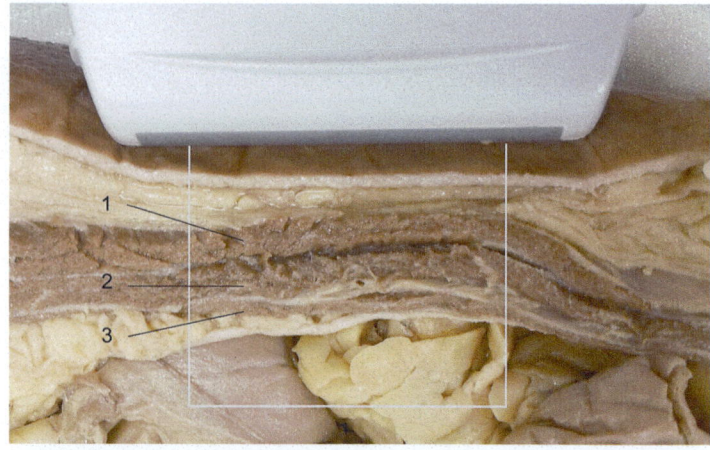

Abb. 28.5 Ultraschallbild der TAP-Blockade

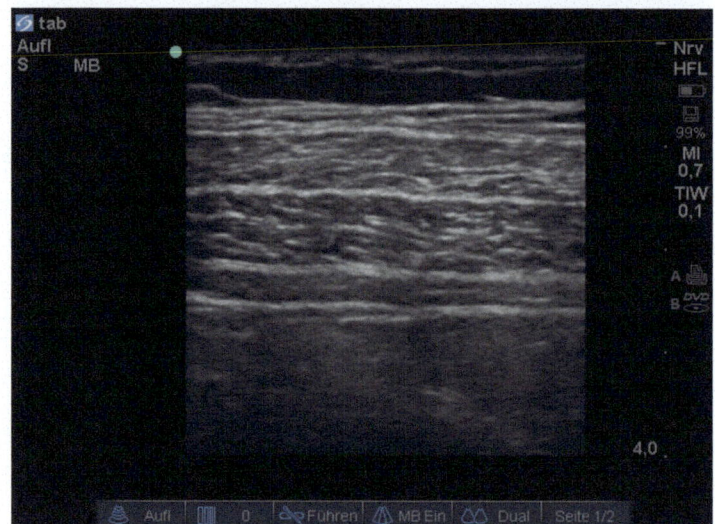

Abb. 28.6 Schema des Ultraschallbildes der TAP-Blockade: *1* M. obliquus externus abdominis, *2* M. obliquus internus abdominis, *3* M. transversus abdominis

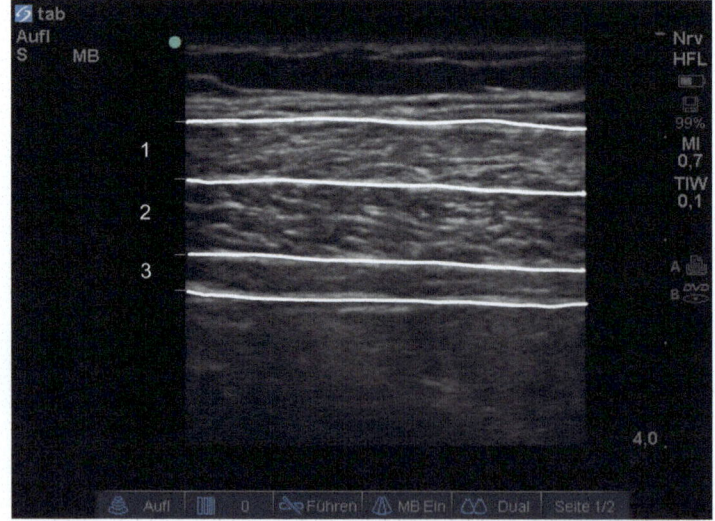

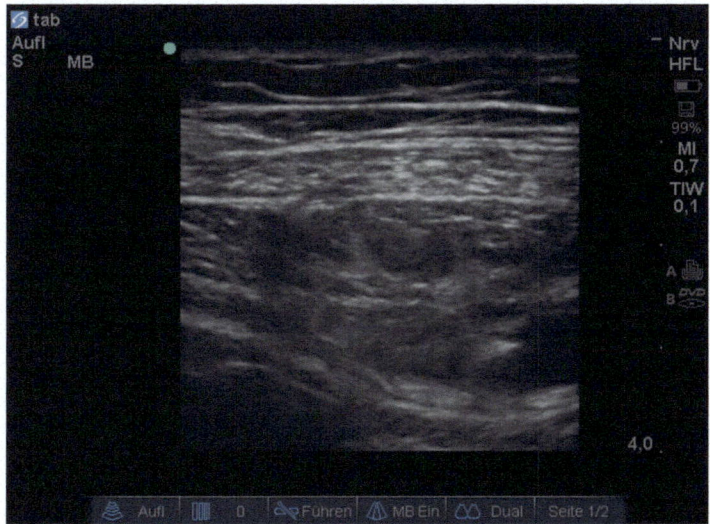

Abb. 28.7 Klinisches Beispiel einer rechtsseitigen TAP-Blockade mit Ausbreitung des Lokalanästhetikums

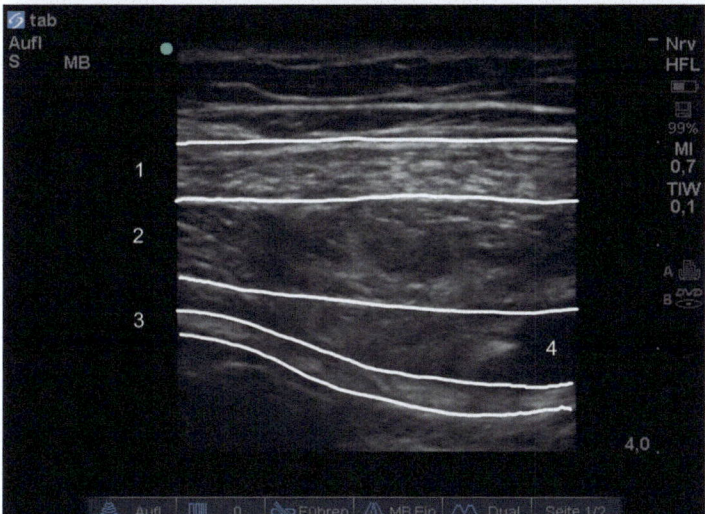

Abb. 28.8 Schema des Ultraschallbildes: *1* M. obliquus externus abdominis, *2* M. obliquus internus abdominis, *3* M. transversus abdominis, *4* Lokalanästhetikum

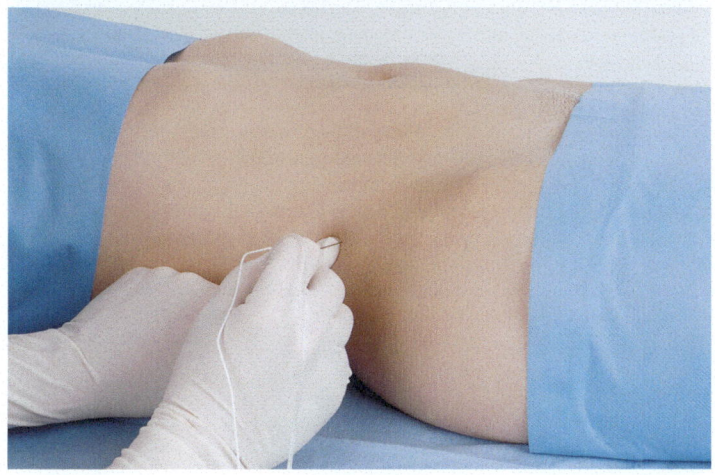

Abb. 28.9 Nadelhaltung bei konventioneller TAP-Blockade

28

28.9 Konventioneller Zugang

Cave! Wir empfehlen in jedem Fall eine ultraschallgestützte Blockade. Die Rate an Injektionen in eine falsche Ebene oder eine gar eine intraperitoneale Punktion/Injektion bei der blinden Technik scheinen uns im Vergleich zur ultraschallgestützten Blockade deutlich höher zu sein.

Als anatomische Orientierungshilfe für den konventionellen Zugang wird das Trigonum lumbale (Petit-Dreieck) verwendet. Es wird gebildet von M. obliquus externus (vorn), M. latissimus dorsi (hinten) und Crista iliaca (unten).

Bei der Punktion sollte eine stumpfe Nadel (z. B. 22G, ◘ Abb. 28.9) verwendet werden, um die „Klicks" besser zu spüren. Die Haut kann im Bereich des Trigonum lumbale etwa an dessen kranialer Spitze senkrecht zur Hautoberfläche durch den Rand des M. obliquus externus penetriert werden. Nach weiterem Vorschieben der Nadel zeigt der erste Widerstand die Lage der Nadelspitze am M. obliquus externus an. Der 1. Klick (Widerstandsverlust?) ist bei Penetration des M. obliquus externus spürbar, der 2. Klick nach Penetration des M. obliquus internus. Nun wird das Lokalanästhetikum injiziert.

Die Autoren haben diese blinde Technik selbst nie durchgeführt und stützen sich in dieser Beschreibung nur auf Literatur, die teilweise anatomisch nicht korrekt ist. Aus der praktischen Erfahrung unter Verwendung des Ultraschalles zeigt sich, dass die Muskelschichten meist sehr dünn sind und eine genaue Abgrenzung der Schichten auch unter Verwendung der Sonografie schwierig sein kann. Ein allein taktiles Aufsuchen der Schichten dürfte somit ungleich schwieriger sein.

Literatur

Abdallah FW, Chan VW, Brull R (2012) Transversus abdominis plane block: a systematic review. Reg Anesth Pain Med Mar;37(2):193–209

Johns N, O'Neill S, Ventham N, Barron F, Brady R, Daniel T (2012) Clinical effectiveness of transversus abdominis plane (TAP) block in abdominal surgery: a systematic review and meta-analysis. Colorectal Dis Oct; 14(10):e635–42.doi:10.111/j.1463-1318.2012.03104 x

McDermott G, Korba E, Mata U, Jaigirdar M, Narayanan N, Boylan J, Conlon N (2012) Should we stop doing blind transversus abdominis plane blocks? Br J Anaesth Mar;108(3):499–502

Siddiqui MR, Sajid MS, Uncles DR, Cheek L, Baig MK (2011) A meta-analysis on the clinical effectiveness of transversus abdominis plane block. J Clin Anesth Feb;23(1):7–14. Review

Walker G (2010) Transversus abdominis plane block: a note of caution! Br J Anaesth Feb;104(2):265

Postoperatives Management

Postoperative Schmerztherapie

Christof Heim

J. Birnbaum, R. Albrecht (Hrsg.), *Ultraschallgestützte Regionalanästhesie*,
DOI 10.1007/978-3-642-20167-7_29, © Springer-Verlag Berlin Heidelberg 2013

Regionalanästhesien, gesteuert durch Neurostimulation oder Ultraschall, können schmerzarm und in kurzer Zeit durchführt werden. Bei guter Wirkung bieten sie einen hohen intraoperativen Komfort. Postoperativ ermöglichen die Nervenblockaden je nach Einsatz von länger wirkenden Lokalanästhetika, Zusatz von Adjuvanzien oder Fortführung mit Kathetertechniken eine über mehrere Stunden bis Tage dauernde Schmerzfreiheit oder zumindest Schmerzreduktion. Sie sind daher ein starker Pfeiler der postoperativen Schmerztherapie. Im Folgenden soll auf die wesentlichen Aspekte sowohl der systemischen Schmerztherapie als auch der kontinuierlichen Nerven- und Plexusblockaden eingegangen werden.

Im Jahr 2007 wurde unter Federführung der Deutschen Interdisziplinären Vereinigung für Schmerztherapie (DIVS) die S3-Leitlinie zur Behandlung von akuten perioperativen und posttraumatischen Schmerzen (Reg.-Nr. 041-001) erarbeitet. Diese findet sich unter www. awmf-online.de.

29.1   Postoperative Hyperalgesie

Die Gewebsveränderungen nach einem operativen Trauma sind geprägt von einer lokalen Entzündungsreaktion mit Ausschüttung verschiedenster Mediatoren, Störung der Mikrozirkulation und erhöhter Gefäß- und Gewebspermeabilität mit Schwellung. Diese pathophysiologischen Veränderungen führen über aktivierte Nozizeptoren, Neurotransmitter und teils bekannte „Wind-up-Mechanismen" zu peripherer und zentraler Hyperalgesie. Rein theoretisch sollte sich diese erhöhte Schmerzempfindlichkeit kausal durch Unterbrechung der Schmerzbahnen im Sinne einer so genannten präemptiven Analgesie verhindern lassen (■ Abb. 29.1).

Dass Regionalanästhesien durch die periphere Leitungsblockade eine effektive präemptive Analgesie bewirken, konnte in klinischen Studien beim Menschen bis heute nicht signifikant belegt werden. Ausschlaggebend für die Reduktion der Hyperalgesie ist möglicherweise, neben der suffizienten initialen Schmerzblockade, der individuell zeitgerechte Beginn und die genügende Dauer der späteren analgetischen und antiphlogistischen Maßnahmen.

■ **Abb. 29.1** Verhinderung der Hyperalgesie: Modellvorstellung

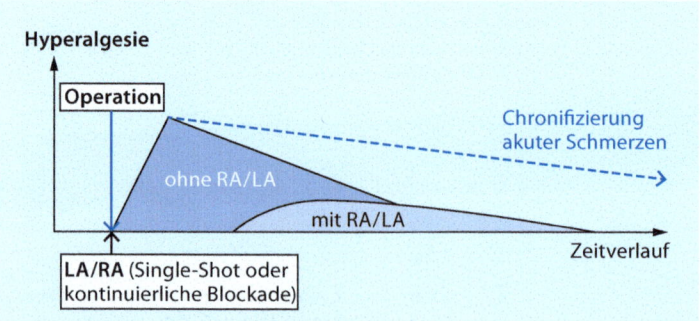

29.2 Multimodales Schmerzkonzept

Immer mehr Eingriffe werden heute in ambulanten, tageschirurgischen oder kurzstationären Rahmenbedingungen durchgeführt. Die Patienten sind auf eine einfache und möglichst opioidfreie Analgesie nach der Entlassung angewiesen, insbesondere auch zur Verhinderung von Nausea und Erbrechen. Unter diesen Vorgaben ist die rechtzeitige und vorausblickende postoperative Nachsorge prioritär. Das dazu notwendige multimodale Konzept beinhaltet neben einer optimalen allgemeinen Schmerzbehandlung alle Maßnahmen zur Förderung der Durchblutung und der lymphatischen Wunddrainage mit den Zielen der Abschwellung, Förderung der Beweglichkeit und Funktionserhaltung. Die bedeutende indirekte Schmerzlinderung durch frühzeitige intensive Physio- und Ergotherapie (Lagerung, Bewegungstherapie, Mobilisation, Muskeltraining, Lymphdrainage, TENS etc.) wird unterschätzt und daher häufig zu wenig genutzt.

29.3 Kernaussagen zur postoperativen Schmerztherapie

- Die Schmerztherapie erfordert eine enge Zusammenarbeit der verschiedenen Berufsgruppen und Fachgebiete.
- Ein einheitliches Schmerzkonzept verbessert die Behandlungsqualität für den einzelnen Patienten.
- Die individuelle Anpassung der standardisierten Schmerztherapie für den einzelnen Patienten basiert auf einer konsequenten Schmerzmessung.
- Nach Ausschöpfung der analgetischen Standardtherapie soll frühzeitig und gezielt Hilfe von Schmerzspezialisten angefordert werden.

Eine suffiziente Schmerzlinderung in akuten und postoperativen Situationen
- kann am besten durch die Anwendung eines Stufenschemas erreicht werden, in dem, wenn möglich, eine kontinuierliche Regionalanalgesie angewendet wird,
- erfolgt pharmakologisch sinnvoll durch eine Kombination verschiedener Analgetika zur gegenseitigen Wirkverstärkung und Reduktion von Nebenwirkungen,
- erleichtert sowohl Mobilisation, Physiotherapie wie auch die allgemeine Rehabilitation,
- kann eine Chronifizierung verhindern,
- reduziert die Magen-Darm-Atonie nach Operationen und bei Bettlägerigkeit,
- kann die Dauer von Intensivpflege und Krankenhausaufenthalt verkürzen.

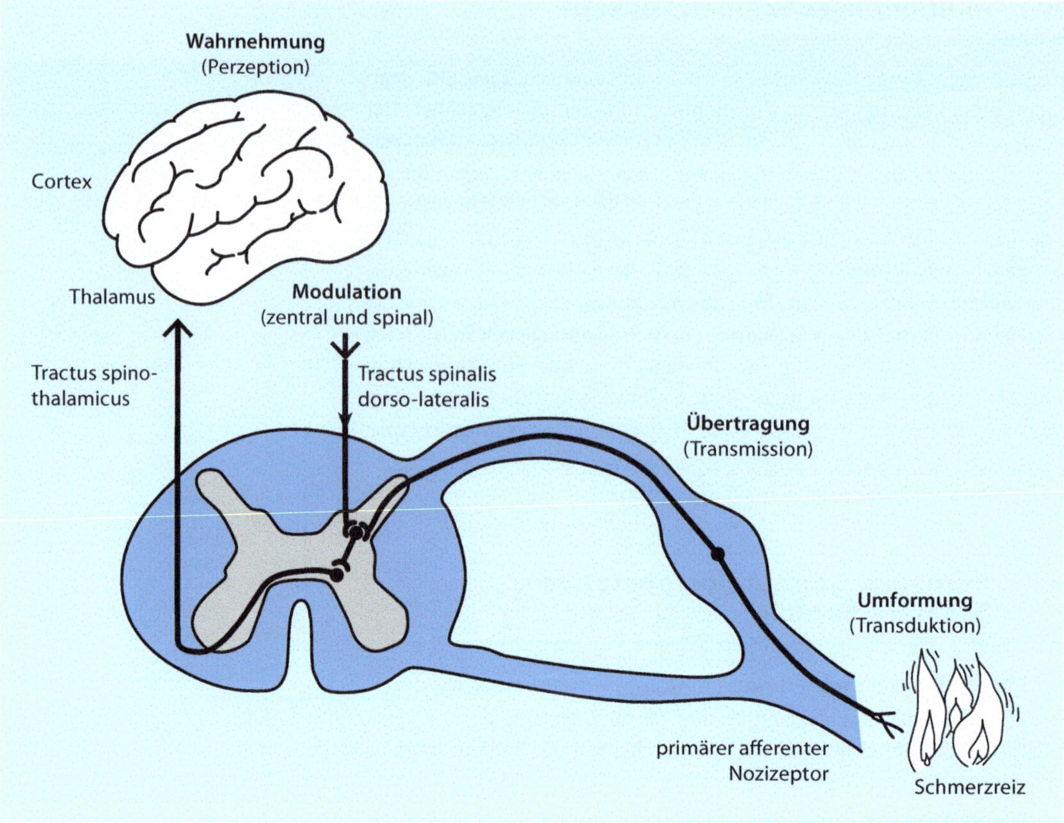

□ Abb. 29.2 Schmerzsystem, vereinfachtes Schema

29.4   Schmerzbahnen und Therapieansätze

Viele Details des äußerst komplexen und vernetzten Schmerzsystems sind nur wenig bekannt. Die individuelle Schmerzempfindung lässt sich bestens durch die Modulationsschritte der auf- und absteigenden Schmerzbahnen und durch die Interferenzen mit zentralen Kerngebieten (Thalamus, Limbisches System etc.) erklären (□ Abb. 29.2).

Das Schema (□ Abb. 29.3) zeigt die Ansatzpunkte der Schmerzbehandlung und gibt eine Übersicht über die verschiedenen Schmerzmittel und die so genannten Adjuvanzien (Antidepressiva, Antiepileptika, α_2-Rezeptoragonisten etc.).

Die Adjuvanzien modulieren die Schmerzbahnen auf Rückenmarksebene oder stimulieren bzw. blockieren zentralnervöse Kerngebiete, die mit den Schmerzbahnen eng vernetzt sind. Auf die nähere Beschreibung dieser Wirkstoffe wird verzichtet, da sie meist nur bei komplexen Schmerzsituationen oder bei chronischen Schmerzen angewendet werden.

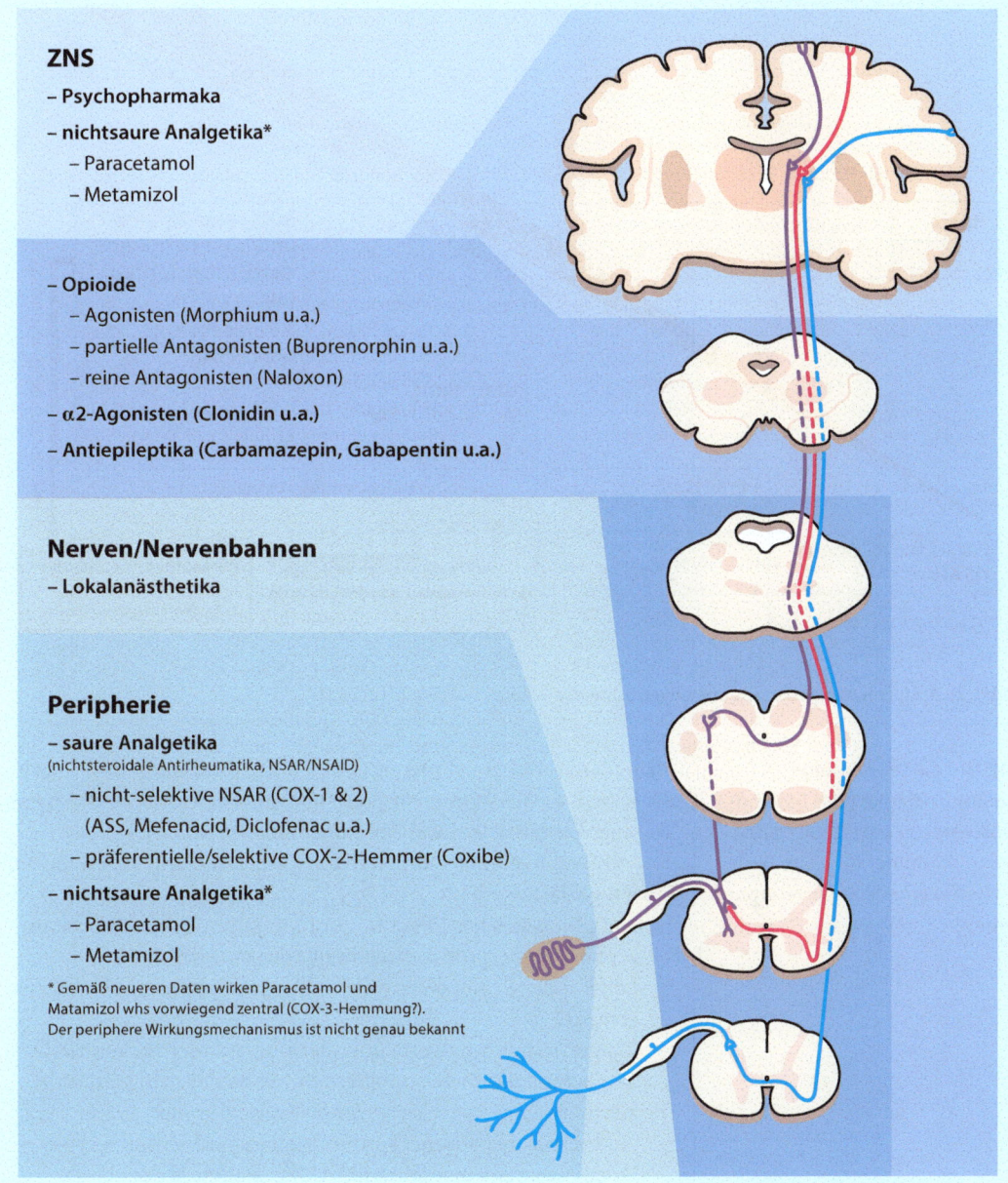

ZNS

– Psychopharmaka

– **nichtsaure Analgetika***
 – Paracetamol
 – Metamizol

– **Opioide**
 – Agonisten (Morphium u.a.)
 – partielle Antagonisten (Buprenorphin u.a.)
 – reine Antagonisten (Naloxon)
– **α2-Agonisten (Clonidin u.a.)**
– **Antiepileptika (Carbamazepin, Gabapentin u.a.)**

Nerven/Nervenbahnen

– Lokalanästhetika

Peripherie

– **saure Analgetika**
(nichtsteroidale Antirheumatika, NSAR/NSAID)
 – nicht-selektive NSAR (COX-1 & 2)
  (ASS, Mefenacid, Diclofenac u.a.)
 – präferentielle/selektive COX-2-Hemmer (Coxibe)

– **nichtsaure Analgetika***
 – Paracetamol
 – Metamizol

* Gemäß neueren Daten wirken Paracetamol und
Matamizol whs vorwiegend zentral (COX-3-Hemmung?).
Der periphere Wirkungsmechanismus ist nicht genau bekannt

◻ **Abb. 29.3** Angriffsorte der Analgetika und Adjuvanzien

29.5 Stufenkonzept der postoperativen Schmerztherapie

Entsprechend dem WHO-Konzept für die chronische Schmerztherapie lässt sich auch für die postoperative Analgesie ein Stufenschema

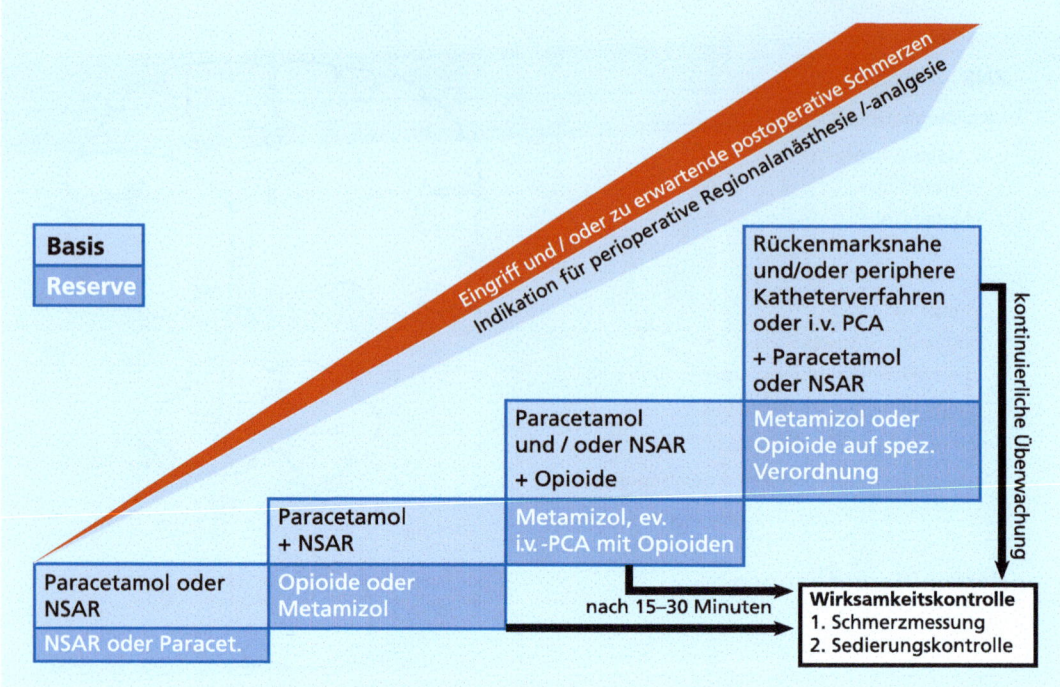

Basis
Reserve

Eingriff und / oder zu erwartende postoperative Schmerzen
Indikation für perioperative Regionalanästhesie /-analgesie

Rückenmarksnahe
und/oder periphere
Katheterverfahren
oder i.v. PCA

+ Paracetamol
oder NSAR

kontinuierliche Überwachung

Paracetamol
und / oder NSAR

+ Opioide

Metamizol oder
Opioide auf spez.
Verordnung

Paracetamol
+ NSAR

Metamizol, ev.
i.v.-PCA mit Opioiden

Paracetamol oder
NSAR

Opioide oder
Metamizol

nach 15–30 Minuten

NSAR oder Paracet.

Wirksamkeitskontrolle
1. Schmerzmessung
2. Sedierungskontrolle

Abb. 29.4 Stufenkonzept der postoperativen Schmerztherapie

Tipp Um die selbständige Handlungsfähigkeit des Behandlungsteams zu erweitern, sollten Analgetika immer mit einer Basis- und Reservemedikation verordnet werden.

formulieren. Dabei definieren Größe und Lokalisation des Eingriffes die Stufen, da die Schmerzimpulse mit Ausmaß von Wundfläche und Trauma von sensiblem Gewebe zunehmen (■ Abb. 29.4).

Vor Beginn einer postoperativen Schmerztherapie sollen folgende Fragen geklärt werden:

- Antiphlogistischer Effekt im postoperativen Behandlungskonzept im Vordergrund, erwünscht oder unwesentlich?
- Lokal- oder Regionalanästhesie therapeutisch möglich und ausgenutzt?
- Längerfristige Analgesie über peripheren oder rückenmarksnahen Schmerzkatheter möglich, sinnvoll oder dringend indiziert?
- Sind renale, hepatische, kardiovaskuläre und zentralnervöse Organreserven eingeschränkt? Ulkusanamnese des oberen Gastrointestinaltraktes? Gerinnungsstörung, Blutungsgefahr, erhöhtes Thromboembolierisiko?
- Präoperative Schmerzmedikation, speziell chronischer Analgetikagebrauch oder -abusus?
- Mögliche Interferenzen der Analgetika mit übriger Medikation

◘ **Tab. 29.1** Saure Analgetika (NSAR)	
Gruppen	**Wirkstoffe (Beispiele)**
Unselektive COX-Hemmer	ASS, Diclofenac, Ibuprofen, Ketorolac, Mefenaminsäure
Präferentielle COX-2-Hemmer	Etodolac, Meloxicam
Selektive COX-2-Hemmer	Celecoxib, Parecoxib, Etoricoxib

◘ **Tab. 29.2** Nichtsaure Analgetika	
Gruppen	**Wirkstoffe**
Anilinderivate (COX-3- und NMDA-Hemmer)	Paracetamol
Pyrozolderivate (COX-3-Hemmer)	Metamizol, Phenylbutazon

29.6 Basisanalgetika (Nichtopioidanalgetika)

Zu den Basisanalgetika zählt eine große Reihe von Substanzen. Sie sind pharmakologisch in die beiden Stoffklassen der sauren und nichtsauren Analgetika einzuordnen (◘ Tab. 29.1, ◘ Tab. 29.2).

Die immer noch gängige Bezeichnung der peripheren Analgetika ist nicht korrekt, da die hauptsächliche pharmakologische Wirkung durch die Inhibition der Cyclooxygenase (COX) sowohl peripher als auch zentral abläuft. Daneben ist gesichert, dass die Basisanalgetika Wechselwirkungen mit anderen Mediatoren und Enzymsystemen haben, welche die Immunantwort beeinflussen und wahrscheinlich auch die Bildung von Sauerstoffradikalen reduzieren.

Die COX katalysiert die Umwandlung der Arachidonsäure in Prostanoide. Dazu zählen die Prostaglandine und Thromboxane, die als Mediatoren u. a. neben Bradykinin und Histamin die Entzündungsreaktion und damit die Schmerzimpulse im traumatisierten Gewebe auslösen. Die Unterdrückung der Prostaglandinsynthese durch eine COX-Hemmung reduziert damit zwar die Schmerzimpulse, stört aber gleichzeitig auch die physiologische Funktion der konstitutiven COX-1-Hormonachse, die für die Regulation von Magen-Darm-Trakt, Nieren, Gerinnung etc. verantwortlich ist. Heute sind mindestens 3 COX-Mechanismen bekannt, die teils peripher, teils zentral ablaufen und somit die unterschiedliche Selektivität der verschiedenen Substanzen erklären.

Die Basisanalgetika wirken unterschiedlich analgetisch, antiphlogistisch, antipyretisch und teils auch spasmolytisch. Ebenso individuell ist deren Risikoprofil (◘ Tab. 29.3).

Da deren spezifische klinische Wirkung höchst verschieden ist und über die 3 Isoenzyme COX-1, COX-2 und COX-3 eine COX-Hemmung vermittelt wird, können sie je nach klinischer Hauptindikation gezielt und auch kombiniert eingesetzt werden. Eine Kombination ist insofern vorteilhaft, da die Basispräparate durch einen so genannten

▣ **Tab. 29.3** Basisanalgetika (Wirkstoffe: Beispiele)

Wirkstoff	analgetisch	antiphlogistisch	antipyretisch	spasmolytisch	Zufuhr	NW welche/wo
Nichtselektive NSAR						
Salicylate	+++	+	+++	+	O-R-P	++ Tc, KV, MDT, Asthma
Ibuprofen	++	+++	+	+	O	++ MDT, Niere, KV, Tc
Diclofenac	++	+++	+	+	O-R-P	++ MDT, Niere, KV, Tc
Mefenacid	++	++	+	+	O-P	++ MDT, Niere, KV, Tc
Selektive COX-2-Hemmer						
Celecoxib	++	+++	+	?	O	+ KV, Niere, (MDT)
Nichtsaure Analgetika						
Metamizol	+++	–	+++	+++	O-R-P	+ Allergie, Agranulozytose
Paracetamol	+(+)	(+)	++	–	O-R-P	(+) Leber

O oral, *R* rektal, *P* parenteral, *NW* Nebenwirkungen, *Tc* Thrombozytenaggregationshemmung, *MDT* Magen-Darm-Ulzera, *KV* kardiovaskulär. Risikoprofil siehe Literatur (Deutsches Ärzteblatt 29–30, 2013)

Ceiling-Effekt in ihrer analgetischen Potenz begrenzt sind und keine sehr große therapeutische Breite besitzen.

Zum praktischen Einsatz der Basisanalgetika werden im Folgenden unter Berücksichtigung der individuellen COX-Hemmung und der spezifischen Nebenwirkungen einige Tipps zu den einzelnen Substanzgruppen gegeben.

29.6.1 Paracetamol

▬ Postoperatives Basisanalgetikum mit eher schwacher analgetischer Potenz,
▬ oral, rektal und parenteral applizierbar.

29.6.2 Klassische, unselektive NSAR

Einsatz, wenn
▬ eine Abschwellung im Vordergrund der Nachsorge steht und
▬ keine Kontraindikation (Nieren-, Koronar- und Herzinsuffizienz, Asthma, Blutungsneigung, manifeste oder potenzielle

Gerinnungsstörung, Schwangerschaft oder Stillzeit) dagegen spricht.

Wenige Präparate (Diclofenac, Dexketoprofen) sind auch parenteral verabreichbar.

29.6.3 Präferentielle COX-2-Hemmer

- Einsatz im postoperativen Bereich ebenfalls bei starker Schwellung,
- Alternative für unselektive NSAR bei reduzierten Organreserven, allerdings nur für eine begrenzte Zeitdauer und unter strenger Kontrolle von Klinik und Labor.

29.6.4 Selektive COX-2-Hemmer

Aktuell kann keine Empfehlung zum postoperativen Einsatz abgegeben werden.

29.6.5 Metamizol

- Neben guter Analgesie ausgeprägte spasmolytische und muskelrelaxierende Wirkung.
- Optimal als Reservemedikament speziell in der Viszeralchirurgie, Orthopädie, Traumatologie und bei Koliken geeignet.
- Keine antiphlogistische Wirkung.
- Hypotonie bei schlechter Gefäßfüllung und starkem Schwitzen.
- Anaphylaktische Reaktionen.
- Gefahr von dosisunabhängiger Agranulozytose oder aplastischer Anämie.
- Hinweise für aggregationshemmende Wirkung auf Thrombozyten.

29.7 Opioide

Die Opioide unterscheiden sich chemisch von den körpereigenen Endorphinen in der Peptidstruktur und somit in der Pharmakokinetik. Sie wirken an spezifischen Rezeptoren im Rückenmark und im Zentralnervensystem über eine Hemmung der Weiterleitung von Schmerzimpulsen.

Bis heute sind die 4 Opioidrezeptoren mit den griechischen Buchstaben μ (my), κ (kappa), δ (delta) und σ (sigma) und die zusätzlichen Untergruppen $μ_1$ und $μ_2$ bekannt. Die unterschiedliche Affinität der einzelnen Opioide zu den 4 Rezeptoren bestimmt die analgetische Potenz spinal und supraspinal und die zusätzlichen zentralen Wirkungen Sedation und Euphorie. Ebenso wird auch die individuelle Inzidenz von Atemdepression, Nausea und Erbrechen, Harnretention, Obstipation, Pruritus, Dysphorie, Suchtpotential und anderen Nebenwirkungen beeinflusst.

Die analgetische Potenz der einzelnen Opioide orientiert sich am Morphin, wobei die schwächste Substanz 0,05-mal, die stärkste beinahe 100-mal so stark wie Morphin wirkt. Neben reinen Agonisten (Morphin, Fentanyl, Oxycodon, Methadon, Pethidin, Piritramid, Tramadol etc.) gibt es partielle Agonisten (Buprenorphin, Tilidin), die Mischung Agonist/Antagonist (Nalbuphin, Pentazocin) und reine Antagonisten (Naloxon, Naltrexon).

29.7.1 Allgemeine Leitsätze zur Opioidanwendung

- Opioide sind Mittel der Wahl bei starken und sehr starken Schmerzen, die auf eine Basismedikation ungenügend ansprechen.
- Die pragmatische Anwendung der Opioide deckt mit wenigen Medikamenten alle Schmerzphasen nach Eingriffen ab.
- Für den frühen postoperativen Einsatz im Erwachsenenalter kann Morphin als Mittel der Wahl empfohlen werden, da es bestens bekannt, kostengünstig und gut haltbar ist und leicht und meist vorteilhaft sediert.
- Als gängige Alternativen sind Piritramid, Nicomorphin und Pethidin (zeitlich begrenzter Einsatz, da Metabolit Norpethidin Krämpfe auslösen kann) zu nennen. Bei Niereninsuffizienz eignet sich als Alternative Hydromorphon.
- Tramadol wirkt unmittelbar postoperativ bei mittleren bis starken Schmerzen wegen schwacher analgetischer Potenz und limitierter Tagesdosis ungenügend.
- Die initiale postoperative Aufsättigung mit Opioiden erfordert eine adäquate klinische und apparative Überwachung von Atmung und Kreislauf.
- Eine Suchtentwicklung von Opioiden bei der Behandlung von starken Schmerzen ist nicht zu befürchten. Fluktuationen der Plasmaspiegel begünstigen eine Toleranz bzw. Tachyphylaxie. Zur Langzeitmedikation mit Opioiden:
- Die orale, transdermale oder rektale Zufuhr muss in Form von Retardpräparaten mit kontinuierlicher Wirkstofffreisetzung erfolgen und darf nie abrupt unterbrochen werden.
- Eine Maximaldosis ist nicht definierbar. Da eine Kombination verschiedener Opioide pharmakologisch wenig Sinn macht, sollte bei ungenügender Wirkung trotz adäquat steigender Dosierung ein Präparatewechsel (so genannte Opioidrotation) vorgenommen werden.
- Die Nebenwirkungen Obstipation sowie Übelkeit und Erbrechen müssen zur Erhöhung der Compliance prophylaktisch angegan-

gen werden. Alle Nebenwirkungen mit Ausnahme der Obstipation sind vorübergehend und dosisabhängig.

- Eine vorbestehende Langzeitmedikation kann perioperativ ohne Unterbrechung weiter geführt und je nach postoperativem Verlauf ggf. gesteigert werden.
- Zur Behandlung von Durchbruchschmerzen bei einer Langzeitmedikation mit Retardpräparaten bieten sich orale, buccale, sublinguale und nasale Opioidformulierungen an.

29.7.2 Dosierungsempfehlungen für eine postoperative Opioidgabe

Morphin

Dosierung initial:
- 2–5 mg i.v. (über 1 min),
- Intervall 5–15 min,
- maximal 15–20 mg in 2–3 h,
- mittlere Wirkdauer 3–4 h.
  Erhaltung nach Stabilisierung:
- 2(–5) mg i.v., max. 10 mg/h. Am besten mittels i.v.-PCA (Beispiel: 100 mg auf 100 ml, Bolus 2 mg, Sperrintervall 8 min, max. 4 Boli/h) oder
- 5–10 mg s.c., Repetition 3-stündlich oder
- 2 mg i.v. und gleichzeitig 5–8 mg s.c., Repetition 3-stündlich.

Piritramid

Dosierung initial:
- 5 mg i.v. (etwa 0,1 mg/kgKG),
- mittlere Wirkdauer 6 h.
  Erhaltung nach Stabilisierung:
- Repetition 6-stündlich oder
- i.v.-PCA (Beispiel: 60 mg auf 20 ml, Bolus 1,5 mg, Sperrintervall 5 min.

Nalbuphin

In der pädiatrischen Schmerztherapie hat Nalbuphin wegen ausgewogener Sedation und wenig atemdepressorischer Potenz eine gerechtfertigte Nische gefunden.
  Dosierung initial:
- bis 0,2 mg/kgKG i.v. (Einzeldosis max. 10 mg),
- Intervall: Injektion bei Bedarf bis zur Schmerzfreiheit,
- mittlere Wirkdauer 3–4 h.
  Erhaltung nach Stabilisierung:
- Repetition 2- bis 3-stündlich.

29.8   Kontinuierliche Plexus- und Leitungsanalgesie

Der kontinuierlichen Applikation von Lokalanästhetika über Katheter kommt im Rahmen der Regionalanästhesie eine große Bedeutung zu. Immer dann, wenn eine Plexus- oder Einzelnervenblockade durchgeführt wird, sollte darüber nachgedacht werden, ob ein Katheter zur postoperativen Schmerztherapie platziert werden sollte. Im besten Falle erübrigt sich durch die kontinuierlichen Applikation von Lokalanästhetika eine zusätzliche systemische Analgesie.

Folgende Voraussetzungen sollten in der Klinik dazu geschaffen werden:

- Akutschmerzdienst,
- Einweisung des Stationspersonals,
- Standardisierung des Vorgehens.

29.8.1   Akutschmerzdienst

Cave! An kontinuierlich analgesierten Extremitäten oder Körperteilen besteht eine erhöhte Gefahr der Bildung von Druckulzera! Auf entsprechende Lagerung achten!

Bei allen Patienten mit einem kontinuierlichen Katheterverfahren sollte 2-mal am Tag eine Visite durchgeführt werden. Optimalerweise wird dazu extra ein Akutschmerzdienst („acute pain service", APS) eingerichtet oder die Aufgaben werden von einem Klinikdienst übernommen. Die Visiten können von einem Arzt oder einer speziell ausgebildeten Pflegefachfrau („pain nurse") durchgeführt werden.

Folgende Punkte sind vom Akutschmerzdienst zu überprüfen und dokumentieren:

Tipp Ein Feedback des Schmerzdienstes an den verantwortlichen Anästhesisten kann die Qualität der Schmerztherapieverfahren erhöhen!

- Schmerzgrad,
- Sensibilität und Motorik,
- mögliche Nebenwirkungen der Lokalanästhetikaapplikation,
- Pumpenlaufrate, ggf. Anpassung der Laufrate,
- Gesamtverbrauch an Lokalanästhetika,
- Kathetereintrittsstelle,
- Fixation und Position des Katheters,
- Patientenzufriedenheit.

29.8.2   Stationspersonal

Das ärztliche und pflegerische Personal der Normalstation muss die Grundsätze der kontinuierlichen Verfahren kennen und insbesondere Komplikationen und Nebenwirkungen erkennen können. Dazu ist eine systematische Unterweisung des Personals unerlässlich. Routinearbeiten, wie das Wechseln der Reservoire der Pumpen, können vom Pflegepersonal übernommen werden. Eine wesentliche Aufgabe des Stationspersonals besteht in der Überwachung der Patienten und in der entsprechenden Dokumentation.

29.8.3 Standards

Eine Standardisierung der postoperativen Schmerztherapie im Rahmen von „Standard Operating Procedures (SOP)" erleichtert das Vorgehen und fördert die Sicherheit.

Folgende Empfehlungen für die Beschickung von Kathetern für die kontinuierliche Plexus- und Nervenblockade können gegeben werden:

- Beginn der kontinuierlichen Zufuhr von Lokalanästhetika im Aufwachraum oder erst nach Abklingen der Blockade, falls eine postoperative Testung von Sensibilität und Motorik nötig ist.
- Medikamente:
  - Ropivacain 0,2 %, Beginn mit 6 ml/h, max. 15 ml/h oder
  - Levobupivacain 0,125 %, Beginn mit 6 ml/h, max. 15 ml/h oder
  - Bupivacain 0,125 %, Beginn mit 4–6 ml/h, max. 12 ml/h.
- Eine Basis-Bolus-Applikation als PCA ist möglich und häufig empfehlenswert.
- Anpassen der Zufuhrmenge im Rahmen der Visiten oder bei Bedarf (Schmerzen bzw. zu starke motorische Blockade oder andere Nebenwirkungen).
- Ggf. Kombination mit Basis- oder Opioidanalgetika bei nicht ausreichender Analgesie.
- Vor Physiotherapie ist eine Bolusapplikation oft sinnvoll (durch Personal oder PCA, aber möglichst kein zu starker Motorblock!).
- Ausschleichen der Applikationsrate gemäß Wundheilung, Schwellung, Funktion und Schmerzen, ggf. additiv orale Analgetika.

Literatur

Aubrun F, Marmion F (2007) The elderly patient and postoperative pain treatment. Best Pract Res Clin Anaesthesiol 21: 109–127

Deutsche Interdisziplinäre Vereinigung für Schmerztherapie, DIVS (2009) S3-Leitlinie Behandlung akuter perioperativer und posttraumatischer Schmerzen. http://www.awmf.org/leitlinien/detail/ll/041-001.html

Deutsches Ärzteblatt (22.07.2013) Nichtsteroidale Antirheumatika (NSAR) im Vergleich: Risiko von Komplikationen im oberen Gastrointestinaltrakt, Herzinfarkt und Schlaganfall (UAW-News International). JG. 110, Heft 29–30

Jage J (2004) Essentials der Postoperativen Schmerztherapie – Ein Leitfaden für chirurgische Fächer. Thieme, Stuttgart

Kamming D, Chung F, Williams D, McGrath BM, Curti B (2004) Pain management in ambulatory surgery. J Perianesth Nurs 19: 174–182

Kienecker K (2007) Kontinuierliche periphere Nervenblockaden. Effektivere Maßnahme zur postoperativen Schmerztherapie als die systemische Analgesie? Anaesthesist 56: 398–400

Kox WJ, Spies CD (2005) Check-up Anästhesiologie. Springer, Berlin Heidelberg

Myles PS, Power I (2007) Clinical update: postoperative analgesia. Lancet 369: 810–812

Ong CK, Lirk P, Seymour RA, Jenkins BJ (2005) The efficacy of preemptive analgesia for acute postoperative pain management: a meta-analysis. Anesth Analg 100: 757–73

Power I, McCormack J (2007) Postoperative pain management: new, convenient analgesic therapies. Expert Opin Pharmacother 8: 391–399
Pyati S, Gan TJ (2007) Perioperative pain management. CNS Drugs 21: 185–211
Richards J, Hubbert AO (2007) Experiences of expert nurses in caring for patients with postoperative pain. Pain Manag Nurs 8: 17–24
Wall P, Melzack R (2005) Textbook of pain, 5th edition. Churchill Livingstone
World Health Organisation (1996) Cancer pain relief. WHO, Geneva ISBN 92-4154482-1

Serviceteil

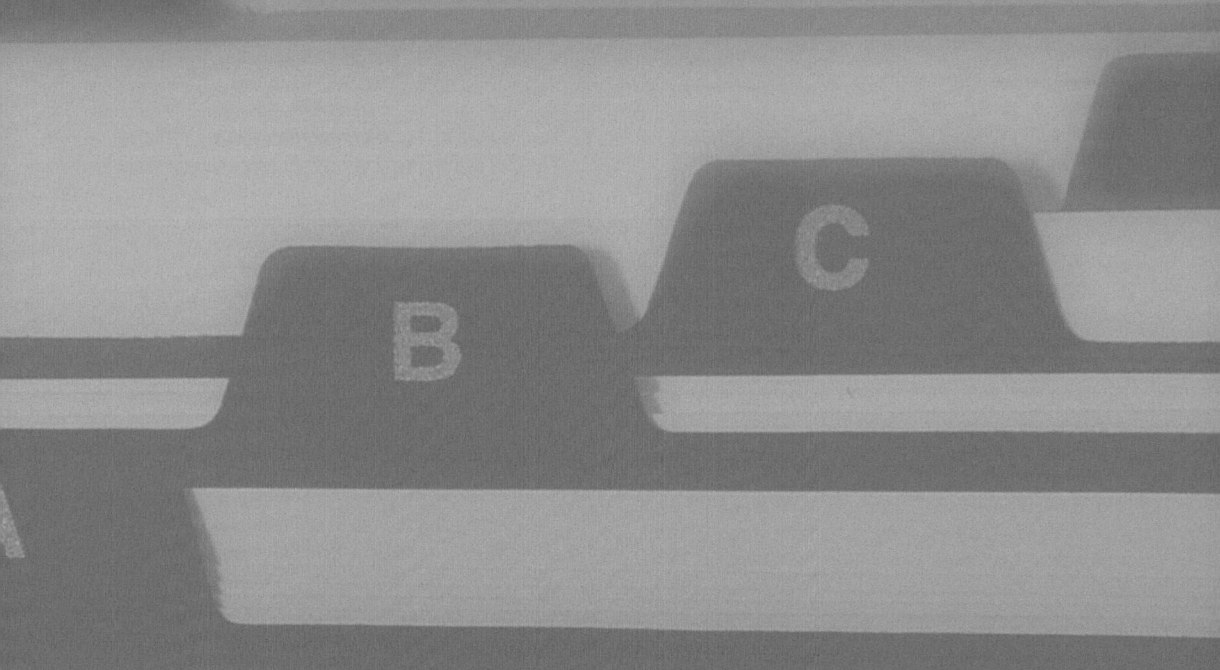

J. Birnbaum, R. Albrecht (Hrsg.), *Ultraschallgestützte Regionalanästhesie*,
DOI 10.1007/978-3-642-20167-7, © Springer-Verlag Berlin Heidelberg 2013

Stichwortverzeichnis

T

U

V

W

Z

The manufacturer's authorised representative in the EU is Springer
Nature Customer Service Centre GmbH, Europaplatz 3, 69115 Heidelberg,
Germany. If you have any concerns regarding our products, please
contact ProductSafety@springernature.com

Printed and bound by CPI Group (UK) Ltd, Croydon, CR0 4YY
29/04/2026
02099512-0002